編　集

吉矢晋一
兵庫医科大学 教授

帖佐悦男
宮崎大学 教授

田中康仁
奈良県立医科大学 教授

執　筆 (執筆順)

帖佐悦男
宮崎大学 教授

宍戸孝明
東京医科大学 准教授

中村嘉宏
宮崎大学 助教

松浦晃正
北里大学医学部整形外科 講師

三谷　茂
川崎医科大学 教授

峰原宏昌
北里大学医学部整形外科学/
救命救急災害医療センター 講師

神野哲也
東京医科歯科大学 講師

新藤正輝
帝京大学医学部附属病院 外傷センター
病院教授

二見　徹
滋賀県立小児保健医療センター 診療局長

安永裕司
広島県立障害者リハビリテーションセンター
副所長

赤澤啓史
旭川療育園 園長

坂本武郎
宮崎大学 助教

北野利夫
大阪市立総合医療センター 部長

森　諭史
聖隷浜松病院 部長

内田宗志
産業医科大学若松病院 診療教授

吉矢晋一
兵庫医科大学 教授

杉山　肇
神奈川リハビリテーション病院 副病院長

中山　寛
兵庫医科大学 助教

亀山　泰
井戸田整形外科名駅スポーツクリニック 院長

水田博志
熊本大学 教授

内尾祐司 島根大学 教授	田中康仁 奈良県立医科大学 教授
一戸貞文 岩手医科大学 教授	北　純 仙台赤十字病院 部長
米谷泰一 星ヶ丘医療センター 部長	佐本憲宏 奈良県総合医療センター 部長
前田周吾 青森労災病院 部長	落合達宏 宮城県立こども病院 拓桃医療療育センター 副センター長
津田英一 弘前大学 准教授	若林健二郎 名古屋市立大学 病院講師
石橋恭之 弘前大学 教授	渡邉耕太 札幌医科大学 教授
宗田　大 東京医科歯科大学 教授	高尾昌人 帝京大学 教授
松本秀男 慶応義塾大学 スポーツ医学総合センター 教授	中村英一 熊本大学 講師
土屋明弘 船橋整形外科病院 スポーツ医学センター センター長	吉村一朗 福岡大学 講師
野村栄貴 横浜整形外科クリニック 院長	山口智志 千葉大学 助教
月村泰規 北里大学北里研究所病院 臨床教授	生駒和也 京都府立医科大学 講師
大森　豪 新潟医療福祉大学 教授	奥田龍三 清仁会シミズ病院 副院長
麩谷博之 兵庫医科大学 准教授	仁木久照 聖マリアンナ医科大学 教授
佐粧孝久 千葉大学 教授	谷口　晃 奈良県立医科大学 講師

序

　整形外科診療において患者の期待に応える質の高い治療を行うための基本の第一は，診察室で行われる臨床症候の正確な評価である．そこにおいてはまず，入室時の状態や表情の評価（視診）から始まって，問診，そして触診や身体所見，徒手テストにより現症を取る，という手順となる．また穿刺など診察室で可能な検査も行い，その後，そこで得られた情報に基づいて，必要と考えられる検査（画像検査や血液検査など）を効率よくオーダーするという段階にすすむ．近年，MRIやCT，超音波，その他の各種検査の評価法が発達し，より詳細で正確な情報が得られる一方で，前述したような診察室での一連の評価の重要性が軽視される傾向もあるように感じている．

　本書の内容は，診察室でいかに診るか，ということに焦点を絞って，下肢の疾患・外傷患者へのアプローチの要点や注意点を解説するものとした．特に年齢層の若い先生方や整形外科を専門としない医師を読者対象としている．具体的な内容・構成は「股関節・骨盤部」「膝関節・下腿部」「足関節・足部」の3部構成で各々総論と各論に分けた．総論は診断の基本となる基本解剖や機能解剖，バイオメカニクスの基礎知識からはじまり，それに続いて年代別に鑑別のための問診（病歴聴取），視診，身体所見のとり方などを概説し，各論では疾患ごとに具体的症例を用いた診察の流れのなかで，確定診断までの思考とポイントを解説する内容になっている．また必要な身体所見については正しく捉えるための手技，判断のポイントなどを，イラストや動画を用いて視覚的にも理解を深めていただけるようにした．

　各種検査が発達していくなかで，診察による鑑別診断や評価を正確かつ効率的に行うことの重要性はますます高まってきている．本書が読者にとって，より質の高い診療を行うための一助になれば幸いである．

　最後に，ご多忙の中，ご編集に当たられた帖佐悦男先生と田中康仁先生，ご執筆の労をおとりいただいた著者の先生方，そして根気強く出版に至るまでサポートいただいた南山堂編集部の方々に深謝の意を表する次第である．

2015年9月

編者を代表して　吉矢晋一

目 次

I編　股関節・骨盤部
（編集：帖佐悦男）

第1章　股関節・骨盤・大腿部の解剖とバイオメカニクス

解剖と機能
（帖佐悦男／中村嘉宏）　2

- I．表面・基本解剖 ……… 2
  - 1．股関節 ……… 2
    - ▶寛骨臼 ……… 2
    - ▶大腿骨頭，大腿骨頚 ……… 2
    - ▶関節包，靱帯 ……… 3
  - 2．骨盤 ……… 3
- II．血管と神経の解剖 ……… 5
  - 1．骨盤・股関節周囲（血管） ……… 5
  - 2．骨盤・股関節周囲（神経） ……… 5
    - ▶腰神経叢由来 ……… 5
    - ▶仙骨神経叢由来 ……… 5
- III．機能解剖とバイオメカニクス ……… 6
  - 1．股関節・骨盤・大腿部 ……… 6
    - ▶Pauwelsの理論 ……… 6

第2章　股関節・骨盤部の臨床診断総論

小児の診かた
（三谷　茂）　10

- I．入室 ……… 10
- II．歩容 ……… 10
- III．病歴聴取 ……… 10
- IV．視診 ……… 11
- V．触診 ……… 11
- VI．身体所見 ……… 12
  - 1．下肢長，周径 ……… 12
  - 2．可動域 ……… 12
  - 3．開排制限 ……… 12
  - 4．Ortolaniのクリックテスト ……… 13
  - 5．インピンジメントテスト ……… 13
  - 6．FABERテスト（Patrickサイン） ……… 13
  - 7．徒手筋力検査 ……… 13
- VII．診察室での検査・処置 ……… 13
  - 1．超音波検査 ……… 13
  - 2．関節穿刺 ……… 14
- VIII．その後の検査や次回受診のプランニング ……… 14
  - 1．初診時の検査の選択 ……… 14
  - 2．次回受診についての指示 ……… 15

思春期・成人の診かた
（帖佐悦男）　16

- I．入室 ……… 16
- II．歩容 ……… 16
  - 1．疼痛性跛行 ……… 17
  - 2．股関節障害による跛行 ……… 17
  - 3．内旋位歩行 ……… 17
  - 4．姿勢 ……… 17
  - 5．筋萎縮 ……… 18
- III．病歴聴取 ……… 18
  - 1．股関節・骨盤・大腿部外傷の診断における病歴聴取 ……… 18

  2. 家族歴・既往歴 ····················· 19
Ⅳ. 視　診 ································· 19
Ⅴ. 触　診 ································· 20
Ⅵ. 身体所見 ······························ 20
  1. 可動域 ································ 20
  2. 下肢長，筋萎縮・腫脹，筋力，筋の柔軟性・
   関節弛緩性 ···························· 20
  3. 誘発テスト ·························· 22

Ⅶ. 診察室での検査・処置 ··············· 23
  1. 穿刺液の採取と性状観察 ··············· 23
  2. 診察室における超音波検査 ············· 23
Ⅷ. その後の検査や次回受診のプランニング ··· 23
  1. 初診後の検査の選択 ··················· 23
   ▶ 単純 X 線検査 ······················ 23
   ▶ X 線以外の画像検査 ················ 24
  2. 次回受診についての指示 ··············· 25

中・高齢者の診かた

（神野哲也）　27

Ⅰ. 歩　容 ································· 27
Ⅱ. 病歴聴取 ······························ 27
  1. 主訴・現病歴 ························ 27
  2. 疼痛の持続期間と発症様式 ··········· 28
  3. 既往歴・家族歴・生活歴 ············· 28
  4. 機能障害の評価 ······················ 28
Ⅲ. 視診・触診 ···························· 28
Ⅳ. 身体所見 ······························ 29
  1. 圧　痛 ································ 29

  2. 疼痛誘発手技 ························ 30
  3. 股関節可動域 ························ 30
  4. 脚長差 ································ 31
  5. 大腿周径計測，徒手筋力評価 ········ 31
Ⅴ. 診察室で行える検査 ·················· 32
Ⅵ. その後の検査や次回受診のプランニング ··· 33
  1. 初診後の検査の選択 ··················· 33
  2. 次回受診についての指示 ··············· 33

第3章　股関節・骨盤部の臨床診断各論

● 小児期

1. 発育性股関節形成不全　　（二見　徹）　36
2. 化膿性股関節炎　　　　　（赤澤啓史）　38
3. 単純性股関節炎　　　　　（赤澤啓史）　40

4. Perthes 病　　　　　　　（北野利夫）　43
5. 骨系統疾患　　　　　　　（二見　徹）　46
6. 大腿骨頭すべり症　　　　（北野利夫）　48

● 思春期・青年期（スポーツ障害・外傷含む）

1. 疲労骨折　　　　　　　　（内田宗志）　51
2. 裂離骨折　　　　　　　　（内田宗志）　54
3. FAI (femoroacetabular impingement)　（杉山　肇）　57
4. 弾発股　　　　　　　　　（杉山　肇）　60
5. 鼠径部痛症候群　　　　　（亀山　泰）　62

6. 骨盤部筋損傷　　　　　　（亀山　泰）　65
7. 骨軟部腫瘍（原発）　　　（宍戸孝明）　67
8. 梨状筋症候群　（松浦晃正，峰原宏昌，新藤正輝）　70
9. 骨盤骨折・股関節脱臼
　　　　　　　（峰原宏昌，松浦晃正，新藤正輝）　72

● 中・高齢期

1. 特発性大腿骨頭壊死症　　（安永裕司）　74
2. 骨軟部腫瘍（転移性）　　（坂本武郎）　76
3. 変形性股関節症　　　　　（安永裕司）　78
4. 大腿骨近位部骨折　　　　（森　諭史）　80

5. 非定型大腿骨骨折　　　　（森　諭史）　82
6. 化膿性股関節炎　　　　　（坂本武郎）　84
7. 関節リウマチ　　　　　　（宍戸孝明）　86

II編　膝関節・下腿部

（編集：吉矢晋一）

第1章　膝関節・下腿部の解剖とバイオメカニクス

解剖と機能
（吉矢晋一／中山 寛）　90

- I．表面・基本解剖 … 90
  - 1．膝関節 … 90
  - 2．下腿部 … 90
- II．血管と神経の解剖 … 91
  - 1．膝関節周囲 … 91
  - 2．下　腿 … 92
- III．機能解剖とバイオメカニクス … 92
  - 1．膝関節 … 92
  - 2．下　腿 … 95

第2章　膝関節・下腿部の臨床診断総論

小児の診かた
（水田博志）　98

- I．病歴聴取 … 98
- II．診察にあたっての留意点 … 99
- III．視　診 … 99
  - 1．歩容や動作の観察 … 99
  - 2．立位での観察 … 99
  - 3．外観の観察 … 99
- IV．触　診 … 100
- V．身体所見の取り方 … 100
  - 1．四肢の計測 … 100
  - 2．関節運動の評価 … 101
  - 3．関節不安定性の評価 … 101
  - 4．膝蓋大腿関節の評価 … 101
  - 5．その他の部位の診察 … 101
- VI．診察室で行える検査 … 102
- VII．その後の検査や次回受診のプランニング … 102
  - 1．初診後の検査 … 102
  - 2．次回受診などについてのプランニング … 103

思春期・成人の診かた
（吉矢晋一）　104

- I．入　室 … 104
- II．歩　容 … 104
- III．病歴聴取 … 104
- IV．視　診 … 105
- V．触　診 … 105
- VI．身体所見 … 106
  - 1．可動域 … 107
  - 2．筋力，筋の萎縮・柔軟性 … 107
  - 3．関節不安定性（靱帯機能不全）の評価 … 107
    - ▶内側側副靱帯損傷（機能不全）… 107
    - ▶後外側支持機構損傷（機能不全）… 107
    - ▶前十字靱帯（ACL）損傷（機能不全）… 109
    - ▶後十字靱帯（PCL）損傷（機能不全）… 109
  - 4．半月板損傷の診断 … 110
  - 5．膝蓋大腿関節の機能評価 … 111
- VII．診察室での検査・処置 … 112
  - 1．穿刺液の採取と性状観察 … 112
  - 2．関節不安定性に対する器械を用いた計測・評価 … 112
  - 3．診察室における超音波検査 … 113
- VIII．その後の検査や次回受診のプランニング … 113
  - 1．初診後の検査の選択 … 113
  - 2．次回受診についての指示 … 114

中・高齢者の診かた　　　　　　　　　　　　　　　　　　　　　　　　（内尾祐司）116

- I. 入室 116
- II. 歩容 116
- III. 病歴聴取 116
  1. 疼痛 116
  2. 腫脹 117
  3. 可動域制限 117
  4. 膝くずれ giving way 117
  5. 嵌頓症状と弾発現象，ひっかかり感 118
  6. 不安定性 118
  7. しびれ・神経痛・脱力 118
  8. 不定愁訴 118
  9. 日常生活動作 118
  10. 既往歴，仕事など 118
- IV. 視診・触診 118
  1. 立位での診察 118
  2. 臥位での診察 118
  3. 圧痛点 119
  4. 計測 120
  5. 誘発テスト 121
    - ▶半月徴候 121
    - ▶不安定性 121
- VII. 診察室での検査・処置 122
- VIII. その後の検査や次回受診のプランニング 122
  1. 初診後の検査の選択 122
  2. 次回受診についての指示 122

第3章　膝関節・下腿部の臨床診断各論

● 小児期
1. Blount病 (小児膝変形)　　　（一戸貞文）126
2. Osgood–Schlatter病　　　（一戸貞文）128
3. 離断性骨軟骨炎　　　（米谷泰一）130
4. 円板状半月板損傷　　　（米谷泰一）132
5. 有痛性分裂膝蓋骨
　　　（前田周吾，津田英一，石橋恭之）134

● 思春期・青年期（スポーツ障害・外傷を含む）
1. ジャンパー膝　　　（宗田 大）136
2. 膝前部痛　　　（宗田 大）138
3. 前十字靱帯 (ACL) 損傷　　　（松本秀男）140
4. 後十字靱帯 (PCL) 損傷　　　（松本秀男）142
5. 半月板単独損傷　　　（土屋明弘）144
6. 内側側副靱帯 (MCL) 損傷　　　（土屋明弘）146
7. 膝蓋骨脱臼　　　（野村栄貴）149
8. 脛骨疲労骨折　　　（月村泰規）152

● 中・高齢期
1. 特発性骨壊死　　　（大森 豪）154
2. 変形性膝関節症　　　（大森 豪）156
3. 膝関節部 (周囲) の軟部腫瘍　　　（麩谷博之）158
4. 急性発症関節炎 (偽痛風)　　　（吉矢晋一）160
5. 特発性膝関節血症　　　（佐粧孝久）162

III編　足関節・足部

（編集：田中康仁）

第1章　足関節・足部の解剖とバイオメカニクス

解剖と機能
（田中康仁）　166

- I．表面・基本解剖 ･････････････････ 166
  - 1．前足部 ･･･････････････････････ 166
  - 2．中足部 ･･･････････････････････ 167
  - 3．後足部 ･･･････････････････････ 167
- II．血管と神経の解剖 ･･･････････････ 167
  - 1．血　管 ･･･････････････････････ 167
  - 2．神　経 ･･･････････････････････ 167
- III．機能解剖とバイオメカニクス ･･･ 168
  - 1．前足部 ･･･････････････････････ 168
  - 2．中足部 ･･･････････････････････ 169
  - 3．後足部 ･･･････････････････････ 169

第2章　足関節・足部の臨床診断総論

小児の診かた
（北　純）　174

- I．問診票の準備と記入 ････････････ 174
- II．入　室 ････････････････････････ 174
- III．歩　容 ････････････････････････ 174
- IV．病歴聴取 ･･････････････････････ 175
- V．視　診 ････････････････････････ 175
- VI．触　診 ････････････････････････ 176
- VII．身体所見 ･･････････････････････ 176
  - 1．可動域 ･･･････････････････････ 176
  - 2．長さ ･････････････････････････ 176
  - 3．筋力評価 ･････････････････････ 176
  - 4．神経学的検査 ･････････････････ 177
  - 5．関節不安定性（靱帯機能不全）の評価 ･･････ 177
    - ▶ 足関節ストレステスト ･･･････ 177
- VIII．診察室での検査・処置 ･････････ 177
- IX．その後の検査や次回受診のプランニング ･･･ 177
  - 1．初診後の検査の選択 ･･･････････ 177
  - 2．次回受診について指示 ････････ 178

思春期・成人の診かた
（田中康仁）　179

- I．歩　容 ････････････････････････ 179
- II．病歴聴取 ･･････････････････････ 180
- III．視　診 ････････････････････････ 180
  - 1．色調と腫脹 ･･･････････････････ 180
  - 2．変　形 ･･･････････････････････ 180
  - 3．胼　胝 ･･･････････････････････ 182
  - 4．靴の診察 ･････････････････････ 182
- IV．触　診 ････････････････････････ 182
- V．身体所見 ･･････････････････････ 183
  - 1．関節可動域 ･･･････････････････ 183
  - 2．筋力ならびに筋の萎縮・柔軟性 ･･････ 184
  - 3．関節不安定性 ･････････････････ 184
  - 4．疼痛の誘発試験 ･･･････････････ 185
- VI．診察室での検査・処置 ･･････････ 185
  - 1．超音波検査 ･･･････････････････ 185
  - 2．単純X線検査 ･････････････････ 185
  - 3．関節，腱鞘穿刺ならびに薬剤注入 ･･･ 185
  - 4．外固定処置や装具の処方 ･･･････ 185
- VII．その後の検査や次回受診のプランニング ･･･ 185
  - 1．初診後の検査の選択 ･･･････････ 185
  - 2．次回受診についての指示 ･･････ 186

中・高齢者の診かた　　　　　　　　　　　　　　（佐本憲宏）187

- Ⅰ. 問診票 187
- Ⅱ. 入室，歩容 187
- Ⅲ. 問診，病歴聴取 187
- Ⅳ. 診察姿勢，肢位 188
- Ⅴ. 視診・触診 189
- Ⅵ. 身体所見 190
  1. 関節可動域 190
  2. 筋力 190
  3. 関節不安定性の評価 191
  4. 神経障害の評価 192
  5. 足部の血行障害 193
  6. 主な疾患別身体所見 193
- Ⅶ. 診察室で行える検査 194
  1. 関節穿刺，関節液採取 194
  2. キシロカインテスト 195
  3. ガングリオン，滑液包穿刺 195
- Ⅷ. その後の検査や次回受診のプランニング 196

第3章　足関節・足部の臨床診断各論

● 小児期
1. 小児期扁平足　　　　　　　　（落合達宏）198
2. 先天性内反足　　　　　　　　（落合達宏）200
3. 麻痺足（痙性麻痺と弛緩性麻痺）（若林健二郎）203
4. 足趾の先天異常　　　　　　（若林健二郎）206
5. 足の骨端症　　　　　　　　　（渡邉耕太）208
6. 足根骨癒合症　　　　　　　　（渡邉耕太）210

● 思春期・青年期（スポーツ障害・外傷含む）
1. 足の疲労骨折　　　　　　　　（高尾昌人）212
2. 足・足関節新鮮靱帯損傷　　　（高尾昌人）214
3. 距骨骨軟骨障害　　　　　　　（中村英一）217
4. 足の種子骨・過剰骨障害　　　（中村英一）220
5. 足関節インピンジメント症候群　　　　　　　　　　　　　　　　　　　（吉村一朗）225
6. 足関節陳旧性外側靱帯損傷とその合併症　　　　　　　　　　　　　　　（吉村一朗）228
7. 足の腱損傷ならびに脱臼　　　（山口智志）230

● 中・高齢期
1. 外反母趾　　　　　　　　　　（生駒和也）233
2. 強剛母趾　　　　　　　　　　（生駒和也）236
3. lesser toe 障害　　　　　　　（奥田龍三）238
4. 足の絞扼性神経障害　　　　　（奥田龍三）240
5. 踵部痛症候群　　　　　　　　（山口智志）242
6. 成人期扁平足（後脛骨筋腱機能不全症）　　　　　　　　　　　　　　　（仁木久照）244
7. 関節リウマチの足変形　　　　（仁木久照）246
8. 変形性足関節症　　　　　　　（谷口　晃）248
9. 糖尿病性足部障害（神経病性足関節症）　　　　　　　　　　　　　　　（谷口　晃）250

日本語索引 253
外国語索引 257

動画のダウンロードにつきまして

　下記の解説動画をご覧いただけます．
　弊社ホームページ（http://www.nanzando.com）の「下肢臨床症候の診かた・考え方」ウェブページより zip 圧縮フォルダをダウンロード後，mp4 ファイルに展開してご利用ください．

書籍ウェブページ：http://www.nanzando.com/books/32171.php
zip 展開パスワード：csmg_kashi

	動画 No.	タイトル	解説者	該当ページ
I 編 股関節・骨盤部	1	あひる歩行	三谷　茂（川崎医科大学整形外科）	p.10
	2	前方インピンジメントテスト	帖佐悦男（宮崎大学整形外科）	p.23
	3	Trendelenburg 徴候	神野哲也（東京医科歯科大学整形外科）	p.29
II 編 膝関節・下腿部	4	外側円板状半月障害に伴う弾発現象 Snapping	水田博志（熊本大学整形外科）	p.101
	5	荷重に伴う側方動揺	吉矢晋一（兵庫医科大学整形外科）	p.104
	6	外反ストレステスト		p.107
	7	ダイヤルテスト（30 度屈曲位）		p.109
	8	ダイヤルテスト（90 度屈曲位）		p.109
	9	Lachman test		p.109
	10	Pivot shift test		p.109
	11	後方引き出しテスト		p.109
	12	疼痛回避歩行と横ぶれ	内尾祐司（島根大学整形外科）	p.116
	13	膝蓋跳動		p.118
	14	Retropatellar crepitus		p.119
III 編 足関節・足部	15	趾神経圧痛	田中康仁（奈良県立医科大学整形外科）	p.183
	16	内がえし捻挫に対する圧痛点		p.183
	17	下腿三頭筋拘縮		p.184
	18	種子骨障害（gliding test）		p.185
	19	Mulder sign		p.185
	20	前方引き出しテスト（Anterior drawer test）―前足部の把持―（足関節外側靱帯損傷）	佐本憲宏（奈良県総合医療センター整形外科）	p.191
	21	前方引き出しテスト（Anterior drawer test）―後足部の把持―（足関節外側靱帯損傷）		p.191
	22	腓骨筋腱の脱臼再現と整復（陳旧性腓骨筋腱脱臼）		p.194

【視聴にあたり】

・各動画の著作権は当該解説者に帰属いたします．
・動画ファイルの全部または一部を無断で複製・再配布することは，著作者および出版社の権利の侵害となります．ご利用は個人の範囲に限り許可されます．

I編　股関節・骨盤部

第1章

股関節・骨盤・大腿部の解剖とバイオメカニクス

第1章 股関節・骨盤・大腿部の解剖とバイオメカニクス

解剖と機能

I. 表面・基本解剖 [1〜3]

1. 股関節

体表面上のランドマークとして，前方では鼠径靱帯に一致する皮膚鼠径溝がみられる（p.20参照）．Scarpa三角は鼠径靱帯，縫工筋内側縁，長内転筋外側縁で形成される三角形の領域でほぼ大腿骨頭中心を示す（図1）．

股関節を構成する骨は大腿骨，寛骨から形成され，人体で最大の球関節である．

▶ 寛骨臼

寛骨外側中央に半球状の深いくぼみを形成し，寛骨臼となる．寛骨臼はやや前下方に開き，寛骨臼辺縁に沿った線維軟骨である関節唇，その内側には馬蹄形の硝子軟骨に覆われた関節面となる．寛骨臼の中央には寛骨臼窩を認め脂肪線維組織（pulvinar）に覆われる．寛骨臼に大腿骨頭が嵌まり込み，骨性に安定した股関節を形成する（図2, 3）．

寛骨臼前下方には結合組織からなる膜状の組織で大部分が覆われる閉鎖孔を示す．

▶ 大腿骨頭，大腿骨頚

大腿骨頭は2/3が球面で硝子軟骨に覆われる．やや前方を向き大腿骨頚部の前捻を形成する．中心には大腿骨頭窩という小さなくぼみを示し，大腿骨頭靱帯が付着する．大腿骨頚は大腿骨頭と大腿骨体を連結する部分で，外側には大きな隆起を

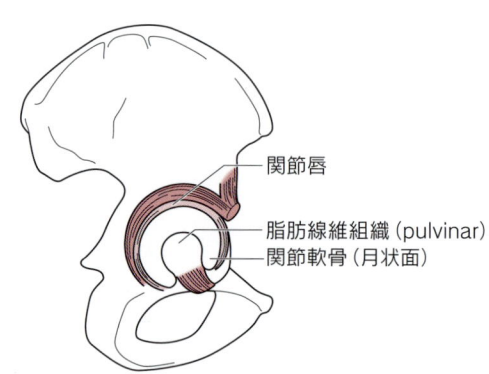

図2 寛骨臼の構造（外側面）

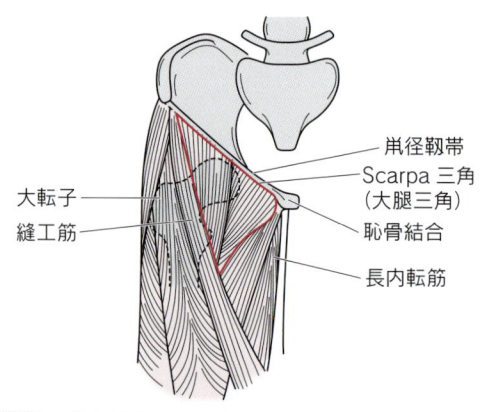

図1 体表面上のランドマーク
（中村耕三；ベッドサイドの高齢者運動器の診かた，南山堂，2014より一部改変）

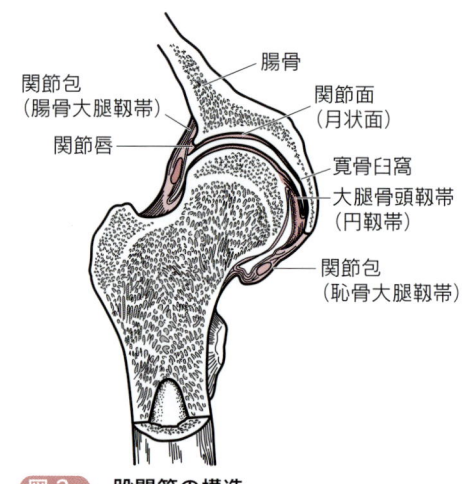

図3a 股関節の構造

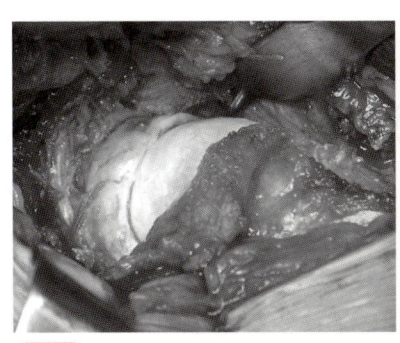

図3b　骨頭，関節唇（術中写真）　　図3c　関節唇
（surgical dislocationによる脱臼状態）

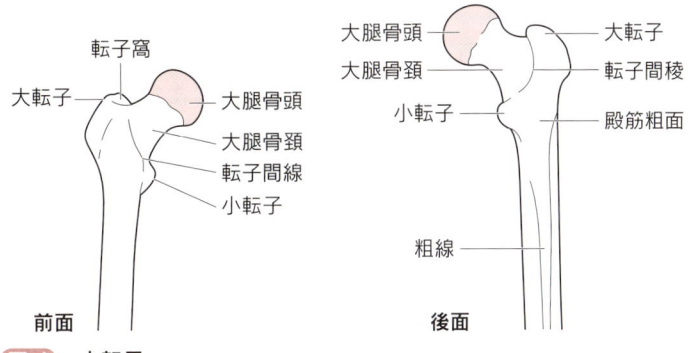

図4　大転子
（伊藤　隆原著，高野廣子改訂：解剖学講義 第3版，南山堂，2012）

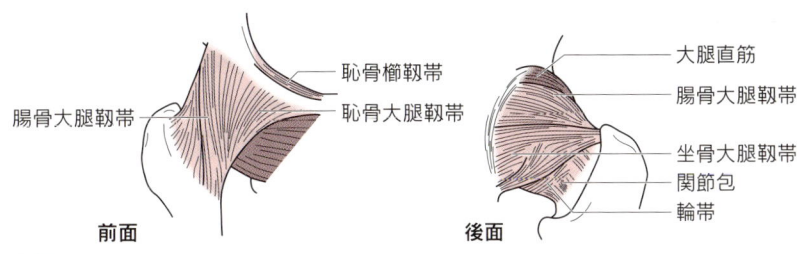

図5　股関節関節包と靱帯

示す大転子と，内側には小さな骨性隆起である小転子がある．なお，大転子と小転子を結ぶ解剖学的指標として大腿骨前方は転子間線，後方では転子間稜といわれる骨稜を認める（図4）．

▶ 関節包，靱帯（図5）

股関節を覆う関節包は前面では最も厚い腸骨大腿靱帯，恥骨大腿靱帯，後方は比較的薄い坐骨大腿靱帯とともに，前方では大腿骨の転子間線，後方では転子間稜のやや近位に付着し股関節の動的安定性に寄与する．大腿骨頭靱帯，寛骨臼窩に走る横靱帯も股関節安定性に関与する．なお関節包

内側には被膜を形成し，その内部には骨頭への栄養血管である retinacular artery が存在する．

2. 骨 盤

骨盤（図6）は寛骨，仙骨，尾骨から構成される構造体である．なお，寛骨は発生学的に腸骨，坐骨，恥骨からなる Y 軟骨が閉鎖結合し，成人では3つの骨は癒合し1つの寛骨と表示される（図7）．左右の寛骨は前方で恥骨結合により結合され，後方では仙骨と仙腸関節をつくり強固に連結され骨盤輪を形成する（図6）．骨盤腔は生殖器，腹部臓器を保護しており，妊娠時は胎児を保護する役割

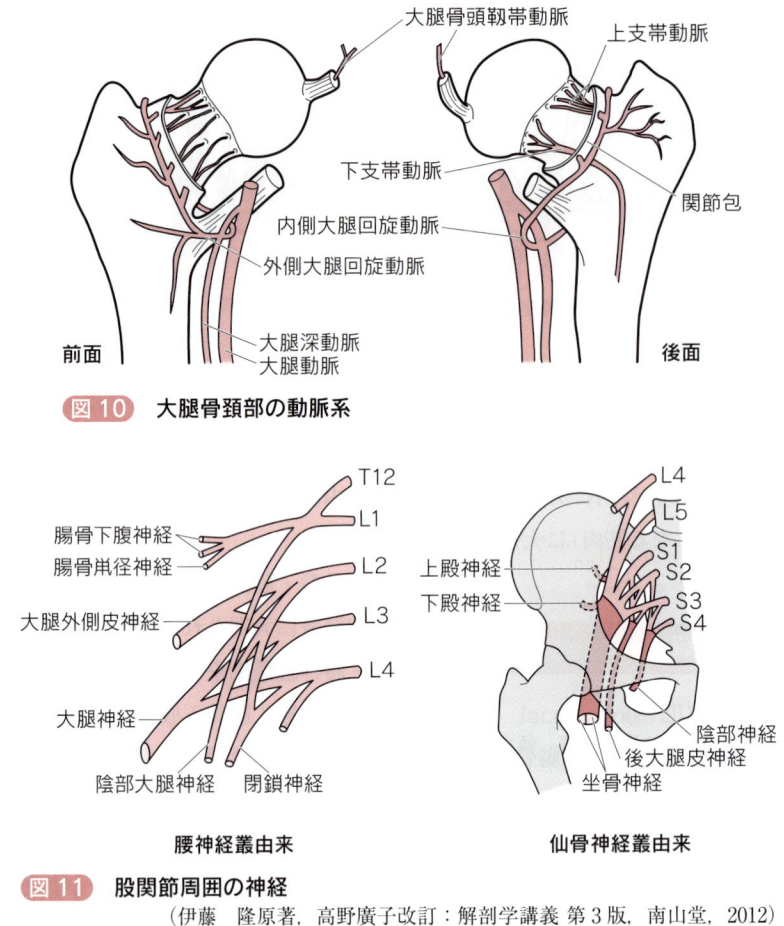

図10 大腿骨頚部の動脈系

図11 股関節周囲の神経
（伊藤　隆原著，高野廣子改訂：解剖学講義 第3版，南山堂，2012）

する．坐骨神経は大腿二頭筋，半腱様筋，半膜様筋，大内転筋の一部を支配する．なお，坐骨神経は膝窩レベルで総腓骨神経と脛骨神経に分かれる．

III. 機能解剖とバイオメカニクス

1. 股関節・骨盤・大腿部

　股関節は体幹中心で人体最大の関節であり，荷重関節であるだけでなく，すべての方向への球回転運動を可能とし，寛骨臼，大腿骨頭，股関節周囲筋，靱帯による解剖学的，バイオメカニクス的仕組みが繊細かつ自由度が高い股関節運動を可能としている．関節の運動は股関節がテコとなり，屈筋が作用し，それに対抗する伸筋いわゆる対抗筋が同時に作用し関節合力を加えながら関節の運動ならびに関節の安定性，微細な調節が可能となる．筋肉，関節，靱帯などの巧みな機能のいずれかの解剖学的異常もしくは破綻を呈すると疾患となる．特に股関節疾患はバイオメカニクス的理論に基づいた外科的治療が必要であり，股関節骨切り術が主にバイオメカニクス的理論に基づいている．

　股関節の関節合力を理解することは股関節疾患の病態を理解するだけでなく，保存的治療原則，外科的治療のメカニズムを知ることになるが，その中でPauwelsの理論は重要である．

▶ Pauwelsの理論[4]

　骨頭中心から重心線の距離，骨頭中心から外転筋付着部までの距離のテコ比と体重から股関節への関節合力を求めるものである．

　片脚立位時の股関節合力は，支持脚を除く体重

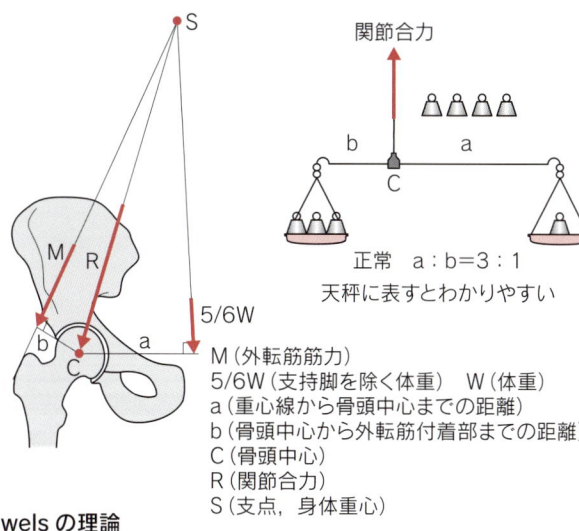

M(外転筋筋力)
5/6W(支持脚を除く体重) W(体重)
a(重心線から骨頭中心までの距離)
b(骨頭中心から外転筋付着部までの距離)
C(骨頭中心)
R(関節合力)
S(支点,身体重心)

図12 Pauwelsの理論

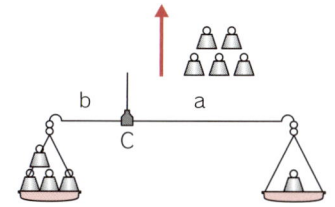

亜脱臼性股関節症(骨頭中心の外方化);
a:b=4:1

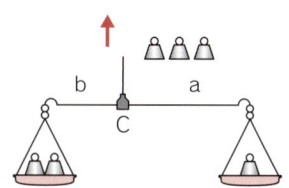

骨切り後の状態
股関節の内方化(aの減少);
a:b=2:1

図13 各疾患におけるPauwelsの理論の原理

の合計(5/6W)と外転筋筋力(M),重心線から骨頭中心までの距離(a),骨頭中心から外転筋付着部までの距離(b)のテコ比を加味して計算される.M×b=5/6W×a, a=3b, M=5/2Wとなり,体重の約3倍の力が骨頭に加わる計算になる(図12).

＜股関節病態とPauwels理論に関して＞

亜脱臼性股関節症の場合:骨頭中心の側方化によりaの距離が増加し,テコ比の増加を示し骨頭合力の増加をきたす(図13左).

短頚,外反股:骨頭中心から外転筋付着部の距離bの短縮に伴い,テコ比の増加を示し骨頭合力の増加をきたす.逆に内反股はbの増加をきたし,合力が減少する.

＜寛骨臼骨切り術のバイオメカニクス＞

寛骨臼骨切り術 Bernese periacetabular osteotomy:PAOは荷重面の増加だけでなく,移動寛骨臼の内方化によりaの距離の短縮に伴い,テコ比は減少し骨頭合力が減少する(図13右).

(帖佐悦男/中村嘉宏)

参考文献

1) 越智淳三訳:解剖学アトラス,文光堂,1984.
2) 帖佐悦男:骨盤・股関節;股関節の構造と機能.糸満盛憲編;最新整形外科学体系,中山書店,p.34-49, 2006.
3) 伊藤 隆原著,高野廣子改訂:解剖学講義 第3版,南山堂,2012.
4) Pauwels F:Biomechanics of the normal hip and diseased hip atlas, Springer Science&Business Media, Berlin, Heidelberg, New York, 1976.
5) Zhao X, Chosa E, Totoribe K, Deng G:Effect of periacetabular osteotomy for acetabular dysplasia clarified by three-dimensional finite element analysis. J Orthop Sci, 15:632-640, 2010.

第 2 章

股関節・骨盤部の臨床診断総論

第2章 股関節・骨盤部の臨床診断総論

小児の診かた

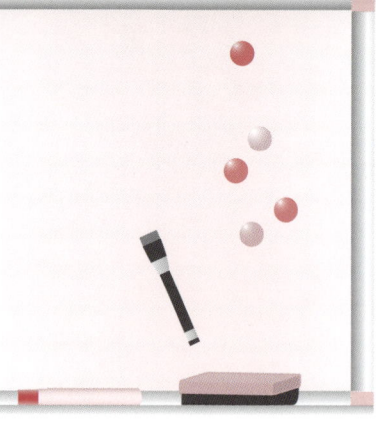

　小児，特に乳幼児期においては患児が何かを訴えることは少ないため，家族が気づいた異常が主訴となることが多い．感染や骨折などの疼痛を伴う緊急性を要する疾患については早急にかつ適切に診断を行うことが優先されるべきである．一方，跛行や股関節開排制限など，疼痛を伴わない疾患が想定される場合には，患児の機嫌を最優先したうえで診察に臨むことが重要となる．コミュニケーションをとることが困難なことが多い小児における股関節・骨盤部の診断の手順について述べる．

I. 入室

　家族とともに入室する際の患児の機嫌および家族の表情に注目する．患児の機嫌が悪く，啼泣している場合で，家族の表情に切迫感や焦燥感が感じられるときは，急性期の疾患を想定して速やかに医療面接を開始する．一方，家族に余裕がある場合は，患児をあやしてもらい機嫌が良くなるのを待ってから開始する．患児の機嫌が良い場合には，その状況を損なわないような配慮を行ったうえで医療面接を進めていく．

II. 歩容

　発達に伴い乳幼児の移動能力が変化していく．這い這い（ずり這い，四つ這い，高這い）は，通常生後8ヵ月頃からとされているが，まったくせずにつかまり立ち，その後に始歩となる場合もある．1歳を過ぎても，いざり動作で移動する乳児も散見される．這い這いをしないから異常とは言えず，移動能力の獲得には個人差が大きいことを念頭に置き，観察を行う．ただし，1歳6ヵ月を過ぎても，歩行しない場合は何らかの異常があると考えて，診断を進めていく．

　発達段階での歩容は，肩幅以上に歩幅（stride width）を広げて，母趾側優位に力を入れ，かつ上肢を挙上してバランスをとりながら歩く初期の段階から，次第に歩幅も小さく上肢も挙上しなくなり，成人と同様となっていく．発達段階は暦年齢では特定できないため，急性期の疾患では，普段の患児の歩容との比較が必要であり，家族から詳細に聴取する．

　股関節に疼痛がある場合は疼痛性跛行を呈し，患側の立脚期が短縮される．単純性股関節炎やPerthes病の初期など股関節水症がある場合は，股関節内旋・内転制限が出現していることが多い．そのため，そとわ歩行（toe out）となる．外転拘縮のため機能的脚延長となっている場合は，健側の硬性墜下性跛行を合併する．股関節が脱臼している場合は，外転筋機能不全のための軟性墜下性跛行と，脚短縮による硬性墜下性跛行とが合併した跛行を呈する．両側脱臼例では腰椎前弯が強くなり，かつ左右とも軟性墜下性跛行となるので特徴的なあひる歩行を呈する（**動画1**）．

III. 病歴聴取

　小児の股関節・骨盤疾患には先天性や発育性のものが含まれている．したがって主訴に関すること以外に，以下のことについて聴取する必要が

ある．特に疼痛を有しない場合は，家族の気分を害さないよう配慮をしたうえで丁寧に行う．各項目別の要点を述べる．

1. 妊娠・出産歴
初産か経産か，妊娠中の異常の有無，在胎週数，分娩時体位，出生時体重，仮死・黄疸の有無，また母親に関しては風疹など感染症の有無，アルコール・喫煙歴について聴取する．

2. 発育・発達歴
母子健康手帳で身長，体重などの発育状態を確認する．頸定，寝返り，始歩やあやすと笑う，喃語，一語，二語文の発声など，精神運動発達についても確認する．

3. 家族歴
主訴と同様の症状が血族にないか確認を行う．

4. 現病歴
疼痛を有さない疾患として，発育性股関節形成不全（いわゆる先天性股関節脱臼），脳性麻痺や二分脊椎などの麻痺性疾患，軟骨無形成症などの骨系統疾患を念頭に置く．疼痛を有する疾患として，関節炎，リンパ節炎，膿瘍などの炎症性疾患，骨軟部腫瘍および，股関節周囲の骨折などの外傷を念頭に置く．

患児とのコミュニケーションが難しい場合は，家族から病歴を聴取することとなる．疼痛（主訴）の発症様式は不明なことが多いが，転倒や転落などの誘因の有無について確認する．症状がいつ頃からあり，急性発症なのか亜急性発症なのか，症状の程度の変化（増悪傾向か軽減傾向か）も確認する．疼痛については安静時痛なのか動作時痛なのかは炎症の有無を判定するうえで重要である．特定の肢位での疼痛の発現は，Perthes 病や大腿骨頭すべり症など大腿骨頭の変形をきたす疾患（広義の femoroacetabular impingement；FAI）で生じることがある．疼痛の部位も重要であり，特に膝や大腿遠位部に疼痛を訴えていても，股関節に原因疾患がある場合が散見されるので注意を要する．

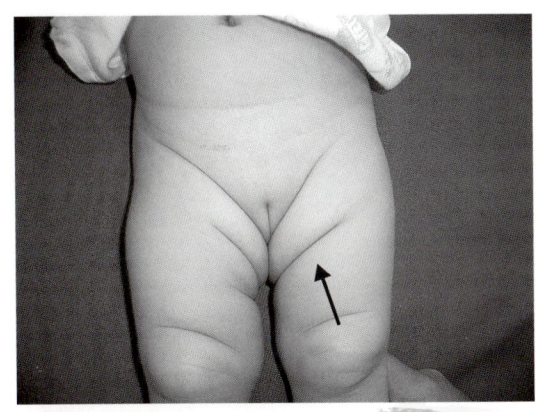

図1 左発育性股関節形成不全（5ヵ月 女児）．
大腿皺の非対称を認める．

IV. 視 診

自由に動いている状態で，上下肢の動きに左右差がないか，麻痺の有無について確認する．慣れてきたところで，立ち上がったりしゃがんだりをさせ，運動発達の程度と下肢アライメント（O脚かX脚か）を確認する．次いでベッド上で乳児は裸にして，幼児〜学童は下着着用で観察する．女児においては特別の配慮が必要である．

乳児期は向き癖の有無，斜頭の有無など仰臥位での姿勢，骨盤や大転子形態の左右差，筋委縮について確認する．発育性股関節形成不全では大腿皺や鼠径皺の非対称が認められることが多い（図1）．

疼痛を有する場合は，腫脹，皮膚の色調，皮下出血などに留意する．股関節炎や大転子部滑液包炎，鼠径リンパ節炎はそれぞれ股関節前面，大転子後方，鼠径部に腫脹や発赤が出現する（図2）．

V. 触 診

触診は，患児に恐怖をあたえないよう優しく行う．熱感は左右を比較して判断する．腫脹がある部位に圧痛が存在することが想定される骨折などの急性の疾患では，触診を強く行ってはならない．

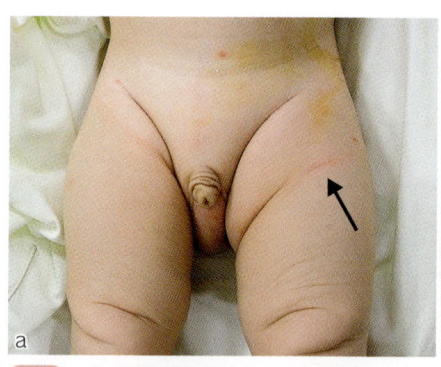
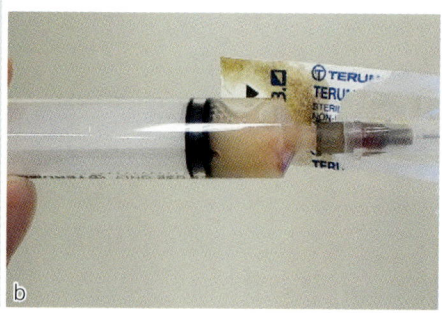

図2 左化膿性股関節炎（1歳 男児）．
a：左股関節前面から大腿にかけて腫脹を認める．
b：穿刺した膿．

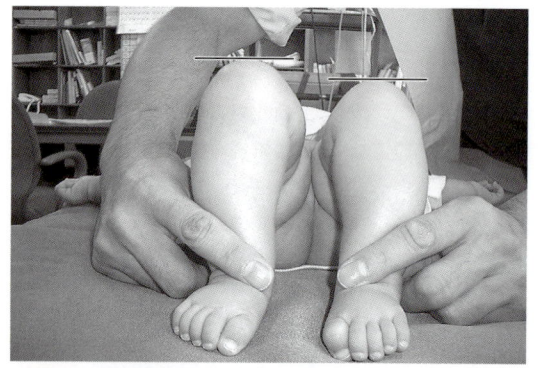

図3 左発育性股関節形成不全（5ヵ月 女児）
股関節，膝関節屈曲位とすると左膝頭が低くなっており，Allis 徴候を認める．

Ⅵ. 身体所見

理学的検査で重要なことは患児の協力を得ることで，機嫌が悪く抵抗する場合は正確な所見が得られない．疼痛を有する場合は無理をせず，すべての所見について検査をする必要はない．以下に各項目別の診察評価の要点を述べる．

1. 下肢長，周径

上前腸骨棘から内果までの下肢長を測定し，左右差を検討する．乳幼児の場合は，動きがあり，また皮下脂肪も厚いため計測点がわかりにくいことがある．下肢長の比較には Allis 徴候が用いられる．これは両側の股関節，膝関節を屈曲し，膝を立てた状態で膝頭の高さを比較すると，いわゆる先天性股関節脱臼が片側のみあると患側が低くなる（**図3**）．

下腿中央部，大腿中央部での周径を計測する．筋委縮や腫脹がある場合に左右差を認める．

2. 可動域

可動域の測定の評価には角度計を用いて行うが，10°単位で記載する．伸展は仰臥位で行うが，困難であれば反対側を深屈曲させて屈曲拘縮がないことを確認しておく（Thomas テスト）．内外旋については，股関節伸展位で行う．股関節内旋・内転制限を認める場合は，股関節水症を疑う必要がある．

股関節を屈曲していくと，外転・外旋となる Drehmann 徴候を認めた場合は，大腿骨頭すべり症を疑う（p.23 図9a）．その他の広義の FAI を呈する疾患で認めることがある．

下肢を触るだけで激しく啼泣する場合は，炎症性疾患や骨折の可能性があり，無理に検査は行わない．

3. 開排制限

乳児期に発育性股関節形成不全のスクリーニングに用いられる指標である．両側の下肢を持ちながら股関節を 90°屈曲位とし，この状態から外転させていく．通常では鉛直線と大腿骨軸とのなす角度（開排角）が 70°以上可能となる．70°未満の場合は開排制限があり，発育性股関節形成不全を疑う必要がある（**図4**）．開排した際の鼠径皺の非対称は強く発育性股関節形成不全を疑う所見である．

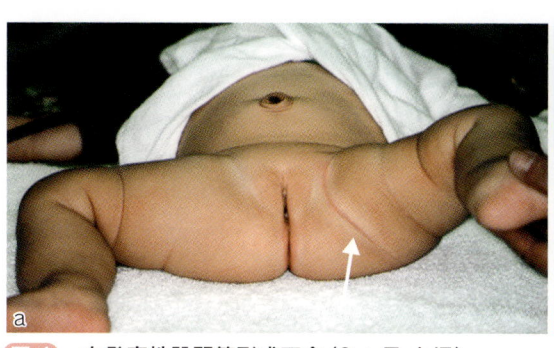
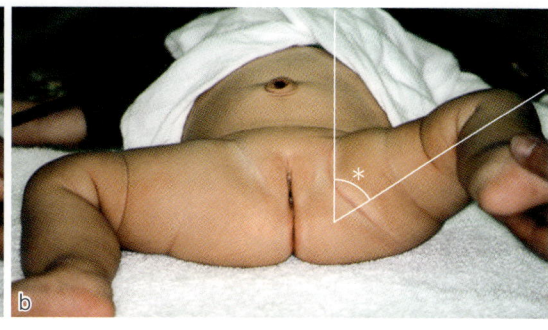

図4　左発育性股関節形成不全（3ヵ月 女児）．
a：左股関節開排制限を認め，左の鼡径皺（↑）が深くなっている．
b：＊開排角度

4. Ortolani のクリックテスト[1]

乳児期に発育性股関節形成不全のスクリーニングに用いられるテストである．股関節を90°屈曲位，膝を強い屈曲位として大腿部を把持し，大転子を押しながら開排を強くしていくと，脱臼がある場合には骨頭が整復されることによりクリックを感じる．次いで大腿長軸に牽引しながら，股関節の開排を減じていくと，骨頭が再度脱臼する際に第2のクリックを感じる．ただし小児股関節研究会では無理に行わないように指導している[2]．

その他のクリックテストとしてBarlowテスト[3]（不安定股に対する脱臼誘発手技）が従来施行されていたが，骨頭を傷害する可能性があるので，行ってはならない．

5. インピンジメントテスト[4]

股関節屈曲90°で内転・内旋を加えていくと，疼痛が誘発される場合（p.23 図9b）は前方インピンジメントサイン陽性とし，大腿骨頭すべり症やペルテス病など広義のFAIを呈する疾患が疑われる．股関節伸展位で外旋を加えることで，疼痛がされる場合（p.23 図9c）は後方インピンジメントサイン陽性とし，やはりFAIを疑う所見となる．ただし，小児期では後方インピンジメントサインが陽性となるのはまれである．

6. FABERテスト[5]（Patrickサイン）

股関節を屈曲（flexion），外転（abduction），外旋（external rotation）位で行うテストで頭文字をとって，FABERテストと呼ばれる（図5）．足部を反対側の膝にのせて，上から押さえることで疼痛が再現された場合は，股関節疾患もしくは仙腸関節疾患を疑う．腰椎疾患との鑑別に有用な手技である．

7. 徒手筋力検査

正常（5），優（4），良（3），可（2），不可（1），ゼロ（0）の6段階で評価する．低年齢では評価が困難であり，学童期以降に行う検査である

Ⅶ. 診察室での検査・処置

疼痛を伴わない非侵襲的な検査をまず計画する．そのため小児の股関節の診断には超音波検査は必須といってもよい．超音波によりスクリーニングしたうえで，X線検査や侵襲的な検査を検討する．

1. 超音波検査

股関節の骨化が完成していない新生児期，乳児期においては，得られる情報が多く，特に有用な検査となる．関節唇と大腿骨頭の位置関係などが正確に判定できるため，発育性股関節形成不全の診断に広く用いられている．患児を側臥位として側方からプローブを当てる側方法と，仰臥位で恥骨結合の高さ付近で前方からプローブを当てる前方法がある．前者は発育性股関節形成不全の重症度の判定に有用で，Grafの分類[6]が広く用いられている．後者は特に治療後の整復状態の確認[7]に

第2章 股関節・骨盤部の臨床診断総論

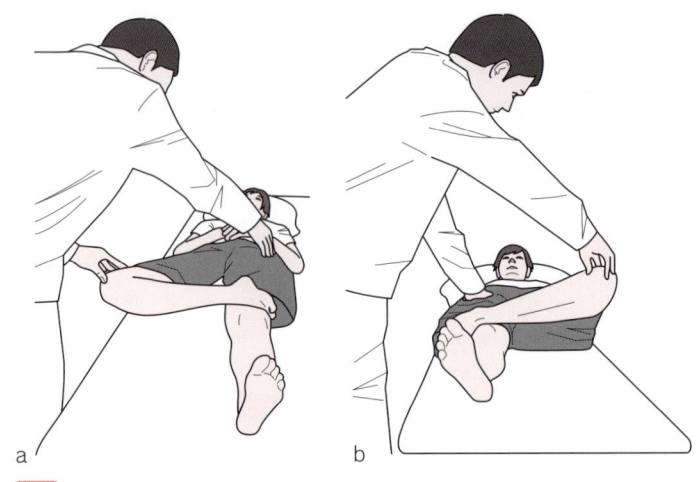

図5 FABERテスト
a：十分に開排できているので陰性．b：疼痛のため開排不十分で陽性．

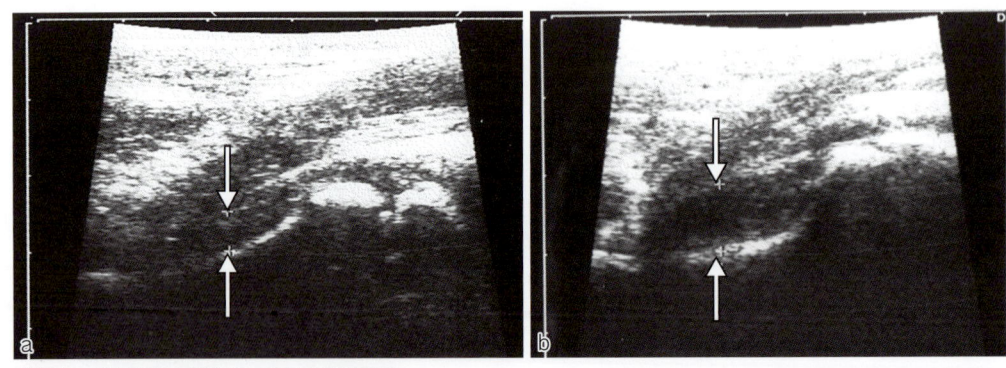

図6 単純性股関節炎の超音波断層像
a：健側．UJS（ultrasonic joint space）5.2 mm．
b：患側．UJSは8.5 mmと左右差があり，関節水症を認める．

も用いることができる．ただし再現性にやや問題があり，手技に習熟しておく必要がある．

単純性股関節炎など股関節水症が疑われる場合は，大腿骨頚部軸に垂直に前方からプローブを当てて評価を行う．大腿骨頚部前面と関節包までの距離を健患側で比較することで診断する（図6）．化膿性股関節炎が疑われる場合も同様であり，関節内に液の貯留や滑膜の増生が確認できる．

2. 関節穿刺

化膿性股関節炎を強く疑う場合は，迷わず関節穿刺を行う．大腿動静脈を確認し，それより一横指外側から股関節に向けて穿刺すると関節内に到達できる．超音波ガイド下では，より安全に関節穿刺を行うことができる．単純性股関節炎で確定診断が不能な場合に同様に行うことがある．

VIII. その後の検査や次回受診のプランニング

1. 初診時の検査の選択

前述したごとくの診察室で得られる情報に基づいて，その後の検査のオーダリング，次回受診を含めた診療のプランニングが行われる．

単純X線検査は，初診時に行う基本的な補助検査である．股関節疾患を疑う場合には性腺防御に留意する．股関節中間位正面像およびLauenstein像もしくは開排位正面像を撮影する．Cross tableの軸写像は骨頭の描出が不完全となりやすく，小児の

股関節では推奨しない．なお，乳児期の発育性股関節形成不全のスクリーニングのためにX線検査を行うべきではなく，超音波で異常が確認された場合のみX線検査を行うようにする．骨盤疾患を疑う場合には骨盤正面像に加えて，両斜位像やインレット・アウトレット像を必要に応じて撮影する．

MRIは軟部組織の状態が確認でき，非常に多くの情報が得られる有用な検査である．股関節水症の有無や化膿性疾患では炎症の波及の範囲の確認，腫瘍の局在の同定，Perthes病における壊死範囲の確認，大腿骨頚部や骨盤部の不顕性骨折の検索など単純X線では確認できないことに用いられている．しかし乳幼児の場合は鎮静が必要となり，安全な検査とは言えない．「MRI検査時の鎮静に関する共同提言」[8]に従って，検査の必要性（ベネフィット）とリスクをよく判断したうえでMRI検査を行うべきである．

股関節・骨盤部は立体的な構造をしており，形態を把握するうえでCTは有用な検査である．特に大腿骨頭すべり症ではすべりの方向や程度が正確に把握することができる．また骨折においても転位の状態を描出することが可能となる．一方で前述のMRIと同様に鎮静が必要な場合はそれによる危険性が存在するし，生殖器への被曝の問題もあることから，検査の必要性（ベネフィット）とリスクを考慮したうえで使用すべきである．

骨シンチグラフィは，MRIの普及に伴い用いられなくなってきている．骨軟部腫瘍の広がりや転移の有無の確認においては有用性が高い検査である．

血液検査は，臨床的に炎症性疾患が疑われる場合や全身疾患との鑑別が必要な場合に，項目を選択して指示する．患児は注射が嫌いなことが多く，採血を躊躇する場合があるが，化膿性股関節炎では診断の遅れが予後と直結するので，緊急で血液検査を行うべきである．

関節穿刺により化膿性股関節炎を疑った場合には，採取した関節液や膿について顕微鏡下および培養での細菌学的検査を行う．

2. 次回受診についての指示

小児では初診時に診断がつかずに，間隔をあけて医療面接を行うことで診断が確定することも多い．疼痛を伴わない症状については1週間後に再診して，症状の推移を確認する．初診時に診断がついたとしても，特に小児においては一度のみの医療面接で終わらすべきではなく，少なくとも二度以上は医療面接を行う必要がある．

一方，疼痛を伴うなど緊急性を要する疾患では，処置や薬剤による治療が必要となる．小児では病気の進行が急激であり，状態が変化しやすいので注意を要する．したがって翌日ないしは2～3日以内には再診して，症状の推移を確認する必要がある．

いずれにしても小児は大人のミニチュアではないことを念頭に置いて，診断，治療にあたるべきである．

〈三谷　茂〉

参考文献

1) Ortolani M : Early diagnosis and therapy of congenital luxation. Kinderarztl Prax, 19 : 404-407, 1951.
2) 日本小児股関節研究会リーメンビューゲル治療に関するワーキンググループ：リーメンビューゲル（Rb）治療マニュアル．日小整会誌，21：391-408，2012.
3) Barlow TG : Early diagnosis and treatment of congenital of the hip. J Bone Joint Surg, 44-B : 292-301, 1962.
4) Tannast M, Siebenrock KA, Anderson SE : Femoroacetabular impingement : radiographic diagnosis-what the radiologist should know. AJR Am J Roentgenol, 188 : 1540-1552, 2007.
5) Philippon MJ, Maxwell RB, Johnston TL, et al. : Clinical presentation of femoroacetabular impingement. Knee Surg Sports Traumatol Arthrosc, 15 : 1041-1047, 2007.
6) Graf R : Classification of hip joint dysplasia by means of sonography. Arch Orthop Trauma Surg, 102 : 248-255, 1984.
7) Suzuki S, Kasahara Y, Futami T, et al. : Ultrasonography in congenital dislocation of the hip. Simultaneous imaging of both hips from in front. J Bone Joint Surg, 73-B : 879-883, 1991.
8) 日本小児科学会，日本小児麻酔学会，日本小児放射線学会：MRI検査時の鎮静に関する共同提言．2013年5月26日．https://www.jpeds.or.jp/uploads/files/saisin_130704.pdf

第 2 章　股関節・骨盤部の臨床診断総論

思春期・成人の診かた

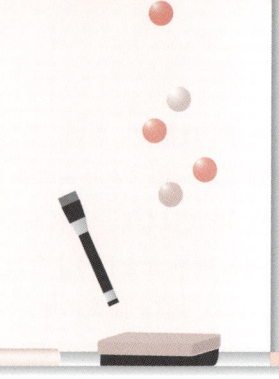

　臨床診断の基本は，いろいろな手段で集められる情報を統合し，最終診断に向けて正確かつ効率の良い筋道を立てていくことにある．そのためには，網羅的な情報収集と，得られた情報の重み付け・取捨選択を両立させる必要がある．股関節疾患は腰や膝疾患に比べ患者数が少なく，特に慢性疾患の場合，ある程度病期が進行しないと症状と原因の関連性が明らかでないことが多い．したがって，主原因を見誤り股関節症が進行して診断されるため，股関節温存手術の時期を逸することがあり診療に際し注意を要する．さらに思春期では，自覚症状を訴えないことがあるので，保護者を含めた周囲の者が跛行や日常生活動作の異変に気付くことが重要である．

　思春期・成人という年齢層での股関節・骨盤・大腿部の外傷や疾病に関する診察室における診断の手順（医療面接：問診，身体所見，画像診断や鑑別診断など）について述べる（**図 1**）[1〜6]．

I.　入　室 [2)]

　診断についての情報収集は入室時の状態観察から始まる．急性発症や外傷で疼痛のため歩行できない例では，車椅子やストレッチャーでの入室となり，歩行可能な例でも，杖や松葉杖を使用している場合がある．ここにおいて，疼痛や機能障害の程度が推察でき，同時に表情や動作での疼痛の訴えは，精神的な状態を判断する材料の一つとなる．

II.　歩　容 [2)]

　歩容については前と後ろから歩行の各相での観察を行う．以下にいくつかの異常な立位アライメントや跛行のパターンを記載する．

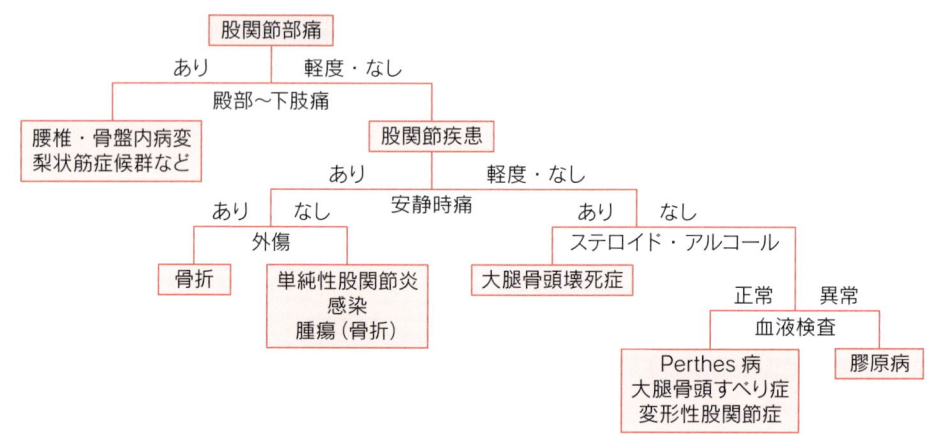

図 1　股関節部痛の診断の進め方―思春期から成人―

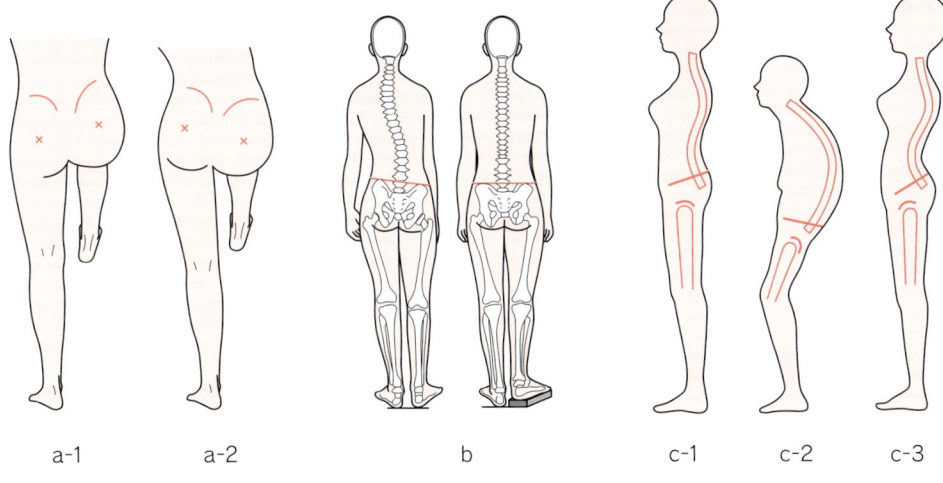

図2
a：Trendelenburg徴候（左股関節）
1. 正常の場合，反対側の骨盤が水平もしくは上昇する．
2. 患側の場合，反対側の骨盤が外転筋機能不全のため下向する．
b：脚長差による代償性脊柱側弯を認め，補高により側弯が消失する．
c：立位姿勢（矢状面）
　正常（若年）では頚椎前弯・胸椎後弯・腰椎前弯であるが（1），加齢とともに骨盤が後傾し脊椎後弯となる（2）．一方，寛骨臼（臼蓋）形成不全の場合，骨盤が前傾し腰椎前弯となることが多い（3）．

1. 疼痛性跛行

　股関節障害を有する例で特に小児の場合，大腿から膝部の疼痛を訴えることがある．下肢に疼痛が存在する場合，荷重・支持機能が低下するため，歩行において患側下肢荷重相の時間が短縮し，健側足の踏み出し歩幅が減少する．

2. 股関節障害による跛行

　股関節痛を呈したり股関節が亜脱臼位や内反・外反股のような例では，外転筋不全によるTrendelenburg徴候（**図2a**），Duchenne現象と表される左右に振れるような歩容異常や，脚長差による墜下性跛行が生じる．荷重に伴って体幹が左右に振れるような跛行がある場合は，股関節疾患をまず考慮する．

3. 内旋位歩行

　歩行時に足部や膝部が内方を向く内旋位歩行は，複数の要因で生じるが，その中に大腿骨の過度前捻や下腿の内捻があり，女性の場合特に注意して診察する．このような症例では，鳶座りが簡

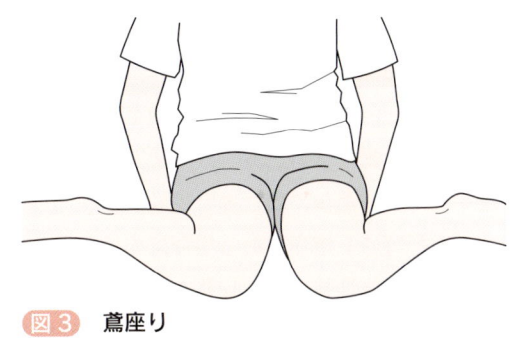

図3 鳶座り

単にできることが特徴である（**図3**）．

4. 姿　勢

　姿勢異常を思春期に認めることは少ない．思春期の場合，股関節脱臼や脳性麻痺などを疑う．側弯を認める場合は，脚長差や股関節の拘縮を疑い（**図2**），特に女性の場合は，脊柱側弯症を鑑別する．腰椎前弯の増強は寛骨臼（臼蓋）形成不全，後弯は骨粗鬆症・腰椎疾患に伴う病変を考慮する．股関節疾患と脊椎疾患や膝疾患が関連したhipspine症候群[1]やhip-knee症候群の鑑別が必要である．また，小児期より姿勢異常を認める場合は，先天性疾患を鑑別する．

5. 筋萎縮

股関節疾患の場合，下肢周径の左右差を認める．腰椎疾患の場合，神経レベルに応じた萎縮・筋力低下が特徴である．

III. 病歴聴取[2]

病歴聴取は，常に鑑別診断を念頭に置いて行う．来院の動機となっている主訴は，疼痛とそれに伴う機能障害であることが多い．ここで第一に注意すべきことは，疼痛の由来が局所（骨盤・股・大腿）にあるのかどうかの評価である．股関節に由来する痛みは，荷重や運動に伴って出現し，階段，しゃがみ動作や立ち上がり動作など関節に負荷が加わる際に出現する．一方，安静時の下肢のしびれや歩行に伴い徐々に強くなるしびれを伴う場合は，まず脊椎病変を考慮する．

次に股関節部の病変を疑った場合，梨状筋症候群，腫瘍や滑液包炎などの神経圧迫病変や絞扼性神経障害（感覚異常性大腿痛）などを鑑別する．また，長く歩いた後に痛む場合は股関節疾患の初期を，安静時にも疼痛がある場合は末期股関節症および感染や悪性腫瘍の骨転移など，より重篤な疾患や腰部・骨盤内病変の疾患を疑う必要がある．

発症の様式も重要な情報である．急性発症の場合は，それが何らかの動作（股を深く曲げる，捻るなど）に伴って急に出現したものか，誘因なく発生したものかについて，鑑別を要する．急性発症の中にも，ある瞬間に発生した痛みと，数時間・数日の経過で発生・増強した痛みは区別して考える必要がある．

疼痛の性状については，安静時痛と動作時痛とがある．安静時痛のある場合は強い炎症を伴った病態や骨髄浮腫を伴ったような要素がかかわることが多い．

次に疼痛の部位は，股関節前面（鼠径部痛を含む），側面（大転子部痛），後面（殿部痛）のどの部位か，放散痛を伴っているかを聴取する．鼠径部痛・大腿前外側部痛を訴える場合は股関節疾患を疑い，大腿前面部痛の場合は上位腰椎疾患を，大腿後面部痛の場合は下位腰椎疾患と股関節疾患を疑う．腰殿部痛の場合は股関節疾患との鑑別を，膝関節痛の場合は股関節疾患の関連痛または膝疾患との鑑別を考慮する．**表1**に思春期から成人に多くみられる股関節疾患の特徴を示す．

発症の要因を考えるうえでは，先行する感染や他部位の炎症も重要な情報であり，過去の既往症についても膝・下腿，そして他部位も含めて，病歴聴取を行う．特に思春期の場合，感冒後の単純性股関節炎を考慮し，軽快しない場合Perthes病を鑑別する．

就労やスポーツ活動状況，家庭環境について聞いておくことも症状発生の要因を考察したり治療計画を立てるうえで，重要な要素を占める[1〜6]．

1. 股関節・骨盤・大腿部外傷の診断における病歴聴取[4]

外傷の場合は，受傷機転の聴取が診断上，重要な位置を占める．直達・介達外力のいずれか，外力の加わった方向，受傷時の股の肢位（屈曲など）や足・体幹の向き，インピンジ感，スナッピング音がしたかどうかなどの情報を得るように努める．特に，スポーツ傷害（外傷・障害）の場合，発症機序や病態を把握することが診断につながる．受傷後にプレー続行，もしくは歩行が可能であったかどうかは，受傷程度を類推する一つの要素となる．股関節受傷後，徐々に曲がらなくなってきたというようなケースでは，外傷後の関節内出血や股関節周囲筋の損傷が想定される．明らかなスポーツ外傷がなく徐々に疼痛を訴える場合，大腿骨頭すべり症，Perthes病，寛骨臼形成不全や病的骨折を鑑別する[5]．

表1 股関節痛をきたす主な疾患―思春期から成人―

好発年齢	疾患	性差	頻度	特徴
思春期				
～12歳	骨折・脱臼	男≫女	++++	高エネルギー損傷
～12歳	単純性股関節炎		++	感冒の後，自然軽快
～12歳	Perthes病	男≫女	+	大腿骨頭骨端症，大腿-膝痛
10～16歳	大腿骨頭すべり症	男＞女	+	肥満，両側例，大腿-膝痛，Drehmann徴候
12～18歳	裂離骨折	男≫女	+	
青年期				
～20歳	発育性股関節形成不全	男≪女	++++	長距離歩行後の疼痛（寛骨臼形成不全）
～20歳	大腿骨線維性骨異形成症			すりガラス様陰影，内反股
～30歳	骨嚢腫	男＞女	+	透明巣陰影
15歳～	筋・腱付着部炎（症）	男≫女	+	スポーツ
15～50歳	疲労骨折	男≪女	+	スポーツ，徐々に増悪
20～40歳	前・初期股関節症	男≪女	++++	長距離歩行後の疼痛（寛骨臼形成不全）
20歳～	強直性脊椎炎	男≫女	+	HLA-B27陽性，仙腸関節硬化像，竹様脊椎
20歳～	疲労骨折			大腿骨頸部，恥骨下枝
中年期				
	大腿骨頭壊死症		++	
20～40歳	ステロイド性	男≪女		ステロイド使用歴
40歳～	アルコール・特発性	男≫女		アルコールの多飲歴
30歳～	弾発股	男＜女	+	腸脛靱帯，腸腰筋
30歳～	骨軟部腫瘍		+	色素性絨毛結節性滑膜炎，骨巨細胞腫，軟骨肉腫（骨盤）
	関節リウマチ	男≪女	+++	多関節炎，手関節炎，朝のこわばり
	FAI	男≫女	±	インピンジメント

FAI : femoroacetabular impingement
※腰椎・膝関節疾患を鑑別する

2. 家族歴・既往歴

遺伝性疾患，骨代謝性疾患や骨系統疾患などは股関節の形態異常を呈することがある．また発育性股関節脱臼（先天性股関節脱臼：先股脱），寛骨臼形成不全（臼蓋形成不全）や関節リウマチも家族歴を認めることがある．外傷，感染，股関節形成不全，Perthes病，大腿骨頭すべり症などの既往やアルコール愛飲歴やステロイドの使用歴などを聴取する．女性の場合，寛骨臼形成不全に起因する股関節症を考慮し，ステロイド大量投与やアルコールの愛飲歴がある場合，大腿骨頭壊死症を疑い鑑別診断を進める．また，股関節の過屈曲・外転・内旋時などインピンジメントに伴う症状を認める場合，関節唇損傷，大腿骨寛骨臼インピンジメント femoroacetabular impingement（FAI）を疑う．

IV. 視診[2)]

まず立位でのアライメント評価を行う．そのためには脊椎から大腿以下足部まで露出した状態での観察が必要である．外観上のアライメントは，正面による冠状面（脚長差に伴う骨盤傾斜，膝の内外反：股関節内転拘縮・膝疾患や膝蓋骨の位置：股関節の内外旋，大腿骨前捻や股関節拘縮）と側面から見た矢状面（腰椎前弯増強，後弯などや股関節屈曲拘縮）を観察する（図2）．腰椎から膝関節や足部など他部位を含めた評価も重要で，hip-spine症候群やhip-knee症候群なども考慮する．また，アライメントは荷重と非荷重で異なった様相を呈することも多く，その両者で比較・観察を行う必要があり，特に手術計画の際に重要である．

次に診察用ベッド上での視診では，腫脹，皮膚の色調，皮下出血，筋萎縮などが観察項目となる．思春期には少ないが，大腿以下の腫脹を伴う場合は，深部静脈血栓症などを疑い，股関節前面や側面の腫脹を伴う場合は，滑液包炎の場合が多い．股関節内の関節液貯留の場合は，疼痛は伴うが股関節は深部に位置するため表面からの観察は難しい．超音波画像診断装置は，関節内液体をはじめ

軟部組織病変の描出には簡便であり有用である．特に，骨成熟が完了していない場合は，より病変の把握がしやすい．大腿部の腫脹の場合は，腫瘍性病変を考慮する．

V. 触診[1,2]

熱感の有無は，左右を比較して判断する．熱感や緊満感を伴う場合，炎症性疾患を考慮する．鼠径部の腫脹や腫瘤を触知する場合，リンパ節炎，鼠径ヘルニアや滑液包炎などを疑う．滑液包炎の場合，スナッピング（弾発現象）を認めることがある．大腿部の腫脹の場合は，腫瘍性病変を考慮する．

また圧痛の評価においては，鼠径三角，大転子部，恥骨結合や筋腱付着部の圧痛の有無を確認する（図4）．神経に関する圧痛点として，坐骨神経，上殿神経や外側大腿皮神経（感覚異常性大腿痛を生じる）などがあり，解剖学的構造を頭に浮かべてイメージしながら評価を行う．その場合でも左右差を評価することが重要である．

VI. 身体所見[1,2]

身体検査で診断上重要な点は，個々の患者が本来有しているアライメントや生理的な関節弛緩性や筋柔軟性などを念頭に置いたうえで，診察にあたることである．そのためには，両側股関節を同様の条件で評価し，左右差の有無を比較する必要がある．そのためには，内外両側からテストできるような診察の設定が望ましい．

身体所見をとるための方法として，各疾患に対し数多くのテストが考案されている．

以下，各項目別の診察評価の要点を述べる．

1. 可動域

可動域の測定と評価は角度計を用いて行うが，10°以下の範囲（患側と健側との差）になると正確な再現性は期待できず，客観的に評価することは

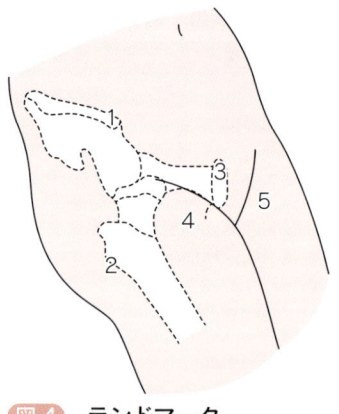

図4 ランドマーク
1 上前腸骨棘，2 大転子，3 恥骨結合，4 Scarpa 三角（鼠径・大腿三角）：上側は鼠径靱帯，外側は縫工筋，内側は長内転筋で囲まれる部分，5 鼠径溝

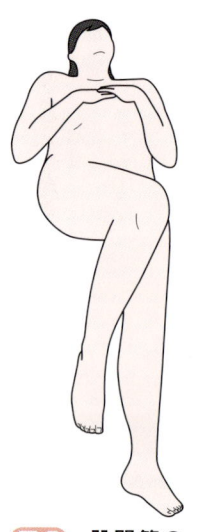

図5 股関節の拘縮肢位
股関節の屈曲，内転，外旋拘縮を認める．

難しい．また，股関節が拘縮している場合，骨盤の動きを股関節の可動と間違わないよう留意する．特に屈曲・伸展や外転・内転の測定においては，股関節拘縮により骨盤が稼動するのでより注意が必要である．一般に股関節症が進行すると，股関節屈曲・内転・外旋拘縮を伴う（図5）．思春期の場合，可動域制限を認めた場合，脳性麻痺を含めた先天性疾患を鑑別する．

2. 下肢長，筋萎縮・腫脹，筋力，筋の柔軟性・関節弛緩性

下肢長は，棘果長（SMD）として上前腸骨棘から脛骨内果までの距離を測定し，脚長差を求める．下肢の周径は，一般には膝蓋骨上端より10 cmの部位（思春期以下では5 cmの部位）での大腿周囲径と最大下腿周径の左右差が指標となる．周径の評価に際しては，筋萎縮と膝関節の関節水腫や下肢の腫脹との鑑別を行う．筋力評価結果は，徒手筋力テスト（MMT）によって0～5までの6段階で評価するが，より詳細な定量的評価には，器械を用いた筋力の測定が行われる．股関節の診察の場合でも，特にスポーツ選手の場合は，全身の

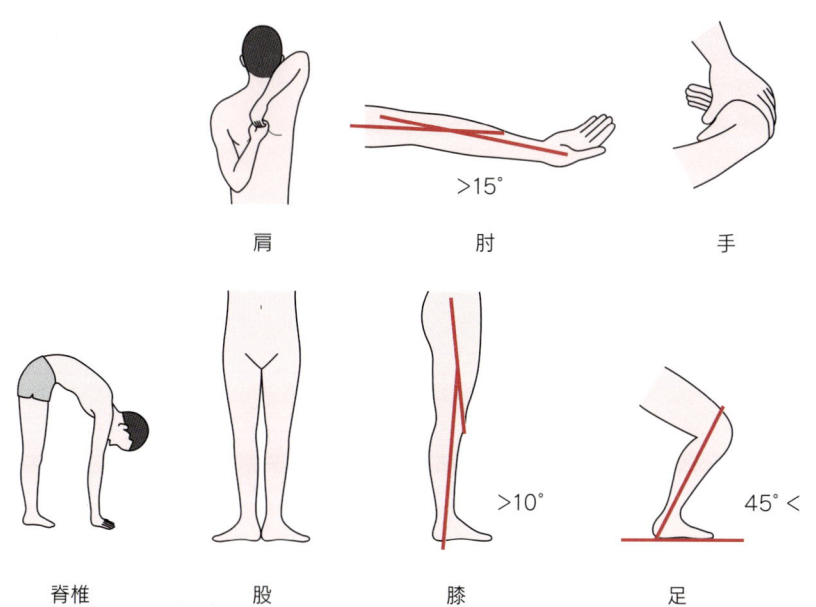

図6 関節弛緩性の評価（日本体育協会）
7項目中3項目以上あれば関節弛緩性ありと判断する．

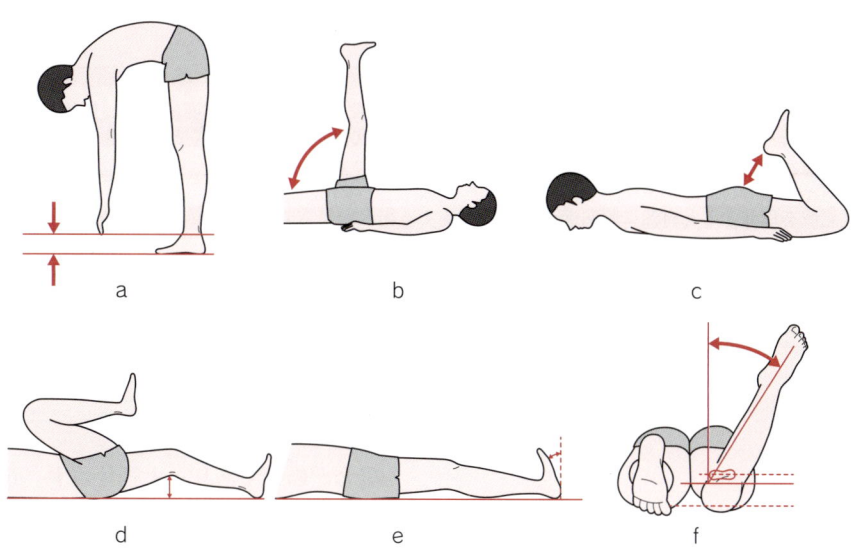

図7 筋柔軟性の評価
a：指床間距離（FFD）傍脊柱筋・股関節周囲軟部組織
b：下肢伸展挙上角度（SLR）ハムストリング（大腿屈筋）
c：踵殿部間距離（HBD）大腿四頭筋
d：床膝窩部間距離（FPD）腸腰筋
e：足関節背屈角度（ADA）下腿三頭筋
f：股関節内旋角度（HIRA）股関節外旋筋

関節弛緩性と筋柔軟性のチェックは必要である（図6, 7）．特にスポーツ動作では運動連鎖の評価が大切であり，股関節の可動域の評価は必須である．股関節は骨性の臼状関節であり，関節不安定性を自覚するのは，著明な寛骨臼形成不全や関節弛緩性を伴う場合であり非常に少ない．

第2章 股関節・骨盤部の臨床診断総論

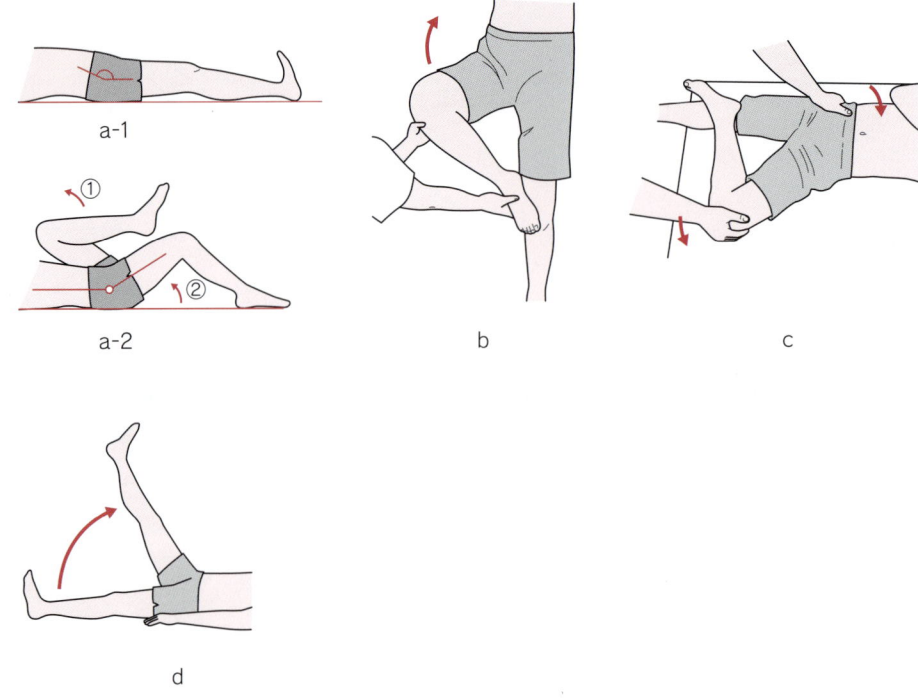

図8 誘発テスト
a：Thomas テスト
　股関節屈曲拘縮があっても腰椎前弯の増強により代償され，両下肢伸展位では屈曲拘縮が見逃される（a-1）．健側の股関節（①）を屈曲させることで代償パターンを除くと，患側（②）の股関節が自然と屈曲し屈曲拘縮を認める（a-2）．Thomas テスト陽性である．
b：Drehmann サイン
　患肢を屈曲すると自然に股関節が外転・外旋する場合が異常である．
c：Patrick（FABERE）テスト
　股関節を四の字固めの肢位（屈曲 Flexion，外転 Abduction，外旋 External Rotation，伸展 Extension：FABERE）にする際，疼痛が出現する場合が陽性である．
d：SLR（straight leg raising）テスト
　仰臥位で下肢を伸展したまま挙上した際，腰部，下肢，坐骨神経痛が誘発された場合が陽性である．

3. 誘発テスト

▶ Trendelenburg 徴候（図2）

　発育性股関節脱臼，変形性股関節症や麻痺性疾患で外転筋力が低下すると Trendelenburg 徴候が陽性となり，患側立脚時に骨盤を水平時に保てず遊脚側の骨盤が沈下する．

▶ Thomas テスト（図8a）

　股関節の屈曲拘縮を誘発する検査で，健側の股関節を屈曲させると患側の股関節が自然と屈曲する場合が陽性である．

▶ Drehmann サイン（図8b）

　患肢を屈曲すると自然に股関節が外転・外旋する場合が陽性であり，大腿骨頭すべり症に特徴的と報告された．変形性股関節症や FAI など骨頭変形や拘縮を伴う場合も陽性となる．

▶ Patrick（FABERE）テスト（図8c）

　股関節を開排位（屈曲・外転・外旋：いわゆる四の字固めの形）をとると股関節部痛が出現した場合が陽性であり，ほとんどの股関節・仙腸関節疾患で陽性となる．

▶ Gaenslen テスト

　診察台で仰臥位となり健側の股関節を屈曲し，患側の股関節を伸展させ，仙腸関節に疼痛が出現した場合，陽性である．

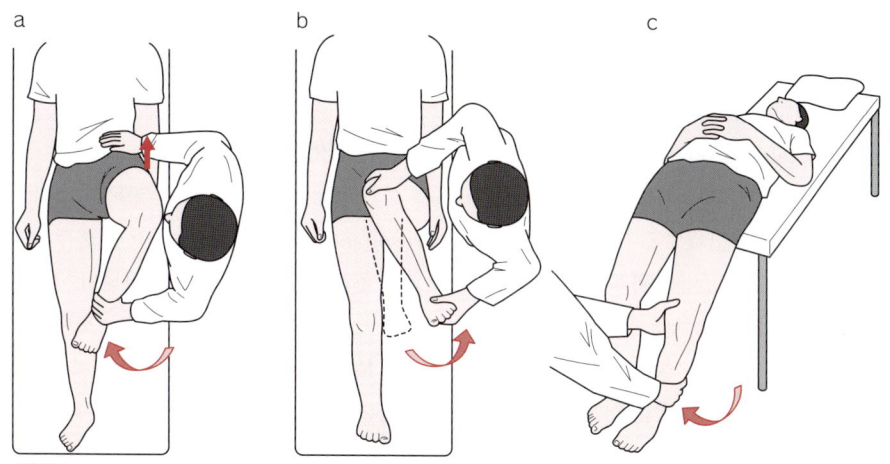

図9 acetabular rim sign, femoroacetabular impingement sign
a：股関節を屈曲，外転，外旋させ疼痛を誘発させる．
b：股関節を屈曲，内転，内旋させ疼痛を誘発させる．
c：股関節を伸展，外旋させ疼痛を誘発させる．

▶SLR（straight leg raising）テスト（図8d）

本テストが陽性の場合，腰椎疾患をまず鑑別する．

▶acetabular rim sign, femoroacetabular impingement sign（図9，動画2）

関節唇を含めた寛骨臼縁損傷やFAIを認める場合，陽性となる．股関節の可動によりインピンジや剪断力が生じることや関節唇へのストレスで症状が誘発される．

Ⅶ. 診察室での検査・処置[1〜5]

1. 穿刺液の採取と性状観察

関節内に液体貯留が考慮された場合は穿刺を行って得られた液の性状を観察することで，診断上有用な情報が得られる．

膝関節など他の関節と異なり股関節は深部にあるため，関節穿刺はエコー下または透視下に行う．外傷後の股関節穿刺によって，血液の貯留を認めたときは，関節内骨折の可能性が高く，脂肪滴の有無を確認する．黄色透明な性状であれば関節症性疾患を，混濁している場合は，関節リウマチなどの疾患や感染に伴う関節炎の存在を鑑別する．

2. 診察室における超音波検査

画像検査の発達に伴い，超音波機器は小型化，画質は改善し，より詳細で多様な画像情報が得られるようになっている．施設によっては，超音波装置を外来に設置して検査を行うことが可能になっていて，診断に役立てられている．関節を動かしたり，圧迫を加えたりしながらの観察も可能である．近年は，エコーガイド下の穿刺などインターベンションにも利用されることがある．

Ⅷ. その後の検査や次回受診のプランニング[1〜5]

1. 初診後の検査の選択

前述したごとくの診察室で得られる情報に基づいて，その後の検査のオーダリング，次回受診を含めた診療のプランニングが行われる．

▶単純X線検査

初診時に行う基本的な補助検査である．基本的スクリーニングとして股関節正面像を撮影するが，何らかの所見を予測して他の方向や条件での撮影を行うかは，問診や視診に基づいて，ある程度の鑑別診断をしぼったうえで決定する必要があ

る．大腿骨頭の病変を疑った場合は骨頭側面像・Lauenstein 像を，頚部骨折や FAI など頚部病変の場合は大腿骨頚部側位像（股関節軸位像）を，寛骨臼被覆状態は false profile 像を，そして骨盤病変では骨盤斜位像やインレット像などを撮影する．撮影法のポイントを記載する（表2）．

1. 骨盤正面像・股関節正面像（図 10）[6]

臨床所見と骨盤正面像の所見が異なったり脚長差が問題となる場合，荷重をさせて撮影したり，寛骨臼形成不全が疑われる場合 false profile 像を追加する．

2. 大腿骨頚部側位像（図 11）

大腿骨頚部（大腿骨頚部骨折など）や寛骨臼前方部の評価が可能である．また，最近話題の FAI の頚部前方病変が描出可能である．

3. false profile 像（図 12）[6]

寛骨臼（臼蓋）の前方被覆状態を把握するのに有用である．

4. 動態撮影・特殊撮影法

手術適応の決定や病変の詳細な把握の際に撮影する．

▶X 線以外の画像検査

CT（computed tomography），MRI（magnetic resonance imaging）やシンチグラフィなどがある．不顕性骨折，大腿骨頭壊死，関節唇損傷や FAI などを疑った場合，CT，MRI やシンチグラフィ検査は多くの情報を与えてくれる有用な検査となる．外傷例で，関節唇や軟骨損傷を含めた関節内骨折の存在が疑われ，治療方針決定のために損傷部位の評価が必要と思われた場合，早期の CT や MRI 検査を考慮する．外傷以外の病態では，

表2　単純 X 線撮影法の選択について
単純 X 線撮影法の選択について
・基本：単純 X 線正面像（AP 像）
・寛骨臼（臼蓋）形成不全：false profile 像（FP 像）
・骨頭病変：斜位像 Frog leg 像（Lauenstein 像）・側面像
・頚部病変：側面像（大腿骨頚部側位像）
・寛骨臼（臼蓋）臼蓋の前方開角：側面像（大腿骨頚部側位像）
・小児骨端核出現前の亜脱臼・脱臼：von Rosen 法
・手術適応の決定：動態撮影（AP 像，FP 像）

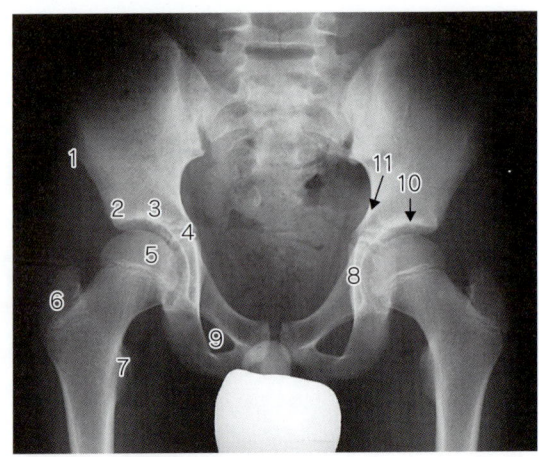

図 10 両股関節（骨盤）正面像
1 上前腸骨棘，2 下前腸骨棘，3 寛骨臼（臼蓋），4 Y 軟骨，5 大腿骨頭，6 大転子，7 小転子，8 涙痕，9 閉鎖孔，10 sourcil，11 腸坐線

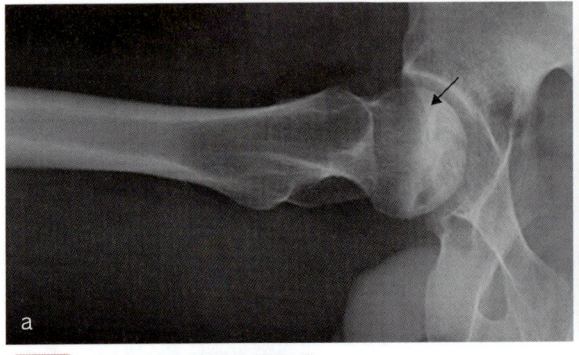
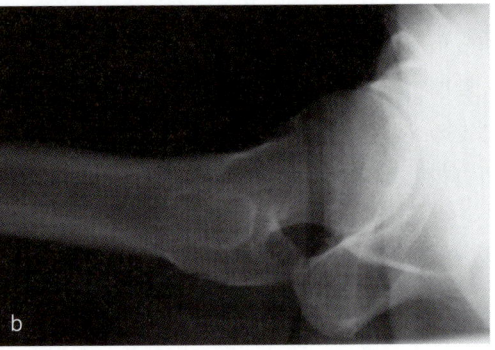

図 11 その他の股関節撮影像
a：股関節 Lauenstein 像　矢印は帯状硬化像（大腿骨頭壊死症）を示す．　b：大腿骨頚部側位像

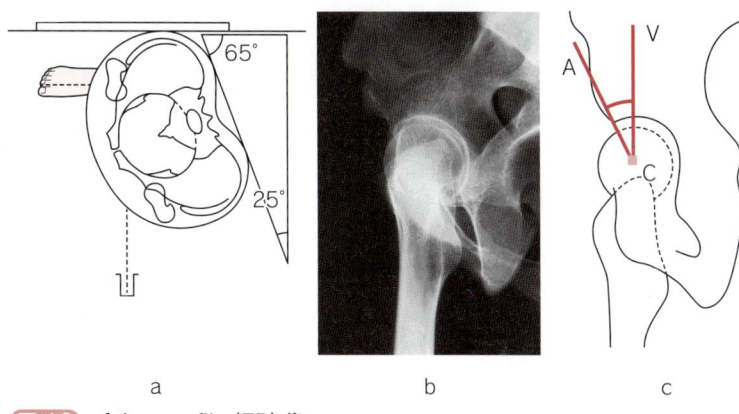

図12 false profile(FP)像
撮影肢位のシェーマ(a), FP像(b), FP像のシェーマ(c)である．前方被覆の指標値であるVCA角(正常値25°以上)を示す(c).
(Chosa E, et al. : J Orthop Sci, 2 : 378-390, 1997)

X線所見と対比して疼痛の高度な例では，初期の骨壊死や骨髄浮腫，腫瘍性疾患の可能性も考え，MRIをオーダーする．その他，腫瘍や嚢腫を触知する例にもMRIは有用であるが，悪性腫瘍の疑いなどでさらに詳細な情報を得る必要のある場合は，造影MRIも考慮する．

CTは基本的には，骨についての画像情報を得るのに有効な手段であるので，単純X線検査よりも詳細な情報が必要と思われる例や骨性の遊離体の存在が考えられる例を適応とする．CT検査では，MPR (multiplanar reformation) 画像，3D (three-dimensional) 画像が患者説明や手術術式の検討に有用であり computer assisted surgery にも用いられている．

MRIは，形態学的情報のみでなく質的情報も描出可能なことから汎用されるようになった．また不顕性骨折や大腿骨頭壊死症などの初期病変の把握にも有用である．関節唇，関節軟骨や関節内異物など関節内病変の把握に特殊なMRIとしてMR-arthrographyや放射状MRIがある．一般に関節軟骨の描出には，3D脂肪抑制T1強調 gradient recalled echo (GRE) 法と2D脂肪抑制T2またはプロトン密度強調 fast spin echo (FSE) 法が用いられている．関節軟骨や関節唇の描出に関し，機器の進歩に伴い delayed gadolinium-enhanced magnetic resonance imaging of cartilage (dGEMRIC), high field magnetic resonance imaging, T2マッピングやT1ρマッピングなどを用いることでより詳細な観察が可能になってきている．

骨シンチグラフィは，MRIの普及もあって，初診後の第一選択の検査として行われるケースは少なく，骨病変の良・悪性や周囲骨組織への影響の有無の判断や転移性骨腫瘍の全身に対するスクリーニングとしての役割が大きい．

血液検査は，初診時の臨床診断において炎症性疾患や全身疾患の診断や鑑別などが必要と思われた場合に，項目を選択してオーダーする．急性の感染など，緊急の処置が必要となることが予測される場合は，至急での血液検査を行い，初診日のうちに，その検査結果も併せて診断を図る．

また穿刺検査によって関節液や嚢腫液が得られた場合，混濁した関節液や膿性の穿刺液など感染の疑いがあれば，顕微鏡下および培養での細菌学的検査を行う．痛風や偽痛風による急性関節炎が疑われた場合は，偏光顕微鏡下での結晶(尿酸やピロリン酸カルシウム)の確認が診断確定につながることもある．

2. 次回受診についての指示

外傷例の初診時には，急性期の腫脹や疼痛，筋

緊張などの存在が評価において妨げとなる場合があり，初診時の臨床所見とX線所見から再診が必要と思われた場合，一般に1〜2週間後に再診する．例えば，大腿骨近位部骨折は初診時にはX線上骨折線が不明瞭な場合があり注意を要する．また関節軟骨損傷，FAIを含めた関節唇損傷，筋腱損傷や不顕性骨折を疑いMRIが必要と思われた場合，再診日のMRI検査予約ができれば効率良く診療が行える．投薬や注射など何らかの処置を行った場合も，効果や副作用の確認とその後の治療方針決定のため，1週前後での再診を指示することが多い．ただし，薬剤による副作用や注射後の急な関節炎（感染を含む）は，数日以内に生じ，迅速な対応を要することもある．合併症発生の可能性，そのような症状の現れた際の自己評価基準（早期に再度来診するかどうか）と対処法について明確に説明し理解してもらうことが重要である．

（帖佐悦男）

参考文献

1) 帖佐悦男：骨盤・股関節；股関節の構造と機能．糸満盛憲編：最新整形外科学体系，p.34-49, 中山書店, 2006.
2) 帖佐悦男：診察の手順とポイント　成人の診察．菊地臣一編：股関節の痛み，p.60-70, 南江堂, 2011.
3) 帖佐悦男：変形性股関節症．今日の治療指針, 2012.
4) 帖佐悦男：骨盤・股関節・大腿部の成長期スポーツ外傷・障害．関節外科, 32：297-304 2013.
5) 帖佐悦男：大腿骨頭すべり症．今日の治療指針. 2013.
6) Chosa E, et al.：Evaluation of acetabular coverage of the femoral head with anteroposterior and false profile radiographs of hip joint. J Orthop Sci, 2：378-390, 1997.

中・高齢者の診かた

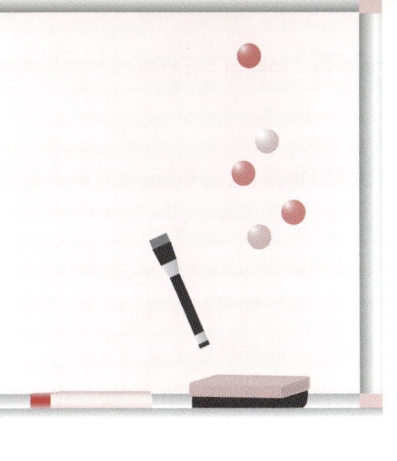

　股関節は体幹と下肢を連結する球関節である．同じ球関節である肩関節に比し，股関節は骨頭が臼に深く包まれており（臼状関節），拘束性が高く，高い安定性を有している一方で，可動範囲は制限される．

　高い安定性が要求される股関節に何らかの原因で不安定性が生じると，その力学的な破綻が生物学的な変化を惹起する．日本人に多い寛骨臼形成不全は関節不安定性の原因となり，概ね40歳代以降に変形性股関節症を発症し徐々に進行する．一方で，拘束性の高い臼状関節である股関節においては，寛骨臼辺縁と大腿骨頚部が衝突しやすい．その衝突が病的意義を持つ場合には大腿骨寛骨臼インピンジメント femoroacetabular impingement（FAI）と呼ばれ，変形性股関節症の一因ともなりうる．球状で広く軟骨に覆われている大腿骨頭は，側副血行路が少なく阻血が起こりやすい構造となっており，骨壊死の好発部位でもある．大腿骨近位部骨折は高齢者においてきわめて頻度の高い外傷であるが，これも拘束性が高い股関節の周囲には応力が集中しやすいことが関係している．同じ理由で，骨盤脆弱性骨折もしばしば股関節周囲痛の原因となる．

　以上のような代表的股関節疾患・外傷が否定的な場合は，腫瘍性疾患，感染性疾患，膠原病などの炎症性疾患も考慮する．また，股関節に由来しない痛みが疑われる場合は腰椎疾患も考慮する必要がある．本項ではこれらの関連疾患も念頭に，中・高齢者の股関節・骨盤部の診かたを述べる．

I. 歩　容

　股関節疾患では疼痛や筋力低下，関節拘縮，脚長差など種々の原因で歩容異常をきたす．荷重時痛回避のために患肢の接地時間が短くなる歩行を疼痛回避歩行といい，疼痛が強いときに認められる．関節痛は長時間同一姿勢後の歩行開始時に強いことから，待合室から診察室へ入ってくる時点で歩容を観察する必要がある．慢性股関節疾患では股関節外転筋力低下やその代償のために骨盤や体幹の傾斜が増強した跛行がしばしばみられ，Trendelenburg 歩行（軟性墜下性跛行），Duchenne 歩行と呼ばれる（Ⅲ．視診・触診を参照）．股関節に可動域制限がある場合は，その程度に応じて歩幅の減少などの歩容異常を認める．下肢長短縮の高度な例では硬性墜下性跛行を認めるが，骨盤傾斜による見かけ上の脚長差によっても同様の跛行を認める．股関節周囲骨折では歩行不能のことが多いが，大転子の単独骨折や安定型の骨盤・大腿骨近位部骨折などでは，疼痛回避歩行を呈しながらも独歩が可能な場合がある．

II. 病歴聴取

1. 主訴・現病歴

　股関節・骨盤部における主訴としては，股関節の可動域制限や脱臼感，引っかかり感などもあるが，最多の主訴は疼痛である．股関節疾患による疼痛部位として最も多いのは鼠径部であり，次いで大腿の前面や殿部が多いが，膝や下腿，腓腹部の痛みを訴える場合もある[1]．股関節包に分布す

る閉鎖神経，大腿神経，坐骨神経を介した放散痛・関連痛がその機序とされる[2]．

股関節付近の疼痛は腰椎由来であることがあり，ときに鑑別が問題となる．疼痛部位から股関節疾患と腰椎疾患を鑑別するのに最も有用なのは鼠径部痛であり，鼠径部痛の存在は股関節疾患を示唆する[1]．ただし，鼠径部痛が下位腰椎の障害に関連して生じる場合もあるので注意を要する．下位腰椎障害による腰痛の一部は内臓性の交感神経求心路を介して非分節性に主としてL2髄節に伝達され，殿部・鼠径部に関連痛を生じうると考えられている[3]．

2. 疼痛の持続期間と発症様式

3ヵ月以上持続する疼痛は変形性股関節症などの慢性疾患を示唆する[4]．大腿骨頭壊死症は亜急性の疼痛発症が多い．急性発症の場合には脆弱性骨折を含む骨折や化膿性股関節炎などを考慮するが，高齢者の脆弱性骨折では軽微な外傷が契機となることが多く，患者が外傷と認識していない場合もある．急速な疼痛増悪の場合には急速破壊型股関節症，悪性腫瘍などを考慮する．持続的な自発痛は化膿性股関節炎や関節リウマチなどで炎症が強い場合にみられることがあるが，変性疾患では少ない．坐位で強い疼痛は股関節疾患より腰椎疾患を考慮する．

3. 既往歴・家族歴・生活歴

既往歴や併存症が診断に有用である代表的股関節疾患として，変形性股関節症と大腿骨頭壊死症が挙げられる．変形性股関節症では発育性股関節形成不全をはじめとする種々の小児股関節疾患や股関節外傷が原因となりうるので，これらの治療歴は必ず聴取する．家族歴もしばしば認められる．ステロイド大量投与とアルコール多飲は特発性大腿骨頭壊死症の発症関連因子として重要である．糖尿病や免疫抑制剤で治療中の疾患など易感染性が疑われる場合は，化膿性股関節炎や恥骨骨髄炎などの感染性疾患に注意する．

慢性股関節疾患における治療，特に手術の要否は，個々の患者の希望するADL・QOLの内容によって異なってくることも多いことから，職業や趣味，スポーツを聴取することは重要である．手術が想定される場合の合併症予防の観点から特に確認しておくべき既往症として，循環器をはじめとする重要臓器疾患のほか，糖尿病と血栓性疾患が挙げられる．

4. 機能障害の評価

股関節疾患の重症度や治療効果を評価するためにわが国で頻用されている日本整形外科学会股関節機能判定基準[5]は，疼痛，可動域，歩行能力，日常生活動作（腰かけ，立ち仕事，しゃがみこみ・立ち上がり，階段昇降，車・バスの乗降）の4項目よりなっており，可動域以外は問診でほぼ評価できる．近年では患者立脚型評価も重視され，わが国で作られたものとしては日本整形外科学会股関節疾患評価質問表（JHEQ）がある[6]．

III. 視診・触診

立位での全身視診では，脊椎アライメント異常や骨盤傾斜の有無をみる（思春期・成人の診かた，p.17 図1参照）．腰椎前弯増強は股関節屈曲拘縮を示唆するが，殿筋内脱臼例では特に高度の前弯増強を認める．逆に高齢者の変形性股関節症では腰椎後弯・骨盤後傾姿勢の合併が多い．骨盤の左右への傾斜は股関節の内・外転拘縮や脚長差によって生じる．

股関節外転筋力低下により患側片脚立位時に健側骨盤が下がる現象をTrendelenburg徴候（図1b, 図2）という．逆に患側片脚立位時に骨盤を体幹とともに患側に傾斜させることで股関節外転筋力低下を代償して立位バランスをとる場合もあり，Duchenne現象という（図1c）．種々の慢性股関節疾患における筋力低下で生じ，跛行をきたす．

局所視診では，慢性疼痛性股関節疾患では必発の筋萎縮が殿部や大腿部にないか確認する．腰神経根の帯状疱疹のように視診が確定診断につなが

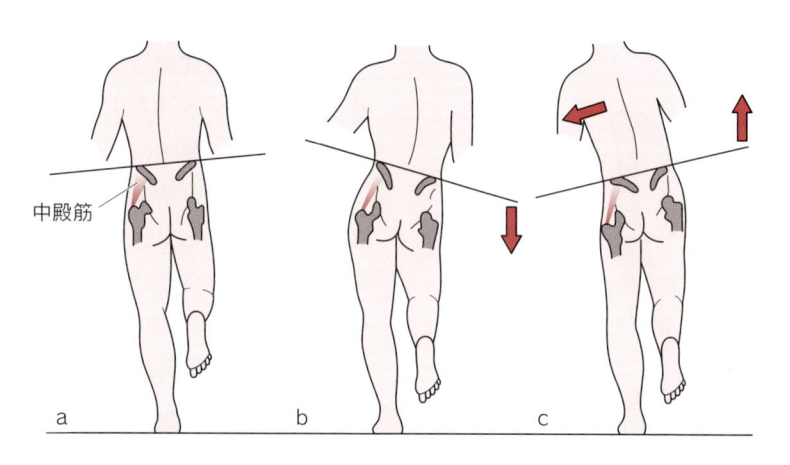

図1 股関節外転筋力低下による姿勢異常
a：正常例．
b：左 Trendelenburg 徴候陽性例．健側（遊脚側）の骨盤が下がる．
c：左 Duchenne 現象陽性例．健側（遊脚側）の骨盤は上がり，体幹が患側に傾く．

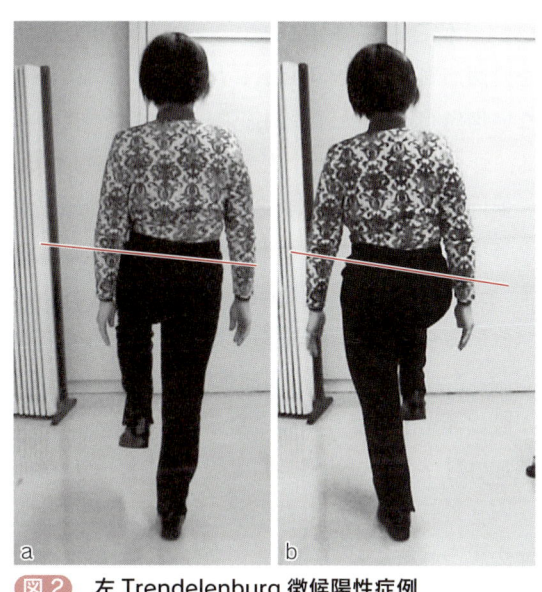

図2 左 Trendelenburg 徴候陽性症例
a：正常側の片脚立位では，骨盤はほぼ水平か遊脚側の骨盤がやや上がる．
b：患側の片脚立位では，遊脚側の骨盤が下がる．
動画3参照．

ることがあるので，皮膚も湿布などは剥がして必ず確認する．膝関節と異なり深部に位置する股関節では，関節水腫が肉眼的な腫脹として認められることはほとんどないが，腸恥滑液包炎で高度の液体貯留がある場合は，触診で鼠径部に腫脹を確認できる．局所触診では熱感や圧痛の有無などについても，左右を比較しながら確認する．

股関節疾患が全身性疾患（関節リウマチ，全身性変形性関節症など）の部分症状である場合や膝アライメント異常の原因となることがあるので，手指や膝など他関節の視診・触診も必要に応じて追加する．

IV. 身体所見

1. 圧 痛

圧痛の局在は部位診断上きわめて有用である．Scarpa 三角（大腿三角，**図3**）は大腿骨頭の位置に一致するため，同部の圧痛は股関節由来の疼痛を示唆する重要な所見である．日本人に多い亜脱臼性変形性股関節症では，亜脱臼の程度に応じて圧痛部位も近位外側に偏位するので，大転子の位置も参考に触診を行う．

大転子の圧痛は変形性股関節症など関節内由来の疼痛疾患では認めない場合が多く[4]，圧痛を認める場合は大転子滑液包炎，弾発股などの関節外疾患や，大腿骨転子部骨折などが考えられる．股関節の後方に圧痛を認めることもあるが，坐骨神経の圧痛点と近いことから腰椎疾患や梨状筋症候

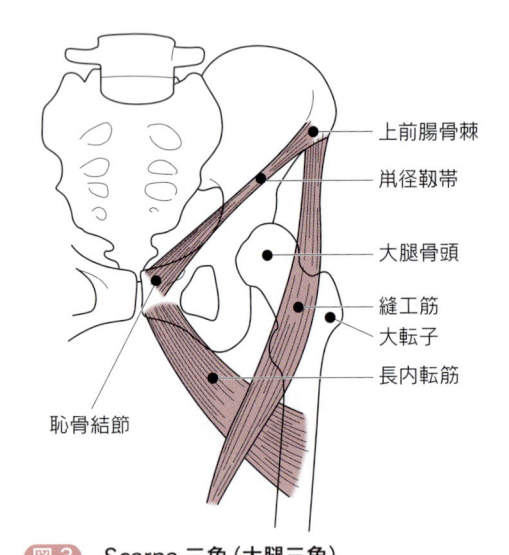

図3 Scarpa 三角（大腿三角）
鼠径靱帯，縫工筋，長内転筋の3辺からなるが，2頂点（上前腸骨棘と恥骨結節）と大転子が触知しやすい．

群なども考慮を要する．外傷が疑われる場合には，上記のほか恥骨結節，坐骨結節，仙腸関節などの圧痛から損傷部位を予想する．

2. 疼痛誘発手技

圧痛と並んで疼痛起因部位特定に有用なのは股関節の運動時痛であり，各種の疼痛誘発手技が知られている．Patrick テスト（flexion, abduction, external rotation からなり FABER テストともいう）が最も一般的で（p.22 参照），大腿骨頭による前方股関節包滑膜への刺激，大腿骨頸部と寛骨臼後縁とのインピンジなどが疼痛再現の機序と考えられる．膝屈曲位でのテストであるため坐骨神経痛は誘発されないことから腰椎疾患との鑑別にも有用であるが，仙腸関節由来の疼痛でも陽性となる．

Patrick テストとは逆に内転・内旋を強制する手技は，flexion, adduction, internal rotation からなることから FAIR（または FADIR）テストと呼ばれ，股関節内由来の疼痛が誘発されやすい．特に FAI や前方股関節唇障害で診断意義が高い（p.23 図9b）．梨状筋症候群による坐骨神経痛を再現するためにも類似の手技が用いられ，坐骨神経痛を思わせる殿部痛ないしは下肢痛が誘発される場合に疑う．なお，Patrick テストや FAIR テストのような股関節の回旋を強制する手技は，骨折の転位を増大させるリスクがあるので，骨折が疑われる例では慎重に行うか，控えた方がよい．

下肢伸展挙上試験 straight leg raising（SLR）テストは腰椎由来の坐骨神経痛誘発手技として有名であるが，自動運動として仰臥位で SLR を行わせると荷重時と同等以上の圧力が大腿骨頭にかかることから，股関節痛を再現する簡便なテストとして用いられる（active SLR；ASLR テスト）．抵抗下に ASLR を行わせると（resisted SLR テスト）さらに鋭敏に疼痛を誘発できるが，骨盤不安定性による骨盤痛や大腿四頭筋痛なども誘発されやすくなり，股関節痛検出の特異度は下がる可能性がある．一方，リラックスさせた状態で他動的に軽い SLR 位とし踵部を叩打する手技により介達痛を股関節周囲に訴える場合には，筋収縮に関係しない疼痛（骨折，人工股関節弛みなど）が考えられる．骨折や腫瘍，感染，人工股関節の弛みなどで，骨盤内腔に病変が及ぶ場合には，咳などの腹圧が上昇する動作で疼痛が再現されることがある．

3. 股関節可動域

股関節可動域は関節機能評価として重要であるが，可動域制限（特に片側罹患例における左右差）が股関節疾患を疑う根拠となる場合もある．日本整形外科学会股関節機能判定基準においては屈伸と内・外転のみが評価対象となっているが，股関節疾患の診断において感度が高いのは外転と内・外旋の制限であり[4]，特に内旋制限は腰椎疾患との鑑別にも有用とされている．

計測は屈伸，内・外転，内・外旋の各方向について行う（図4）．正常可動域は屈曲/伸展が 125°/15°，外転/内転が 45°/20°，外旋/内旋が 45°/45° とされているが，個人差や年齢差がある．計測の注意点として，屈曲，伸展においては骨盤の前・後傾が加わらない範囲で計測する必要がある．骨盤の動きを触知するには，背臥位では腰部における下位腰椎の触診が実用的である[7]．腰椎の高度前弯

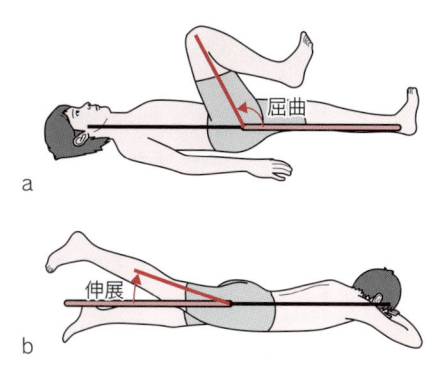

屈曲・伸展
基本軸：体幹と平行な線，移動軸：大腿骨軸（大転子と大腿骨外側顆中心を結ぶ線）．
計測肢位：屈曲は背臥位，伸展は腹臥位（屈曲拘縮がある場合はThomasテストに準じて背臥位で）．
注意点：骨盤を十分に固定し計測する．

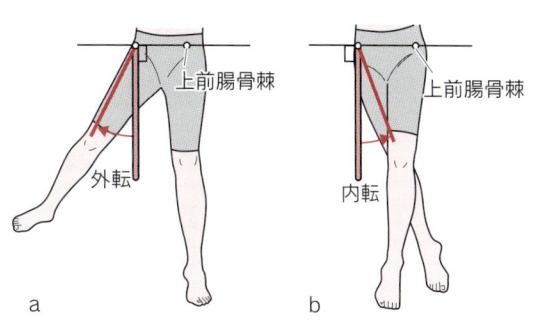

外転・内転
基本軸：両上前腸骨棘を結ぶ線への垂線，移動軸：大腿骨軸（上前腸骨棘より膝蓋骨中心を結ぶ線）．
計測肢位：背臥位，股関節伸展位．
注意点：骨盤を固定し，内外旋中間位を保持する．内転は非計測側の股関節を屈曲させる．

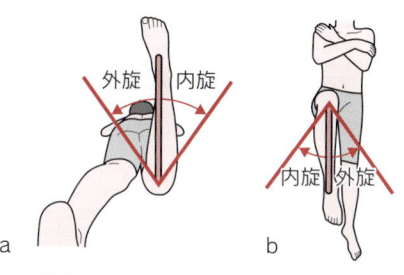

外旋・内旋
基本軸：膝90°屈曲位で膝蓋骨中心を通り，体幹冠状面に対して垂直な線（股関節屈曲0°の場合a）または体幹軸に平行な線（股関節屈曲90°の場合b）．
移動軸：下腿軸．
計測肢位：腹臥位股関節伸展位a，背臥位股関節90°屈曲位b，または背臥位や坐位で下腿をベッド端から下垂させて計測する．

図4 股関節可動域の計測方法

や後述のThomasテストなどから両股関節屈曲拘縮が疑われる場合は，下位腰椎を触診しながら骨盤が最も自然な位置となる股関節屈曲角度をもって屈曲拘縮角度とする．

内・外転および内・外旋は，屈曲角度により異なるので，通常は股関節屈曲0°で計測される．内・外転計測時は骨盤の動きを排除するため，骨盤変形がないことを前提に，両上前腸骨棘を結ぶ線に対する垂線からの角度を計測する．

股関節の屈曲拘縮を簡便に検出する方法として，Thomasテストが用いられる．両下肢伸展位での背臥位では，股関節の屈曲拘縮は腰椎の過前弯による代償で目立たないが，健側股関節のみ屈曲位とすることで腰椎前弯が正常化し，患側股関節の屈曲拘縮が検出される（p.22参照）．

4. 脚長差

股関節疾患による脚短縮や脚長差の評価のために両下肢長を計測する．股関節疾患においては，骨性の変形による真の脚長差があり，さらに股関節拘縮や骨盤傾斜なども関与した見かけ上の脚長差がある．真の脚長差を評価するために，上前腸骨棘と足関節内果間の距離（spina malleolar distance；SMD）がよく用いられるが，骨盤変形例では上前腸骨棘と内果の代わりに大転子と外果が用いられる（trochanter malleolar distance；TMD）（図5）．見かけ上の脚長差も真の脚長差とともに補高装具処方時の補高厚決定や手術による脚延長計画の参考になるため，併せて評価しておく意義がある[8]．臍と両足関節内果間の距離を計測する（図5），立位で脚長差を感じなくなるために必要な補高量を計測する[8]などの方法がある．

5. 大腿周径計測，徒手筋力評価

慢性股関節疾患では廃用性の下肢筋萎縮をきたし，筋力は低下する．大腿周径は，膝関節裂隙な

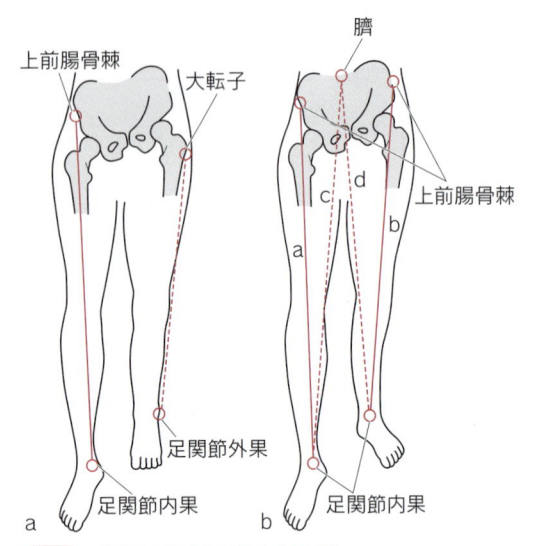

図5 脚長の計測方法と脚長差
a：spina malleolar distance；SMD（実線）と trochanter malleolar distance；TMD（点線）．
b：SMD を用いた真の脚長差（a-b）（実線）と，臍と足関節内果の距離を用いた見かけ上の脚長差（c-d）（点線）．

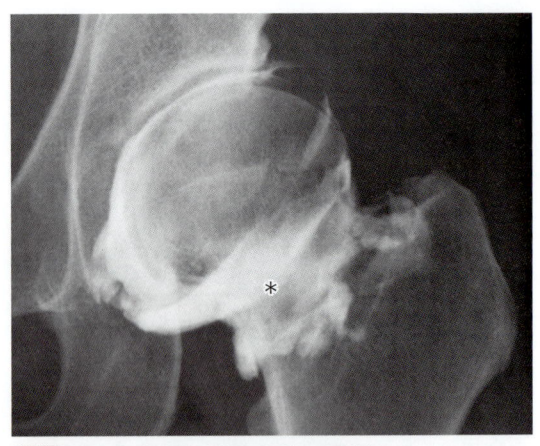

図6 関節造影像（左股関節正面像）
＊印付近が関節穿刺に適している．

いしは膝蓋骨上縁より近位10，15，20 cm などで計測し，両側を比較する．

　筋力評価は徒手的に0～5の6段階で評価するのが一般的である．各段階間の筋力は＋や－を付して表現する．股関節の各運動について評価するが，外転，内・外旋では疼痛が誘発されやすく，純粋な徒手筋力評価が困難な場合があり，疼痛を伴うことを併記しておく必要がある．拘縮例においては自動運動域内における筋力を徒手的に評価し，強直例では触診で筋収縮の有無を診る．徒手筋力評価においては，ハンドヘルドダイナモメーターなどの徒手筋力計を用いると，より定量的かつ客観的に評価できる．

V. 診察室で行える検査

　関節穿刺は関節液検査や関節内局所麻酔剤注射による機能的診断に用いられる．股関節内に限らず，滑液包や関節外の嚢腫，膿瘍なども穿刺対象となりうる．

穿刺は通常仰臥位で前方ないしは側方から21～23 G カテラン針ないしはスパイナル針で行う．股関節の関節包は寛骨臼側では寛骨臼縁に，大腿骨前面では転子間線に沿って付着していることから，両者の間で骨に当たるように穿刺すれば針先が関節内に入っていることになるが，関節造影像（図6）からわかるように特に頚部中央付近が骨・関節包間の空間があるため適している．確実に穿刺するためにはX線透視下に行う必要があるが，診察室で穿刺する場合は超音波ガイド下に行うか，上前腸骨棘，恥骨結節，大転子を触知して適切な部位を決定する．無菌操作が必須であり，深部に位置する股関節では万一感染をきたした場合に診断が遅れる可能性があるので，特に注意する．

　関節液が採取できれば，鏡検や細菌学的検査に提出する前にその量と性状を記録する．正常例では透明粘性液が少量引けるのみであるが，慢性関節炎では漿液性関節液が増加している．急性関節炎では白濁した膿性関節液となる．血性の場合は色素性絨毛結節性滑膜炎や，外傷であれば関節内骨折を疑う．関節液検査は結晶誘発性関節炎における確定診断（痛風では尿酸塩結晶，偽痛風ではピロリン酸カルシウム結晶を認める）に用いられるほか，化膿性関節炎の起因菌同定に必須である．

　関節内に局所麻酔剤を投与すると，疼痛源が股

関節内であれば一時的に除痛が得られるため，疼痛起因部位の同定に用いられる．腰椎疾患との鑑別や，股関節疾患においては関節内の痛みか関節外の痛みかの鑑別に有用である[9]．手術前の除痛確認目的で行う場合や，ステロイド剤やヒアルロン酸（保険適用外）を投与して治療効果を期待する場合もある．

VI. その後の検査や次回受診のプランニング

1. 初診後の検査の選択

　診察により股関節疾患が疑われれば，単純X線撮影を行う．2方向撮影が原則であるが，正面像では原則として両股関節を含めて撮影し，片側罹患例での軽微な異常を見逃さないようにする．両股関節中間位で，膝蓋骨が正面を向くように下腿を15°前後内旋させて撮影するのが基本だが，疼痛や拘縮などの影響により撮影肢位に制限が生じる可能性も考慮する必要がある．側面像は仰臥位で被検側股関節を屈曲外転して大腿骨近位部の側面像を撮影するLauenstein像が一般的である．大腿骨骨幹部をフィルムと平行にするLauenstein I 像（骨盤は斜位）と，45°開排位として大腿骨頚部をフィルムと平行にするLauenstein II 像（ないしは杉岡法）（骨盤は中間位）がある．Lauenstein I 像は転子部以遠の評価に有用であるのに対し，Lauenstein II 像は骨頭から頚部にかけて大転子との重なりがなく評価しやすいため，大腿骨頚部骨折や大腿骨頭壊死症の診断などに有用である．骨折が疑われる例などで股関節の屈曲外転を避けたい場合には，仰臥位で対側股関節を屈曲挙上位とし被検側は中間位のまま大腿内下方から水平にX線を入射する軸斜（軸位）像を指示する．単純X線で異常を認めない場合の画像検査としては，MRIが有用であることが多い．軟部組織の異常のほか，不顕性骨折，骨髄浮腫，骨壊死，骨腫瘍などの骨組織の異常も検出されやすい．炎症性疾患や全身性疾患の部分症状としての股関節症状が疑われる場合は，血液検査を考慮する．

2. 次回受診についての指示

　数日以内の早期に再診を要する場合は多くはないが，臨床的に大腿骨近位部骨折などの骨折が疑われるも診断が未確定である場合など，診断が確定しない場合のほか，急性感染性疾患に抗菌薬治療を開始し効果判定を行う場合などがある．変形性股関節症や大腿骨頭壊死症などの慢性疾患の診断が確定し保存療法を行う場合は，治療方針の変更要否の確認などを目的に，症状に応じて1～3ヵ月程度の経過後に再診察する．

〈神野哲也〉

参考文献

1) Khan AM, et al.：Hip osteoarthritis：where is the pain? Ann R Coll Surg Engl, 86：119-121, 2004.
2) Birnbaum K, et al.：The sensory innervation of the hip joint-An anatomical study. Surg Radiol Anat, 19：371-375, 1997.
3) Nakamura S, et al.：The afferent pathways of discogenic low-back pain. Evaluation of L2 spinal nerve infiltration. J Bone Joint Surg, 78B：606-612, 1996.
4) Bierma-Zeinstra SM, et al.：Joint space narrowing and relationship with symptoms and signs in adults consulting for hip pain in primary care. J Rheumatol, 29：1713-1718, 2002.
5) 井村慎一：日本整形外科学会股関節機能判定基準．日整会誌，69：860-867, 1995.
6) Matsumoto T, et al.：Japanese Orthopaedic Association Hip Disease Evaluation Questionnaire (JHEQ)：a patient-based evaluation tool for hip-joint disease. The Subcommittee on Hip Disease Evaluation of the Clinical Outcome Committee of the Japanese Orthopaedic Association. J Orthop Sci, 17(1)：25-38, 2012.
7) Elson RA, et al.：Measurement of hip range of flexion-extension and straight-leg raising. Clin Orthop Relat Res, 466：281-286, 2008.
8) Koga D, et al.：The effect of preoperative lateral flexibility of the lumbar spine on perceived leg length discrepancy after total hip arthroplasty. J Med Dent Sci, 56(1)：69-77, 2009.
9) 山内裕樹，他：股関節疾患の診断における関節ブロックの有用性．東日本整災誌，22(1)：46-51, 2010.

第3章

股関節・骨盤部の臨床診断各論

第3章 股関節・骨盤部の臨床診断各論

小児期

1. 発育性股関節形成不全

問診（臨床経過）

5ヵ月女児．母親が股関節から殿部にかけて皮膚の溝が左右非対称であることに気づいた．おむつを替える際にも左側が開きにくく，異常がないか気になり受診した．発熱などはなく，機嫌は良好であった．

> **ポイント**
> 乳児股関節疾患を考えるにあたり経過はきわめて重要である．すなわち急性発症で発熱などを伴う下肢の肢位異常では化膿性股関節炎（乳児股関節炎）などを考え，ただちに精査を行う．一方，緩やかな経過で股関節が開きにくい，皺の数が左右で異なる，下肢長が異なる，などの訴えである場合にはまず発育性股関節脱臼 developmental dysplasia of the hip (DDH) を念頭に置き，問診を行う．確認すべき項目として，周産期の状況，遺伝的素因の有無を十分に聴取し，特に骨盤位分娩か否かは発生率に影響するため重要である．なお一般にDDHは女児，左股関節に多く，秋〜冬の寒冷時期の出産に多い[1]．

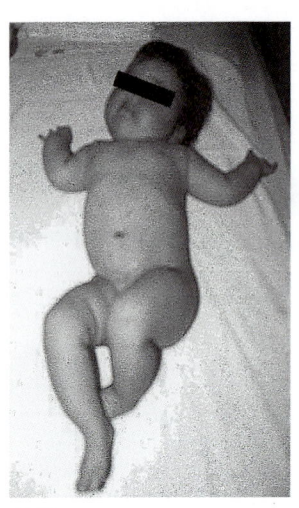

図1 外観
右に対して左股関節内転の肢位を呈している．頭頚部に右の向き癖を認めた．

視診

右股関節に比較して，左股関節は十分な屈曲外転位がとれておらず，頭頚部に右の向き癖を認めた（図1）．

> **ポイント**
> 股関節が自然に開いていない，内転や伸展傾向であることの確認は重要なポイントである．下肢の肢位異常の反対方向への向き癖を伴う場合も多く，向き癖の有無を診る．また，内反足などの足部変形が存在すれば，DDHのリスクが高まるので，足部変形の有無の確認も重要である．

身体所見

右股関節の開排角度は80°に対して，左股関節の開排角度は50°と制限されていた．股関節屈曲位での下肢長を比較すると左下肢が短縮しているように思われた（図2）．開排時のクリックサイン（骨頭が臼蓋を出入りする感触）はなかった．また，頚部の回旋制限は認めず，先天性筋性斜頚は否定された．

> **ポイント**
> 開排制限は屈曲外転の角度が70°以下の場合を示す．また，90°以上開排する場合は過開排として，全身的な関節弛緩性の異常を考慮する．下肢長は股関節屈曲の肢位のほうが正確に把握しやすく，Allis徴候と呼ばれる（図2）．以上より，本例ではDDHの可能性が高いが，DDHであってもクリックサインを認めないことは少なくない．逆にクリックサインを認めた場合にはDDHであることを強く示唆する．

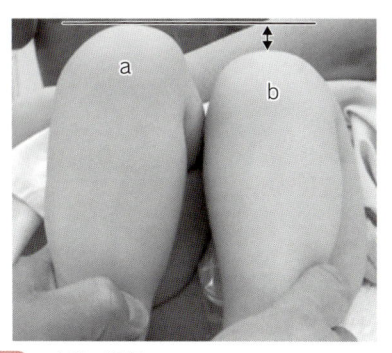

図2 Allis 徴候
両股・膝屈曲位で膝の高さを比較する．
見かけ上短縮している側（b）に脱臼の疑いがある．

診察室での検査

超音波断層像（エコー）による検査を行うと，Graf法や前方法により臼蓋の形態異常と骨頭の位置に異常を認めた．

ポイント X線撮影の前にできればエコー検査が望ましい．Graf法によって骨頭の位置と臼蓋の形状が描出され，前方法により開排位での骨頭と臼蓋の位置関係が明瞭となる．

検査手順と本症例の確定診断

X線検査は両股関節前後像のみ撮影した．X線像では健側（右）に対して患側は骨端の位置が通常より外側・近位に位置しており，明瞭な臼蓋形成不全とともに不連続な Shenton 線を認めた（図3）．臨床経過と身体所見，エコー検査，X線像より左 DDH と診断した．

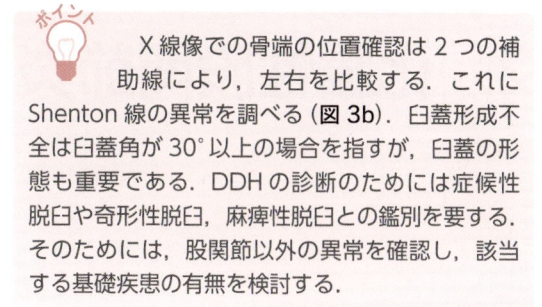

ポイント X線像での骨端の位置確認は2つの補助線により，左右を比較する．これに Shenton 線の異常を調べる（図3b）．臼蓋形成不全は臼蓋角が30°以上の場合を指すが，臼蓋の形態も重要である．DDH の診断のためには症候性脱臼や奇形性脱臼，麻痺性脱臼との鑑別を要する．そのためには，股関節以外の異常を確認し，該当する基礎疾患の有無を検討する．

治療のプランニング

ただちに整復治療へと進めた．この例ではクリックサインのない重度の完全脱臼と考え，牽引による整復治療が安全と考えた．

ポイント 3ヵ月未満の軽度の脱臼や臼蓋形成不全のみの症例では抱き方などで経過をみることも多い．一方，3ヵ月以上の脱臼症例では整復治療が必要となる．治療方法は月齢や重症度により選択を行うべきであり，特に開排制限が強い症例や高度脱臼例に対する安易な装具装着（リーメンビューゲル）は骨頭壊死や成長障害をきたすことがあるため，特に慎重な対応が必要である[2]．

（二見　徹）

参考文献
1) 片岡浩之，二見　徹，他：滋賀県における先天性股関節脱臼発生の推移．日小整会誌，17(2)：303-307，2008．
2) 山田順亮：先天性股関節脱臼治療における Riemenbügel の適切な用い方．日小整会誌，19(2)：212-217，2010．

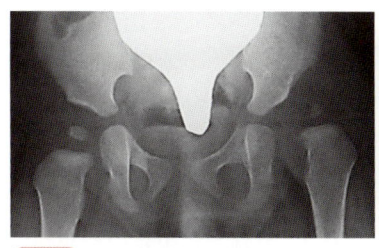

図3a 両股関節 X 線像
左股に骨端部の位置異常と臼蓋形成不全を認める．

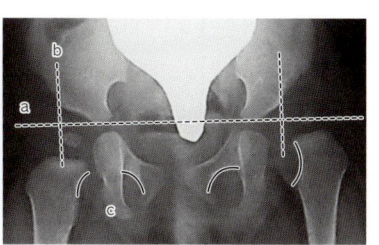

図3b 股関節脱臼の診断に用いる補助線
a：Hilgenreiner 線
b：Ombrédanne 線（Perkins 線）
c：Shenton 線

第3章 股関節・骨盤部の臨床診断各論

2. 化膿性股関節炎

問診（臨床経過）

1歳女児．数日前より鼻汁，咳があり，その後に38度台の発熱を認め，近医小児科を受診し，抗菌薬を処方された．しかし，解熱されないため5日後に大学病院小児科を紹介受診となり，肺炎の診断のため入院加療となった．リンコマイシン系，ペニシリン系抗菌薬を投与．翌日38.9度の発熱と右下肢を動かさなくなり，立つのを嫌がるようになり整形外科を紹介受診となった．

> **ポイント** 小児が誘引なく，急に歩けない，脚を動かさない（仮性麻痺），おむつを換えるときに泣くなどの症状が出現した場合に，まず考えなくてはならないのは急性疾患，特に股関節の感染である．感染経路には直接感染と血行性感染があるが，肺炎，中耳炎，臍帯炎など遠隔部からの血行性感染がほとんどである．時には，新生児・乳児に対する大腿静脈穿刺によっても起こることがある．発熱や食欲不振，不機嫌などの全身症状をよく観察する．

視診

右股関節は屈曲・外転・外旋する．自動運動は制限されている．右鼠径部の軽度の腫脹，発赤，熱感を認める．その他の関節に腫脹は認めない．

> **ポイント** 腫脹は早期には明らかではないが，病状が進むと股関節周囲に明らかな硬結，発赤，熱感を伴う．多発性に発症することもあるので，他の部位に腫脹や発赤がないか確認する必要がある．

身体所見

他動運動では運動制限が著明であり，股関節可動域で屈曲，内旋の制限を認め，疼痛のため啼泣する．股関節前面に圧痛を認めるが，筋萎縮の所見は認めない．その他の関節には異常所見を認めなかった．

> **ポイント** 多発性の場合もあるので，頭から足先まで診察することが必要で，最初は目的の関節から離れたところから診察することも重要である．

診察室での検査

X線像で骨変化は認めないが，大腿骨頭の軽度の側方化と軟部陰影で股関節周囲の腫脹を認めた（図1a）．

> **ポイント** 両股関節X線検査は必須であるが，異常像がみられない場合も多い．時間の経過とともに大腿骨骨幹端部に骨萎縮・骨破壊像が出現する．末期には骨端核は消失し，寛骨臼の破壊もみられる．超音波検査では，関節液貯留が認められる[1]．

検査手順のプランニング

ただちに，血液検査，血液培養，MRI検査（図1b, c）を行う．小児の救急疾患であるため，緊急手術を行えるよう準備をする．

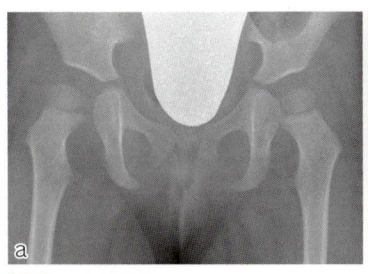

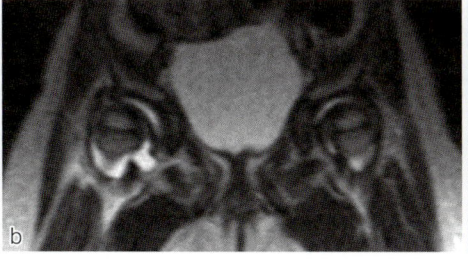

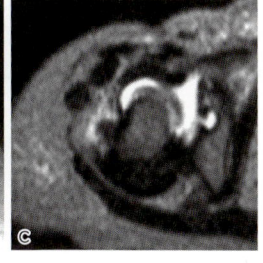

図1 画像所見
a：単純 X 線像．骨変化は認めないが，大腿骨頭の軽度の側方化と軟部陰影で股関節周囲の腫脹を認めた．
b：MRI（coronal），c：axial．関節内に膿の貯留と関節外への波及を認める．

> **ポイント**
> 緊急に MRI 検査を受けることが必要である．鎮静が必要な場合も多い．血液培養をしておき，後に起炎菌が同定できたら，感受性のより高い抗菌薬に変更する．事前に抗菌薬投与を受けている場合には，培養で陰性となることも少なくない．

図2 右股関節への関節穿刺と穿刺液
a：関節穿刺．Scarpa三角（大腿動静脈外側）より穿刺（前方法）．
b：穿刺液．黄色混濁した膿を穿刺吸引．

本症例の確定診断

臨床経過と身体所見，検査所見などから化膿性股関節炎を第一に考え，全身麻酔下に穿刺して膿を確認し（図2），切開排膿しドレーンを留置した．最近では，穿刺しなくても MRI 検査で確定できる場合も少なくない．

> **ポイント**
> 発症後，早期（5日以内）に排膿しないと変形が遺残する[2]ので，確定診断後，緊急の手術が必要である．化膿性筋炎や化膿性骨髄炎との鑑別が重要である．症状が軽度であると，単純性股関節炎との鑑別も必要になる．

（赤澤啓史）

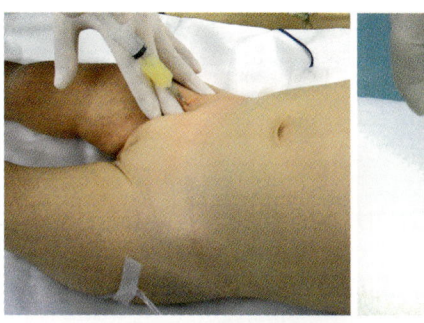

参考文献
1) Zieger MM, et al.：Ultrasonography of hip joint effusions. Skeletal Radiol, 16：607-611, 1987.
2) Vidigal Júnior EC, et al.：Avascular necrosis as a complication of septic arthritis of the hip in children. Int Orthop, 21：389-392, 1997.

3. 単純性股関節炎

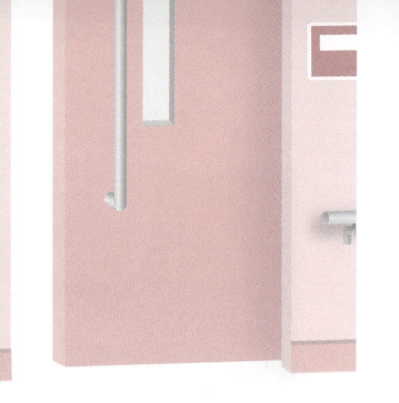

問診（臨床経過）

5歳女児．今朝から急に歩けなくなったので，受診した．左の大腿から膝にかけて痛がっている．食欲もあり発熱などもなく，機嫌も良い．母親によると，ケガなど思い当たる誘因はない．

> **ポイント**
> 小児が誘因なく，急に歩けないとか，大腿部痛や膝痛を訴えたときに，まず考えなくてはいけないのは，股関節疾患である．児の訴えのまま大腿や膝のX線を撮って異常はないと言われ，後に股関節異常が発見されることがある．特に低年齢の場合は疼痛の局在が不明確であることが多く，注意を要する．過去1ヵ月ぐらいの間に，上気道感染などにかかったことがないか（先行感染の有無）を聞くことも重要である．

視診

股関節，膝関節などに腫脹や発赤を認めず，肢位は股関節屈曲・外転・外旋位をとり，歩こうとしない．

> **ポイント**
> 他疾患との鑑別のため，局所の腫脹や熱感を確認する必要がある．跛行を主訴とすることも多く，症状が強い場合には歩行困難なこともある．

身体所見

Scarpa三角部に圧痛を認め，可動域は屈曲位での内旋が制限され，最終可動域で疼痛を認める．筋萎縮の所見はなく，膝，大腿部に異常な所見はない．

> **ポイント**
> 股関節可動域は軽度から中等度制限され，他関節に異常がないか丁寧に診察することが必要である．児は緊張して構えていることもあるので，児の顔色を見ながら本当に痛みがあるのかは注意深く観察する必要がある．症状が長期になっている場合には筋萎縮が認められることもあるので，必ず大腿周囲径を計測する．

診察室での検査

X線像で骨性部分の異常はないが，大腿骨頭の軽度の側方化と軟部陰影で股関節周囲の腫脹を認めた（図1）．超音波検査で関節液の貯留を認めたが，滑膜の増生はみられない（図2）．

> **ポイント**
> 両股関節正面像と側面像の2方向の写真を撮ることが，Perthes病や大腿骨頭すべり症などの見落としを防ぐ最善の方法である．超音波検査で，均一の関節液貯留が認められる．他の炎症によるものであれば，滑膜増生があるので，高輝度な部分と低輝度な部分が混在する[1]．

検査手順と次回受診のプランニング

臨床経過と身体所見，検査所見などから，単純性股関節炎と考え，幼稚園を休ませて，自宅での安静を指示し，次回受診は1週間後とした．それまでに，38.5度以上の発熱など症状が変化する場合は再診を指示した．

3. 単純性股関節炎

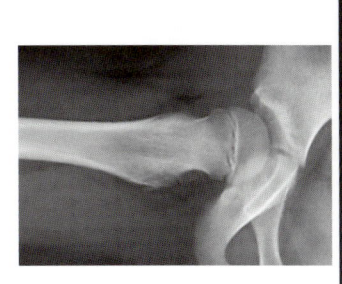

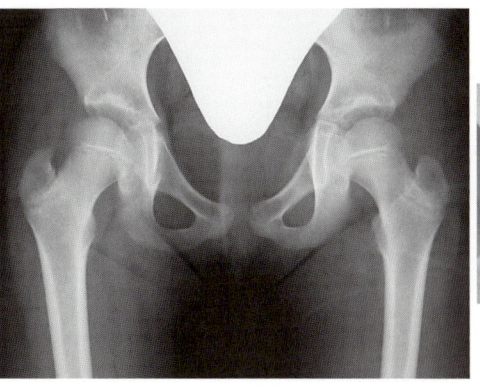

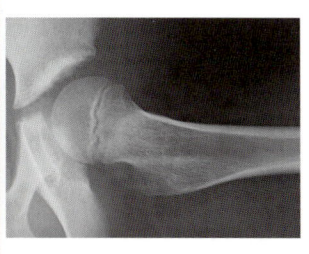

図1 左単純性股関節炎の単純X線像
大腿骨頭の軽度の側方化と軟部陰影で股関節周囲の腫脹を認める.

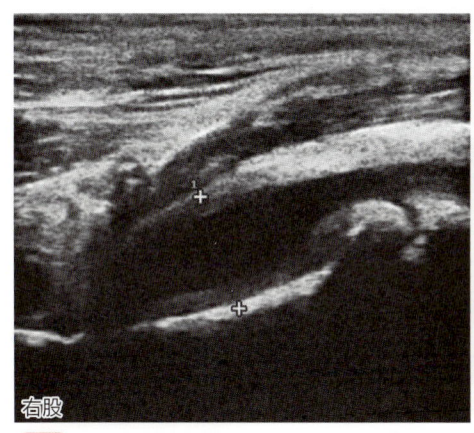

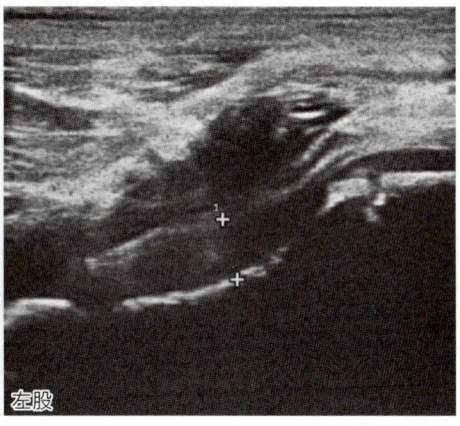

図2 左単純性股関節炎の超音波断層像
関節液の貯留を認めたが,滑膜の増生はみられない.

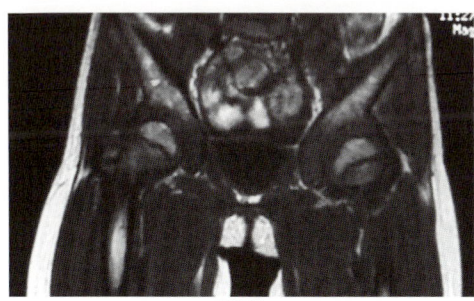

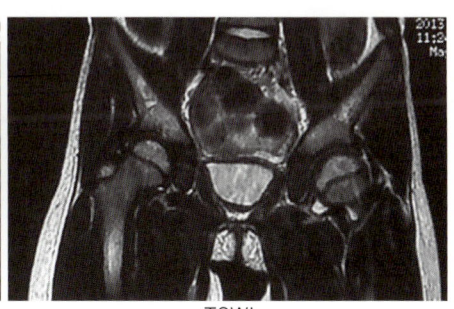

T1WI   T2WI

図3 左単純性股関節炎のMRI像
関節内水腫のみで,関節外への波及,骨頭の信号変化を認めない.

局所安静にて平均で3〜4日,長くとも2週間以内に自然改善する例が多い.一般的には関節穿刺や消炎鎮痛剤の投与は必要としない.しかし,1週間以上の症状改善を認めない場合は,入院のうえ,介達牽引により,安静臥床をとらせるほうがよい.発熱などの全身症状や単純X線像での異常,エコーでの不均一な関節液貯留を認める場合は,血液検査,MRI(図3)を行う.化膿性関節炎との鑑別は炎症症状の有無,血液学的検査値の異常で鑑別ができるが,それでも困難な場合は関節穿刺を行う.

本症例の確定診断

1週間後の再診時には，可動域も改善し，症状は消失したため，登園を許可した．また，1ヵ月後の受診時においても単純X線像においてPerthes病などの異常所見を認めず，単純性股関節炎と確定診断した．

> **ポイント**
> 可及的早期の処置（切開排膿）を要する化膿性股関節炎との鑑別が最も重要である．Kocherらは，発熱，荷重困難，赤沈値の亢進（1時間値40 mm以上）および白血球増多（12,000以上）の4項目が有用である[2]，と報告している．また，Perthes病の初期との鑑別がつかないことがあるため，約1ヵ月後にX線学的経過観察が必要である．

（赤澤啓史）

参考文献

1) Zieger MM, et al.：Ultrasonography of hip joint effusions. Skeletal Radiol, 16：607-611, 1987.
2) Kocher MS, et al.：Differentiating between septic arthritis and transient synovitis of the hip in children：an evidence-based clinical prediction algorithm. J Bone Joint Surg Am 81：1662-1670, 1999.

4. Perthes 病

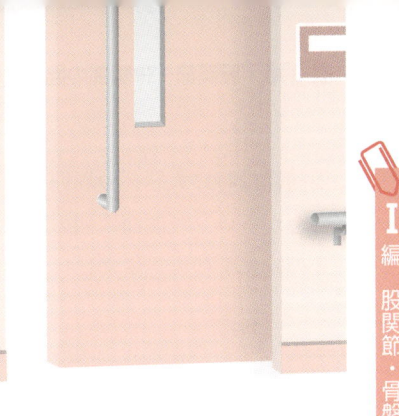

症例提示（臨床経過）

6歳7ヵ月男児．小学1年生，4月から週末のみ練習するサッカーチームに入っている．7月頃から跛行が出現していた．8月になってサッカーの練習の後，右膝の痛みを訴えるようになった．

> **ポイント** Perthes（ペルテス）病罹患児は，保護者により跛行に気づかれて医療機関を受診することが多い[1]．幼児期・学童期では股関節疾患であっても，膝や大腿部など股関節以外に痛みを訴えることが少なくないので注意が必要である．

問診

症状がいつから出現したのかは重要な情報であるが，本人や保護者の記憶が曖昧であり，はっきりと特定できないことが多い．スポーツ歴や外傷歴の聴取も重要である．

> **ポイント** 跛行の原因として最も多いのは股関節疾患であり，幼児期・学童期発症の股関節疾患として，単純性股関節炎，化膿性股関節炎，若年性特発性関節炎（JIA），大腿骨近位部骨折，骨腫瘍や白血病などの腫瘍性疾患が Perthes 病の鑑別疾患として挙げられる．単純性股関節炎の誘引として風邪などの先行感染の有無，化膿性関節炎の症状としての発熱の有無と危険因子であるアトピー性皮膚炎など慢性皮膚疾患の有無，JIA との関連から血縁者の関節疾患の有無についても詳細な問診が必要である．

視診

診察室への入室が独歩である場合はその時に，跛行の有無をチェックする．

幼児期・学童期の児の歩容を観察するのは容易ではない．幼児や低学年の学童では，保護者と一緒に歩かせることや，診察終了後に退出した後，帰る際に廊下を歩行するのを観察することも場合によっては必要である．

> **ポイント** 疼痛性の跛行は，罹患側の接地時間が健側のそれに比して短いことが特徴である．股関節の疼痛性跛行では股関節外転位や外旋位での歩行を示すのも特徴である．
> 明らかな疼痛性跛行を示す場合の評価は容易であるが，Perthes 病罹患児であってもまったく歩容が正常であることがある．次に述べる股関節可動域制限の有無の評価が最も重要である．

身体所見

股関節の可動域の左右差は最も重要な身体所見である．左右差が存在すれば何らかの股関節疾患が存在する可能性が高い．

Perthes 病に限らず股関節炎が存在する場合の誘発テストとして hip rotation test が挙げられる．これは患児を腹臥位にして膝関節90°屈曲して股関節を内旋させ疼痛出現の有無，可動域の左右差を調べる．陽性の場合，関節炎や外傷による関節内関節液貯留の増大を疑う（**図1**）[2]．

下肢長，大腿・下腿周囲径を計測する．Perthes 病の罹患初期には脚長差が出現することは少ないが，罹病期間が長いと，脚長差を認めることがある．

第3章　股関節・骨盤部の臨床診断各論

周囲径は特に大腿部の周囲径に健患側差を認めることが多い．股関節周囲の圧痛点，局所熱感，発赤の有無も他疾患鑑別には必要である．

> **ポイント**　股関節可動域角度計測の中で注意が必要なのは，① 外転，と ② 内外旋である．外転は両側とも同時に他動的に最大外転し，ゴニオメータを用いて計測する．疼痛や内転拘縮のために，骨盤が代償的に傾くことが少なくないので，両側の上前腸骨棘を指で押さえて骨盤の位置を確認しながら外転角度を測定する必要がある．股関節内外旋の計測は患児を腹臥位にして膝関節90°屈曲して行うほうがその差を検出しやすい．

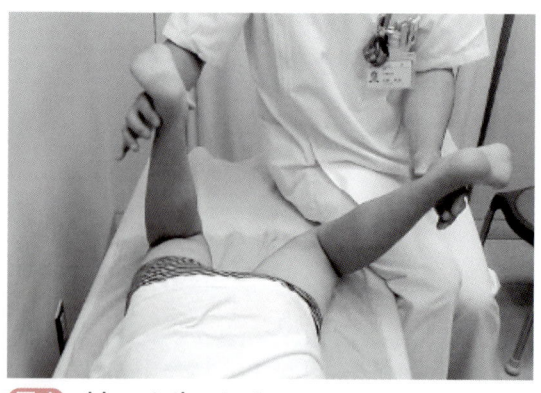

図1　hip rotation test
患児を腹臥位にして膝関節90°屈曲した状態で内旋角度を計測する．股関節内旋が患側において制限されている場合に陽性とする．右股関節の炎症や外傷による関節内液貯留増大が示唆される．

診察室での検査

超音波検査が診察室に設置していれば，滑膜炎期の股関節内の関節液貯留増加の有無が検査可能である．

> **ポイント**　前方アプローチにてプローブを頚部軸に沿って当てて関節包と頚部骨表面との距離（ultrasonic joint distance；UJD）を計測する．健側との差が2 mm以上あれば，有意に関節液貯留が増加していることを示す．

検査手順のプランニング

画像検査として，まずは単純X線両股関節正面中間位とLauenstein（ラウエンシュタイン）位を撮影する（図2）．股関節の拘縮が強く両股Lauenstein位が撮れなければ，左右別々に撮影する．単純X線上，典型的な骨頭圧潰像を認められれば診断は容易であるが，所見がはっきりしない場合は単純MRIが診断の決め手となる（図3）．治療法の選択に際し，骨頭の壊死範囲の評価のためにもMRIは有用である．CTは診断には不要である．骨シンチグラフィもしばしば本疾患の診断方法として紹介されるが，年少児の小さい骨頭では有意に取り込みの低下を示さないことがある．血液検査では，CRPや血沈値などの炎症反応の有無，白血球分画，リウマチ因子などをチェックして化膿性股関節炎や若年性特発性関節炎（JIA），白血病を鑑別する．JIAに対する血液検査とは他に抗核抗体，MMP-3，抗CCP抗体などがある．末血に異常がない場合でも骨髄検査により白血病が診断されることがある．

> **ポイント**　単純X線両股関節中間位正面像だけでは，微細は骨頭の所見を見逃しやすい．Lauenstein位での撮影は必須であるが，股関節の拘縮があれば，正しい撮影の肢位が取りにくい．この場合は股関節軸写（cross table lateral）でもよいが，頚部から骨頭にかけて鮮明に映らないことがあるので，著者はLauenstein位を左右別々に骨盤を撮影側に傾けて，骨頭・頚部を正しく撮影するようにしている．MRIは診断には有用であるが，骨頭壊死の範囲を同定するには骨頭頚部軸を回転中心とした放射状スライス（radial view）が有効である．造影MRIの有効性については議論がある．

本症例の確定診断

発症後数ヵ月経ち大腿骨頭にX線上の変化が出現していない場合，MRIが診断の確定となる．

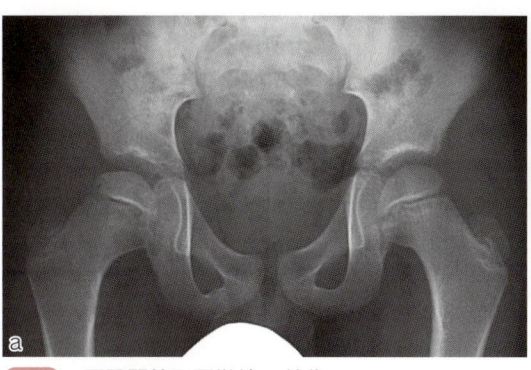

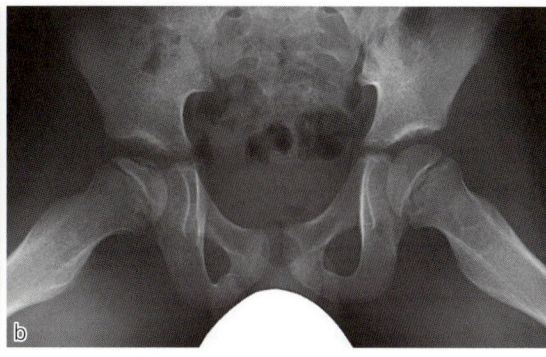

図2　両股関節正面単純X線像
a：中間位では右骨端の高さのわずかな減少の所見はあるが，所見は読み取りにくい．
b：Lauenstein位では右骨端前方の軟骨下骨骨折像（crescent sign）が確認でき，骨端の高さの減少も明らかである．

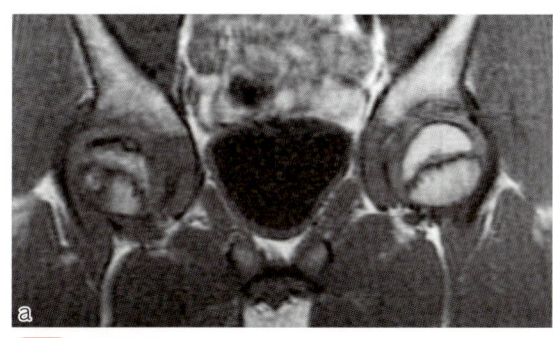

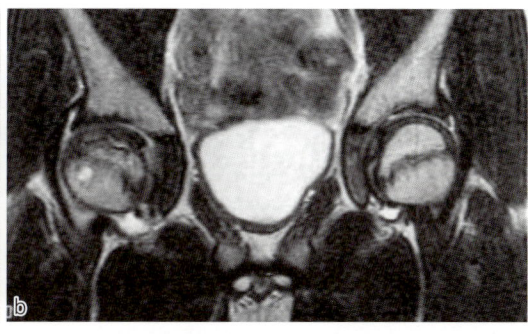

図3　MRI像
T1強調像前額断（a）およびT2強調像前額断（b）では骨端の低信号，骨幹端に骨囊胞像を認める．成人の大腿骨頭壊死と比較して，通常Band像は出現しない．

発症早期にはMRI上の変化がいまだ現れていないことがあるので，疼痛・跛行が持続する場合には，2～3ヵ月あけて再度MRI精査することも検討する．

> **ポイント**　発症後3ヵ月経っていてもMRI上の所見がない場合は，単純性股関節炎の可能性が高くなるが，他の疾患を鑑別するために検査を進める必要がある．

骨シンチグラフィは微細な大腿骨近位部骨折や骨腫瘍などを鑑別するのに有用である．

（北野利夫）

参考文献

1) Herring JA：Legg-Calvé-Perthes Disease. Tachdjian's Pediatric Orthopaedics, 4th ed, p.771-837, Saunders Elisevier, 2007.
2) Staheli LT：Legg-Calvé-Perthes Disease. Practice of Pediatric Orthopedics, 2nd ed, p.182-187, Lippincott Williams & Wilkins, 2006.

第3章 股関節・骨盤部の臨床診断各論

5. 骨系統疾患

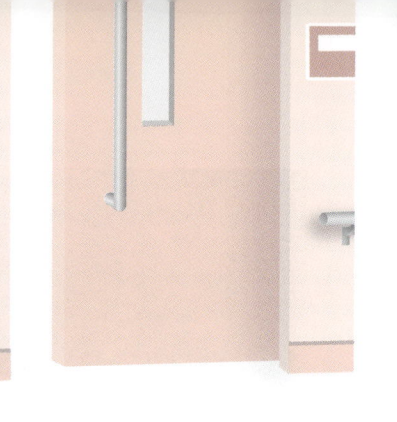

問診（臨床経過）

12歳男児．過去に跛行や下肢痛の既往はなかったが，最近，特に誘引なく主に運動時に左股関節痛をきたすようになった．症状が徐々に増悪するために受診した．

> **ポイント** 小児の有痛性股関節疾患において，12歳という年齢から考えるべき疾患は，大腿骨頭すべり症，Perthes病，単純性股関節炎，臼蓋形成不全，大腿骨寛骨臼インピンジメント femoroacetabular impingement (FAI)，若年性特発性関節炎（JIA）などが挙げられる．大腿骨頭すべり症は次第に外旋歩行での跛行を伴うことが多く，Perthes病は通常10歳以下が好発年齢である（大腿骨頭すべり症とPerthes病との鑑別についての詳細は別項を参照）．単純性股関節炎は急性の発症を特徴とし，比較的早期に軽快する．臼蓋形成不全の場合は股関節脱臼の既往歴や家族歴の聴取が重要である．FAIでは疼痛が股関節屈曲の際に生じやすい．JIAでは皮疹や熱発などの全身症状を伴うことも少なくないため，股関節以外の症状の有無を聞く必要がある．

視診

左大腿の筋萎縮を軽度認めた．明らかな跛行は認めなかった．低身長や肥満などの体格の異常はなかった．

> **ポイント** 大腿骨頭すべり症やPerthes病では跛行を伴うことが多い．特に前者では外旋歩行を呈することが多い．また，傾向として大腿骨頭すべり症では患者が肥満を，Perthes病では比較的体格が小柄であることが多い．

身体所見

股関節の可動域はほぼ正常であったが，屈曲内旋で疼痛を訴えた．股関節の屈曲に伴い外転するDrehmann徴候は認めなかった．大腿周囲径に1cmの差を認め，左大腿部の筋萎縮を軽度認めた．

> **ポイント** 大腿骨頭すべり症ではDrehmann徴候を認めることが多い．また，通常外旋可動域が拡大し，内旋可動域が制限される．Perthes病では屈曲内旋，屈曲内転に特に制限をきたしやすく，外転や屈曲の制限をきたすことも少なくない．単純性股関節炎はPerthes病の所見と似ていることも多いが，急性の発症で罹患期間が短いため筋萎縮を認めることはまれである．

診察室での検査

超音波断層像（エコー）による検査を行ったが，関節包の拡大はなく，関節水腫や滑膜炎は認められなかった．

> **ポイント** エコー検査により関節水腫や滑膜炎を認めれば，大腿骨頭すべり症，Perthes病，単純性股関節炎，JIAなどの存在を疑う．特にJIAでは顕著な滑膜炎が特徴である．一方，臼蓋形成不全やFAIにおいては関節水腫や滑膜炎を認めることはまれである．

検査手順のプランニング

X線検査は通常の両股関節2方向の撮影を行った．画像所見によってMRIを撮影すべきか，血液検査を要するかを決定することにした．X線像

5. 骨系統疾患

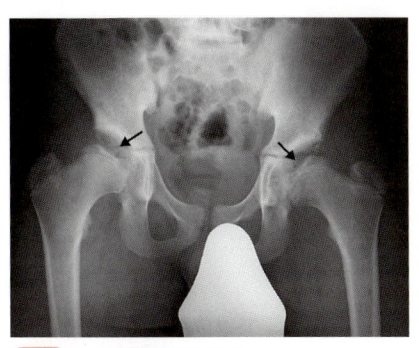

図1 両股関節X線像
両股関節骨端の高さは低く、荷重部〜内側に陥凹部（↓）を認めた。軽度の臼蓋形成不全も認める。

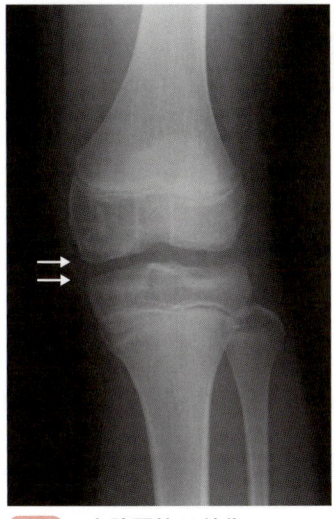

図2 左膝関節X線像
大腿骨内顆はsquareな輪郭を呈し、初期関節症を思わせる変形をすでに認める（→）。

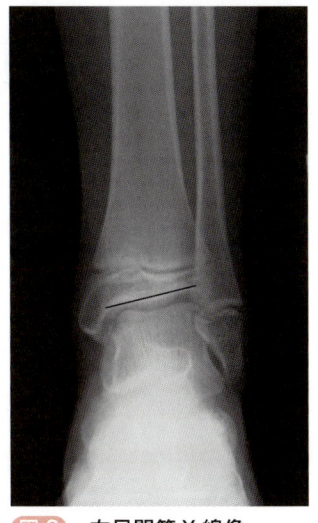

図3 左足関節X線像
足関節面は外反方向に緩やかに傾斜（tibiotalar tilt, -slant）している。MEDではこの形態を示す例が多い。

では両側大腿骨端部の荷重部〜内側部に陥凹部を認め、骨端の高さ（epiphyseal height）は小さく、臼蓋形成不全を伴っていた（図1）。

> **ポイント** 血液検査はJIAや他の膠原病、感染症の鑑別を主に対象とする。大腿骨頭すべり症は通常、股関節側面像で骨端の後方への転位により診断可能である。FAIでは骨頭頸部軸射での球面性の低下（Notzliのα角＜50°）やcross over sign、PRISサインを認めることが多い。一方、本例ではX線像で骨端の異常を両側に認めたため、Perthes病や骨端を主病変とする骨系統疾患の可能性が考えられる。

と診断した（図2, 3）。遺伝子検査にてcartilage oligomeric matrix protein（COMP）などの本疾患に特異的な異常が同定できれば診断が確定する[1]。

> **ポイント** 重度のMEDでは低身長を伴うことがあるが、骨端や脊椎の変化が軽微なものも多く、バリエーションが大きい。股関節以外では足関節X線前後像で関節面の傾斜（tibiotalar tiltまたはslant）を認めることが多く、診断の手掛かりとなる（図3）[2]。遺伝性（常染色体優性遺伝）の場合もあるため、家族歴を丁寧に聞き、早期に関節症変化をきたした血縁者の有無を確認することも重要である。

（二見　徹）

本症例の確定診断

MRIで壊死性病変を認めず、他の関節でも軽度の骨端部の形態異常を認めたことから、多発性骨端異形成症 multiple epiphyseal dysplasia（MED）

参考文献

1) 松井好人：骨系統疾患マニュアル、改訂第2版、p.54-55、南江堂、2007.
2) 西村　玄：骨系統疾患X線アトラス、第1版、p.93-96、医学書院、1993.

6. 大腿骨頭すべり症

症例提示（臨床経過）

12歳2ヵ月男児．小学6年生，野球チームに所属し，週末に練習している．野球の練習後に右股関節痛が出現したが，その後も野球は続けていた．5日後，症状が急性増悪した．疼痛出現前に歩き方がおかしいと指摘されたことがあった．

> **ポイント**
> スポーツや外傷，肥満や内分泌異常との関連が指摘されている．前思春期，思春期に好発する．発症時年齢は男児が平均12.7歳，女児が11.2歳と骨成熟年齢の男女差が表れている[1]．この時期においても，幼児期・学童期と同様，膝や大腿部など股関節以外に痛みを訴えることもあるので，注意が必要である．この理由から，mildな安定型/慢性型は診断が遅れやすい．

問診

跛行や疼痛の出現時期，急性増悪の有無について詳細に聴取する．スポーツ歴，肥満の有無，身長や体重の急激な増加がないかどうか，内分泌疾患の治療歴の有無，成長曲線から逸脱していないかどうかも重要な情報である．

> **ポイント**
> 跛行の原因として最も多いのは股関節疾患であり，前思春期，思春期発症の股関節疾患として，関節唇損傷を含む股内障，股関節周辺の骨折・剥離骨折，オーバーユース，Perthes病，単純性股関節炎，化膿性股関節炎，若年性特発性関節炎，骨腫瘍や白血病などの腫瘍性疾患が大腿骨頭すべり症の鑑別疾患として挙げられる．スポーツ歴，外傷歴，先行感染や発熱の有無，内分泌疾患や腎疾患の既往の有無，血縁者の関節疾患の有無についても詳細な問診が必要である．本疾患は発症年齢が比較的限られた時期に集中しており，発症年齢がその時期から大きく離れていると，内分泌疾患が存在する可能性が高い．

視診

荷重歩行下に入室してくるか，もしくは，車椅子にて入室するかを観察する．独歩の場合，疼痛性の跛行の有無，特に罹患側を外旋位にして歩行していないかどうかを観察する．

> **ポイント**
> 松葉杖を使ってでも，罹患側が荷重歩行できていれば，Loderの分類では安定型となり，荷重歩行できなければ，不安定型と分類される[2]．罹患側は外旋位をとるのが典型的である．
> 肥満が存在し健側に比べて罹患側が外旋位であれば，大腿骨頭すべり症を鑑別に挙げなければならない．歩容の観察は必須であるが，歩行ができなくても，車椅子に乗った状態で股関節が外旋していないか，診察台に移乗する場合の脚の向きも観察する．

身体所見

股関節の可動域の左右差は，最も重要な身体所見である．股関節の他動的屈曲時に屈曲するにしたがい，自然と股関節が外旋してゆく現象（Drehmann徴候）は本疾患に特徴的である．

下肢長，大腿・下腿周囲径を計測し，左右差の有無を評価する．圧痛点，局所熱感，発赤の有無等は他疾患の鑑別に必要である．膝痛が主訴であっても，必ず股関節の可動域をチェックする（**図1**）．

6. 大腿骨頭すべり症

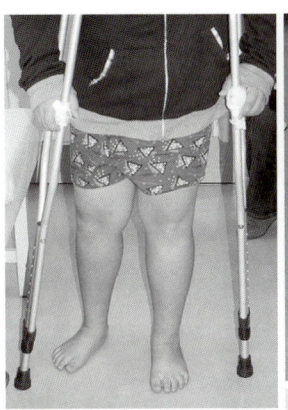

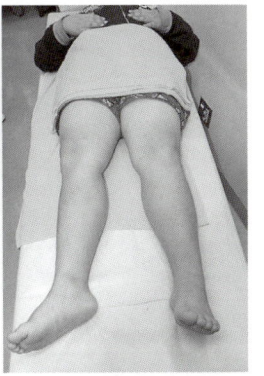

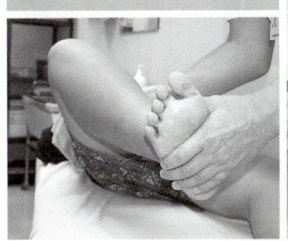

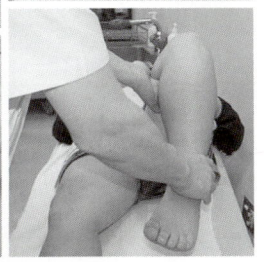

図1　初診時視診とDrehmann徴候
（左上）立位でも（右上）臥位でも右下肢は股関節から外旋位にある．（右下）健側は股関節屈曲時内外旋中間位であるが，（左下）患側は股関節屈曲時には外旋する．

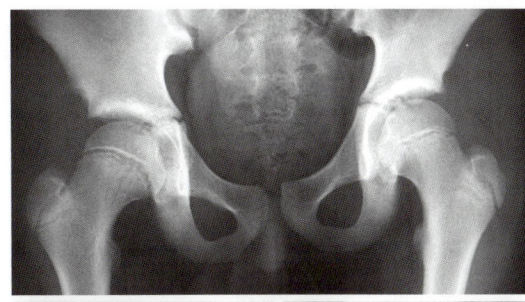

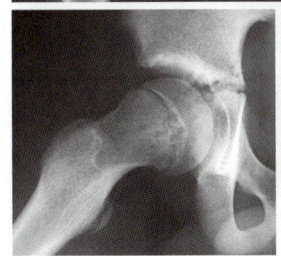

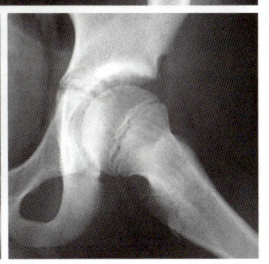

図2　両股関節正面単純X線像
（上）中間位では右骨頭の骨端線幅の僅かな開大の所見はあるが，骨端のすべりははっきりしない．しかし，（下）Lauenstein位では右骨頭骨端のすべりが確認できる．

> **ポイント**
> 股関節可動域角度計測の中で，注意が必要なのは，股関節内外旋角度の計測である．内外旋は①仰臥位での股関節90°屈曲下における計測と，②腹臥位での膝関節90°屈曲下での計測，の両方が必要である．前者と後者に内外旋の差が生じている場合は骨頭と臼蓋がインピンジしている可能性がある．

診察室での検査

超音波検査が診察室に設置していれば，骨端と骨幹端の間，すなわち骨頭頸部移行部の段差の有無を検出できる．

> **ポイント**
> 前方アプローチにてプローブを頸部軸に沿って当てて，骨頭頸部移行部にすべり症による骨端と骨幹端との段差を確認することが可能である．

検査手順のプランニング

画像検査としては，まずは単純X線である両股関節正面中間位とLauenstein位を撮影する．股関節の拘縮が強く両股Lauenstein位が撮れなければ，左右別々に撮影する．単純X線上，骨端と骨幹端の不連続性を認めれば，診断は容易であるが，中間位だけではmildなすべりを見逃すことがある．Lauenstein位X線像から上記の所見が得やすい．pre-slipの場合，MRIが診断の決め手となる．CTも診断には有効である．血液検査は化膿性関節炎やJIA，血液疾患などの鑑別目的として必要である（図2）．

> **ポイント**
> 単純X線両股関節中間位正面像だけでは，わずかな骨頭の所見を見逃しやすい．側面像は必須であるが，股関節の拘縮があれば，正しい撮影の肢位が取りにくい．この場合は股関節軸写（cross table lateral）でもよいが，頸部から骨頭にかけて鮮明に映らないことがあるので，

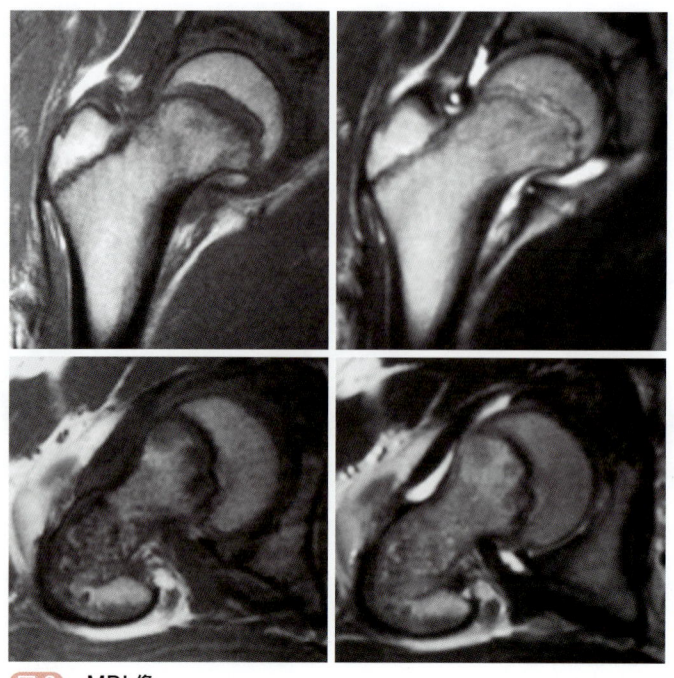

図3 MRI像

（左上）T1強調像前額断および（右上）T2強調像前額断では骨端線の高さの増大，（左下）T1強調横断像では骨端の後方へのすべりと骨幹端前方の低信号域，（右下）T2強調横断像では同部位の高信号が読み取れる．

著者はLauenstein位を左右別々に骨盤を撮影側に傾けて，骨頭・頚部の側面を正しく撮影するようにしている．このfrog-leg lateral viewに加えて，90°Dunn viewや45°Dunn viewも骨頭側面を正しく評価できる[3]．可能であれば，機能写がよい．診断に関しては単純MRIでも十分である．急性/不安定型の場合の骨頭壊死の有無の評価に造影MRIを施行することもある．血液検査では，CRPや血沈値などの炎症反応の有無，白血球分画，リウマチ因子などをチェックして化膿性股関節炎や若年性特発性関節炎（JIA），白血病を鑑別する．JIAの鑑別にはさらに抗核抗体，MMP-3，抗CCP抗体などが有用である．骨シンチグラフィは微細な股関節周辺部骨折や骨腫瘍などの鑑別に有用である．

本症例の確定診断

単純X線側面像にて診断が可能であるが，きわめてmildなすべり，pre-slip状態の場合MRIが診断の決め手となる（図3）．

> **ポイント**
> 単純X線，MRI上においても関節液貯留以外に所見がない場合は，単純性股関節炎の可能性が高くなるが，他の疾患を鑑別するために検査を進める必要がある．

（北野利夫）

参考文献

1) Lehmann CL, et al.：The epidemiology of slipped capital femoral epiphysis：An update. J Pediatr Orthop, 26：286-290, 2006.
2) Loder RT, et al.：Acute slipped capital femoral epiphysis：the importance of physeal stability. J Bone Joint Surg Am, 75：1134-1140, 1993.
3) Clohisy JC, et al.：A systematic approach to the plain radiographic evaluation of the young adult hip. J Bone Joint Surg Am, 90 suppl 4：47-66, 2008.

思春期・青年期
（スポーツ障害・外傷含む）

1. 疲労骨折

　思春期・青年期における股関節周囲の疲労骨折は，股関節周囲筋のアンバランスが原因となり，過度なストレスが繰り返されることにより生じると考えられている．また過度なトレーニングなどの環境因子も関連するため，疾患だけでなく患者周囲の環境も含めて是正していく必要がある．

問診（臨床経過）

　17歳女性，陸上選手．ランニングの練習中に右鼠径部痛を自覚した．我慢しながら1ヵ月程度練習を続けていたが症状は改善せず，近医整形外科を受診した．その後，精査加療目的で当院へ紹介受診された．

> **ポイント**
> 　思春期・青年期に生じる鼠径部痛を認めた際には，疲労骨折や裂離骨折，筋損傷，関節内病変である大腿骨寛骨臼インピンジメント femoroacetabular impingement (FAI) や寛骨臼形成不全などを念頭に置いて問診を行う．今回の症例のように急性に発症した場合は，骨損傷や筋損傷を呈する場合が多い．スポーツ選手における疲労骨折に関しては，環境因子も関連するため，競技種目や練習内容，練習頻度なども確認しておく必要がある．恥骨疲労骨折は10歳代の陸上（長距離）が多く，女性に多い．

視　診

　歩行において跛行は認めず，右股関節周囲に明らかな腫脹は認めなかった．

> **ポイント**
> 　診察室に入ってくる際に歩行障害があるか確認しておく．疲労骨折を認める際には，荷重時に疼痛が増強し，有痛性跛行を呈していることが多い．恥骨疲労骨折の場合は走行時に疼痛が出現または増悪すれば疑う必要がある．

身体所見

　左恥坐骨部位にかけて圧痛点を認めた．明らかな可動域制限は認めず，FABERテストも陰性であった（健患差5cm未満，疼痛増悪なし）．anterior impingement test (AI) は陽性であった．ホップテストは Grade 2 であった．

> **ポイント**
> 　身体所見においては圧痛点，可動域，他動時の疼痛誘発の有無などを確認する．FABERテスト，AIは関節内疾患や関節唇損傷を示唆する所見として重要である．また疲労骨折において片足ジャンプで疼痛誘発の有無をみるホップテスト[1]（Grade 0：痛みなし　Grade 1：疼痛はあるが10回以上跳べる　Grade 2：疼痛により数回しか跳べない　Grade 3：ほとんど跳べない）は診断や治癒経過を診ていくうえで有用な検査である．

検査手順のプランニング

　まずは単純X線検査にて評価を行う．また骨折部の転位や癒合評価目的でCT検査を追加した．

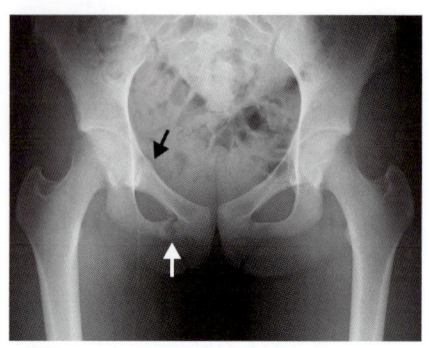

第3章　股関節・骨盤部の臨床診断各論

図1 単純X線像（初診時）
右恥骨上枝・下枝に骨折線を認める（矢印）．

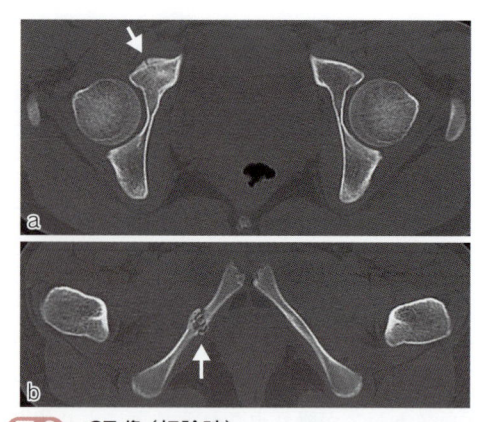

図2 CT像（初診時）
右恥骨上枝(a)・下枝(b)に骨折線を認める（矢印）．

> **ポイント**
> 疲労骨折は発症2～4週間は単純X線像にて特に異常を認めないことが多く，その後の経過とともに骨膜下の新生骨形成や骨硬化性変化を伴う骨折線が確認できる．早期診断にはMRIや骨シンチグラフィが有用である[2]．MRI検査は，T1強調像，T2強調像に加え，脂肪抑制画像としてSTIR像も早期診断に有用である．

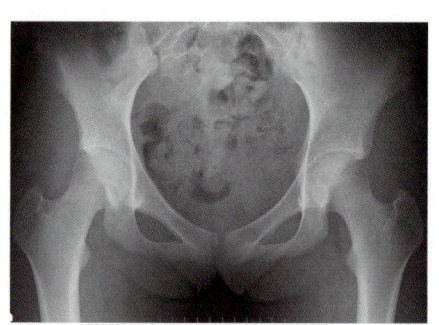

図3 単純X線像（初診から3ヵ月後）
疲労骨折部位の骨癒合を確認．

本症例の確定診断

単純X線検査（**図1**），CT検査（**図2**）にて右恥骨上枝・下枝に疲労骨折を認めた．臨床経過，身体所見，上記画像検査結果から右恥骨上枝・下枝疲労骨折と診断した．今回の症例は発症時から約1ヵ月間痛みを自覚しながら練習を続けていたため保存療法を行った．リハビリテーションは4つのPhaseに分ける．

PhaseⅠ（0～3週）では，クラブ活動による通常のスポーツ活動を禁止し，患部安静し，リハビリテーションでは患部アイシング，患部外トレーニングを行った．

PhaseⅡ（3～8週）では，仮骨形成が旺盛になる時期に，プール歩行，体幹トレーニング，下肢筋力トレーニング等張性運動，エアロバイクを疼痛範囲内で開始する．

PhaseⅢ（8週～），単純X線像において仮骨形成を確認し，また恥坐骨の圧痛点も消失する．ジョギングプログレッションを開始する．ジョギングプログレッションは，1週目ジョグ1分歩行4分，2週目ジョグ2分歩行3分，3週目ジョグ3分歩行2分，4週目ジョグ4分歩行1分，5週目ジョグ5分インターバルでジョグの負荷を徐々にあげていく．

PhaseⅣ（骨癒合を完全確認したのち，**図3**），ジャンプ，スプリント，プライオメトリック訓練を開始し，疼痛がなければアジリティー，ホッピングなどを経て，競技練習を許可し，その後問題なく競技復帰した．

> **ポイント**
> 疲労骨折に対する治療は初期治療を適切に行うことが重要である．初診時に発症様式，年齢などから疲労骨折を疑う場合は，

MRIのSTIR像およびCTが早期診断に非常に有用である．また，恥骨疲労骨折の治療方針は患部の安静が基本であり，約2〜4ヵ月治癒するとの報告が多い[3]．患部安静期間には，患部外上肢エアロバイクや下腿筋力トレーニングを継続し，患部以外の筋力強化につとめ，選手のモチベーション維持につとめる．

思春期・青年期スポーツ選手における疲労骨折は安静期間を余儀なくされるため，適切な治療を進めていくにあたり，患者だけでなく家族や指導者の理解や協力も必要である．また疲労骨折発症には環境因子も関連することから，練習環境の改善や下肢アライメント矯正（インソールの着用）などさまざまな方面からアプローチを行うことが重要である[3]．

（内田宗志）

参考文献

1) Matheson GO, et al.：Stress fractures in athletes. A study of 320 cases. Am J Sports Med, 15：46-58, 1987.
2) Tountas AA, et al.：Insufficiency stress fractures of the femoral neck in elderly women. Clin Orthop Relat Res, 292：202-209, 1993.
3) Pavlov H, et al.：Stress fracture of the pubic ramus. A report of twelve cases. J Bone Joint Surg Am, 64：1020-1025, 1982.

第3章 股関節・骨盤部の臨床診断各論

2. 裂離骨折

成長期における骨盤には骨端軟骨が存在し，成人と比較すると力学的に脆弱である．そこには股関節をまたぐ下肢の筋腱が付着し，スポーツ活動において繰り返される牽引や強力な牽引力が作用することで裂離骨折をきたしやすい．わが国における骨盤の裂離骨折の頻度は上前腸骨棘，下前腸骨棘，坐骨結節の順に多い[1]．裂離骨折の診断・治療においては，発生機序を理解し解剖学的な特徴を理解することが重要である（図1）．

裂離骨折を起こしやすい場所としては，腸骨陵，上前腸骨棘，下前腸骨棘，坐骨結節，恥骨結合，大転子，小転子などが挙げられる．そのなかでも代表的な下前腸骨棘の一例を示す．

問診（臨床経過）

16歳男性．サッカーのキック動作で右股関節痛を自覚し受診した．

> **ポイント**
> 裂離骨折の診断においては，問診が重要である．上前腸骨棘には縫工筋・大腿筋膜張筋が起始しており，裂離骨折は股関節の伸展・屈曲の繰り返し動作が原因である．好発年齢は14～16歳の男性に生じやすい．陸上，サッカー，野球などで全力疾走中に生じることが多い．成長期の裂離骨折は，突発的に起こる急性の裂離骨折と，たび重なる力学的負荷によって発生する疲労性裂離骨折とがある．
> 下前腸骨棘には大腿直筋が起始しており，裂離骨折は膝伸展位に急激な抵抗が加わった際に生じる．好発年齢は13～15歳で，サッカーやラグビーなどキック動作やダッシュ時に急に生じることが多い．

a：上前腸骨棘
　　（縫工筋，大腿筋膜張筋）
b：下前腸骨棘
　　（大腿直筋（直頭））
c：坐骨結節
　　（大内転筋，ハムストリング）
d：恥骨結合
　　（内転筋）
e：大転子
　　（中殿筋）
f：小転子
　　（腸腰筋，腸骨筋）

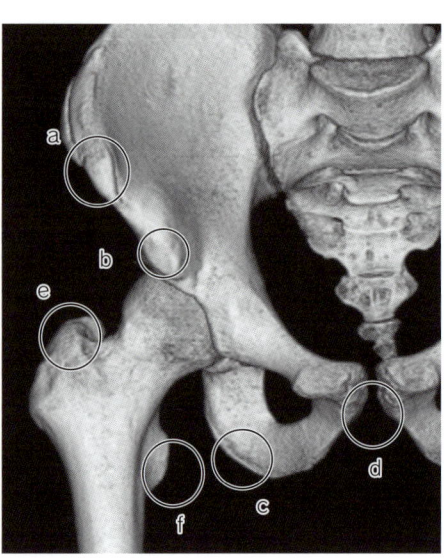

図1 骨盤周囲の主な筋肉と付着部
　　（　）内は付着する筋肉．

坐骨結節にはハムストリングと大内転筋が起始しており，裂離骨折は股関節屈曲位，膝伸展位でハムストリングが急激に収縮した場合に生じる．好発年齢は14～17歳であり，陸上（短距離）や体操で生じやすい．

また大内転筋も起始しているため，股関節を急激に外転する動作で生じることもあり，体操などの開脚時に生じやすい．

👁 視　診

右股関節周囲には皮下出血は認めなかったが，右鼡径部に軽度腫脹を認めた．

> **ポイント**　多くの場合，疼痛により歩行障害をきたす．また受傷早期であれば腫脹や皮下出血を認める場合もあるが，部位によっては視診だけでは，診断が困難な場合もある．

🔍 身体所見

動作時痛のため右股関節は軽度屈曲位を保っており，他動による股関節伸展に加え膝屈曲位（キック動作の再現）にて右股関節痛が誘発された．また下前腸骨棘に限局した圧痛点を認めた．上前腸骨棘・坐骨結節・恥骨には圧痛点はなく，股関節周囲筋の把握時痛も認めなかった．

> **ポイント**　主訴や受傷機転などにより裂離骨折を念頭に置いて身体所見をとるが，筋損傷や股関節唇損傷，大腿骨寛骨臼インピンジメント femoroacetabular impingement (FAI) などの鑑別も含めて所見をとることが重要である．

📋 検査手順のプランニング

X線検査にて診断は容易である．今回の症例は正面像・斜位像にて右下前腸骨棘に裂離骨折を認めた（図2）．

> **ポイント**　基本的に診断は単純X線像による．前後像では裂離骨片が小さい症例では確認できない場合があり，Lauenstein像やfalse profile像での確認が必須である．また，転位の程度や裂離骨片の大きさなどを把握する際にはCT検査も有用である．骨折型によりMartin Pipkin分類（1957）I型：転位のない骨折，II型：転位が2 cm未満の骨折，III型：転位2 cm以上の骨折，IV型：症状のある癒合不全や有痛性の骨突出に分類される．

👣 本症例の確定診断

受傷機転や身体所見，X線像で右下前腸骨棘裂離骨折と診断した．今回の症例はMartin Pipkin

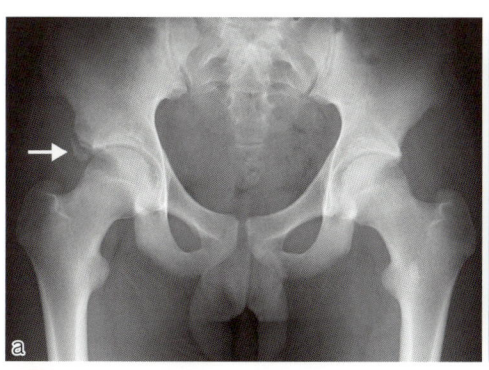

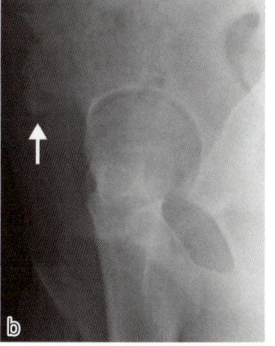

図2　単純X線像（a：股関節前後像，b：false profile像）
右下前腸骨棘に裂離骨折を認める（矢印）．

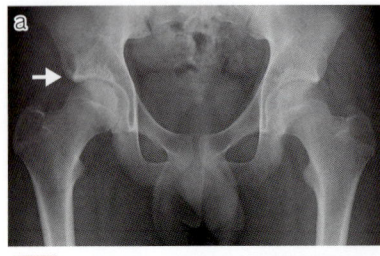

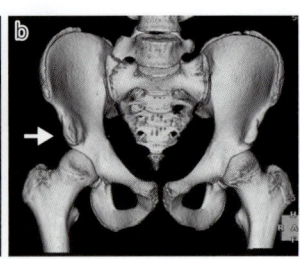

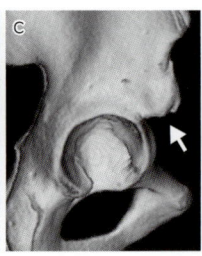

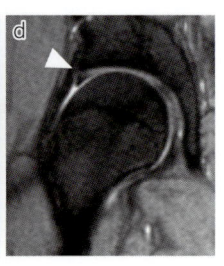

図3 15歳　下前腸骨棘裂離骨折（保存療法後）
a：単純X線，股関節正面像．b，c：骨盤3DCT．右下前腸骨棘の突出を認める（矢印）．
d：MRI（radial像）．右股関節唇前上方に関節唇損傷を認める（矢頭）．

Ⅱ型であり，保存療法を選択した．股関節を軽度屈曲位，膝関節を伸展位で1週間安静とした．次に自動他動可動域訓練を徐々に開始し，仮骨形成が確認できるまでは約3週間は免荷松葉杖歩行とした．その後，疼痛に応じて荷重をかけ，X線検査，CT検査で経過観察を行った．受傷約6週で骨癒合を確認したため，ストレッチや筋力強化を開始し，術後2ヵ月でジョギングから開始した．受傷後約10週で元のスポーツレベルに復帰した．

ポイント
Martin Pipkin 分類Ⅰ型，Ⅱ型は原則的に保存療法にて治癒する．各々の裂離骨折における安静時肢位は図1に示す付着部に牽引ストレスがかからないように留意する．裂離骨片が大きく，転位が著明なⅢ型は骨接合術が選択される場合がある[2,3]．

下前腸骨棘裂離骨折後の変形癒合により，下前腸骨棘突出が大きくなることで，二次的にsub-spine impingementをきたし股関節唇損傷を合併することもあるため，注意深い経過観察が必要である（図3）．

（内田宗志）

参考文献
1) 中島育昌：骨盤剥離骨折の治療．整・災外，44：1303-1307，2001．
2) Kosanović M, et al.：Operative treatment of the avulsion fracture of anterior superior iliac spine according to the tension band principle. Arch Orthop Trauma Surg, 122：421-423, 2002.
3) Hayashi S, et al.：Avulsion-fracture of the anterior superior iliac spine with meralgia paresthetica：a case report. J Orthop Surg（Hong Kong），19：384-385, 2011.
4) Martin TA, Pipkin G：Treatment of avulsion of the ischial tuberosity. Clin Orthop 10：108-118, 1957.

3. FAI (femoroacetabular impingement)

問診（臨床経過）

21歳男性．中学生時代からサッカー部に所属．1年前の練習後に鼠径部痛があり，坐位からの立ち上がりや振り返り動作に伴い疼痛が出現することがあった．最近，練習中にも痛みが出現するようになり，日常生活でも痛みが気になるようになり受診した．

> **ポイント** 若年のスポーツ選手に股関節痛が認められた時にまず考える疾患は，股関節周囲の剥離骨折，関節唇断裂そして大腿骨寛骨臼インピンジメント femoroacetabular impingement (FAI) である．FAIは，大腿骨頭や寛骨臼にわずかな形態異常があり，寛骨臼と大腿骨中枢部が衝突して，関節唇断裂や軟骨損傷をきたし，その結果，変形性股関節症（以下，股関節症）を発症する病態である．わが国の股関節症は，90％近くが寛骨臼形成不全を原因とする二次性股関節症であるが，FAIは，明らかな骨形態異常を認めないいわゆる一次性股関節症の原因とされている．FAIは，スポーツ選手に多くみられ，スポーツ傷害という側面もある．そのため，問診でスポーツ歴や外傷歴を確認することが重要で，青・壮年の男性で，X線を慎重に評価することにより診断される．

身体所見

股関節は，屈曲110°と軽度の制限があり屈曲の終末時に軽い痛みを訴え，軽度のDrehmann徴候を呈した．外転は40°と正常であったが，軽度の内旋障害があり，股関節を90°屈曲し，内転，内旋位とする疼痛誘発試験，いわゆるインピンジメントサインが陽性であり，FABERサインは陰性であった．

> **ポイント** FAIの身体所見として特に重要なのは，股関節の内旋制限やインピンジメントサインである．しかし，これらは，関節唇断裂単独でもみられる．鑑別点として，関節唇断裂単独例は女性に多くみられるのに対して，FAIは，青・壮年の男性に多く，Trendelenburgテストで，関節唇断裂単独例は，Duchenne徴候を呈することが多いのに対し，FAI例では，同テストで異常を示さないなどが挙げられる．FABERサインもFAIの所見としてみられることが多いが，これは，股関節症にみられる所見であり，FAIに特徴的な所見とはいえない．

画像検査

両股関節正面のX線所見では，関節裂隙は保たれており，関節症変化は認められない．しかし，正面，側面像ともに大腿骨骨頭頸部移行部の骨隆起を認め，αアングルは60°である．CTでも骨の隆起が明らかで，herniation pitを認める（図1）．

> **ポイント** FAIには，大腿骨頭側の形態異常を呈するcam type，寛骨臼側の形態異常を呈するpincer type（図2），そして両者が合併したmixed typeがある．X線所見としては，cam typeには，大腿骨骨頭頸部移行部の骨隆起（bump）やherniation pit, pistol grip deformityがあり，pincer typeでは，cross over signやposterior wall signが認められる．また，cam typeの診断では，大腿骨頭の曲率が変化する部分を見るαアングルが55°以上のものを異常の目安とする．しかし，これらの診断には，正確な正面像，側面像が必要であり，CT (3DCTを含む) 像やMRIによる骨形態の評価も加えて診断する必要がある．

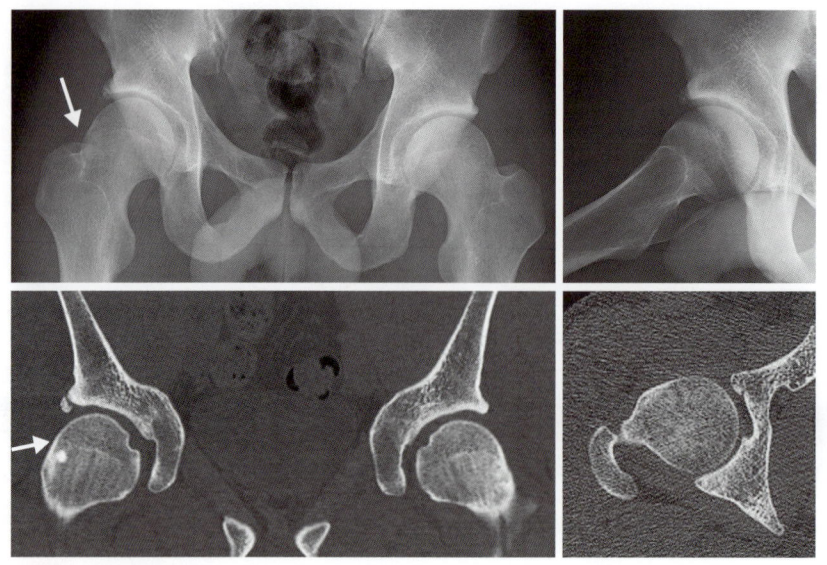

第3章 股関節・骨盤部の臨床診断各論

図1 画像検査
上段：X線所見．bump（→）を認める．
下段：骨隆起と herniation pit（→）．

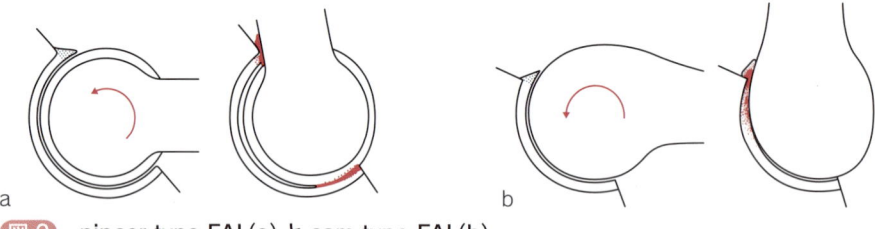

図2 pincer type FAI（a）と cam type FAI（b）
赤い部分で衝突が発生する．

（Ganz R, et al.：Clin Orthop Relat Res, 466：264-272, 2008 より）

診察室での検査

股関節内にキシロカインを注入（キシロカインテスト）すると股関節痛は半減し，可動域もほぼ正常に改善した．

> **ポイント**
> 臨床所見からFAIを診断するのは必ずしも容易ではなく，関節外の所見と見誤ることがある．そのため，最終的に，リドカインテスト（関節内に局所麻酔剤を注入して関節内の症状を確認するテスト）で，関節内の異常による所見であることを確認する．しかし，FAIにおいては，症状の改善が80％程度に留まる傾向があり，関節唇断裂例において劇的に症状が改善するのと対照的である．

本症例の確定診断

臨床経過と身体所見，X線所見でいわゆるbumpを認めたことからFAIと考え，運動療法を行ったが改善が不十分であったため，股関節鏡と鏡視下手術による関節唇縫合術とbumpの形成術を行った．関節鏡所見でbumpの周囲に滑膜の増生を認め，術後症状も改善したためFAIと診断した．

3. FAI（femoroacetabular impingement）

> **ポイント**
> FAIは，新しい股関節疾患として扱われる傾向にあるが，臼蓋形成不全と同様，本来は病態である．また，impingement（衝突）は動的因子であり，FAIだけでなくさまざまな股関節の環境で起こることが考えられ，特に，臼蓋形成不全でのinstabilityはFAIとは区別すべきである．FAIの診断には，臼蓋形成不全を除外する必要があり，治療法は，症例ごとに病態をよく理解したうえで慎重に選択すべきである．

（杉山　肇）

参考文献

1) Ganz R, et al.：Femoroacetabular impingement；a cause for osteoarthritis of the hip. Clin Orthop Relat Res, 417：112-120, 2003.
2) Ganz R, et al.：The etiology of osteoarthritis of the hip：an integrated mechanical concept. Clin Orthop Relat Res, 466：264-272, 2008.
3) Sampson, Thomas G：Arthroscopic treatment of femoroacetabular impingement. Technique in Orthopaedics, 20：56-62, 2005.
4) Phillippon MJ, Schenker ML：Arthroscopy for the treatment of femoroacetabular impingement in the athlete. Clin Sports Med, 25：299-308, 2006.
5) Leunig M, et al.：The concept of femoroacetabular impingement：current status and future perspectives. Clin Orthop Relat Res, 467：616-622, 2009.

4. 弾発股

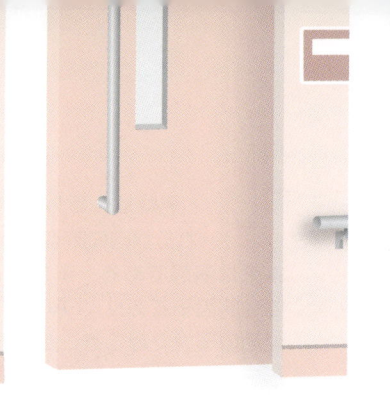

問診（臨床経過）

45歳女性．水泳のインストラクター．誘因なく股関節に礫音を感じるようになる．特に，強い痛みはないが，股関節周囲の重だるさを感じていた．その後，レッスン時にも礫音が発生するようになり，最近では，歩行時に常に著しい礫音を伴うようになり受診した．

ポイント 弾発股 snapping hip は，股関節の動作時にある特定の肢位で股関節の引っかかり感あるいは礫音を生じる疾患で，スポーツ傷害としてみられることもある．疼痛を伴うこともあるが，違和感のみで痛みはないことも多く，弾発現象の原因が股関節の中か外かによって関節外型と関節内型に大別される．さらに，関節外型には，腸脛靱帯あるいは大殿筋と大転子の滑動障害により発生する外側型と腸腰筋腱と腸恥隆起あるいは大腿骨頭において弾発現象を生じる内側型がある．一方，関節内型の原因としては，滑膜性骨軟骨腫症，離断性骨軟骨炎，関節唇断裂，大腿骨頭靱帯断裂などがある．そのため，問診では，礫音が発生する肢位や頻度などをよく聴取することが重要である．

診察時所見

跛行は認めないが歩行時に弾発現象を自覚して，周囲では礫音を聴取した．股関節の可動域は，屈曲120°，外転40°と屈曲伸展，内転外転はほぼ正常で，内外旋は，外旋30°，内旋が20°と軽度制限されていた．股関節前面（いわゆる scarpa 三角）の圧痛はなく，FABER サインは陰性，インピンジメントサインは軽度陽性であった．

ポイント 弾発股では，視診での異常や身体所見などは乏しい．身体所見としては，弾発現象と礫音を認めるが，安静時（診察台の上に横になった状態）には，再現できないことも多く，実際に弾発現象を起こす肢位での診察が重要である．外側型では，股関節を伸展位から屈曲位にしていくと大転子部に弾発現象を認め，内側型では，屈曲位から伸展させていく時に股関節の前面から内側にかけて認める．関節内型では，周囲から礫音を聴取するような弾発現象は少なく，患者が自覚するクリックや引っかかり感などが多い．股関節は，深部にあり周囲を多くの筋肉や靱帯で囲まれているため関節の腫脹や関節液の貯留を身体所見から確認するのは困難である．そのため超音波検査や MRI 検査を行う必要があり，特に関節内型と関節外型の内側型との鑑別に重要である．

画像検査

単純X線検査は，2方向と荷重時の撮影を行うも明らかな異常を認めなかった（図 1a）．また，MRI 検査では，T2 で high の関節水腫と思われる所見が寛骨臼窩と大腿骨頚部周囲にあり，その中に陰影欠損を認めた（図 1b）．

ポイント 単純X線検査では，通常明らかな異常を認めることは少ないが，関節内型で遊離の骨片がある症例や，関節外型でも内反股や滑液包の石灰化をきたしている症例では参考となる．また，変形性股関節症や恥骨結合炎，大腿骨頭壊死症などその他の股関節周囲疾患の鑑別に有用である．MRI 検査では，関節内型であれば関節水腫や関節唇断裂が認められ診断に有用であるほか，関節外型でも腸恥滑液包炎や大腿筋膜の肥厚などの参考所見がみられることがある．同様の所見の評価として超音波断層検査や滑液包の造影も有用である．

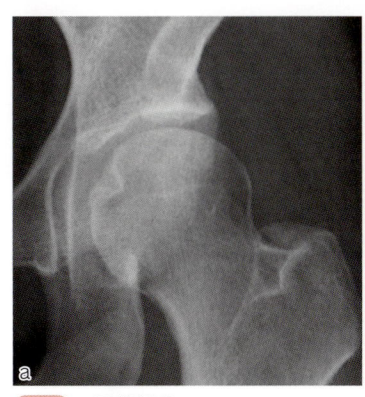

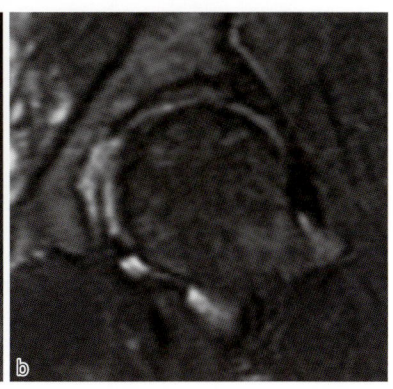

図1 画像検査
a：単純X線所見．明らかな異常を認めない．
b：MRI 画像．寛骨臼窩と大腿骨頸部に関節水腫を考える T2 high の所見を認める．

診察室での検査（治療）

歩行時には，礫音が聴取されるが，臥位での礫音の再現はできなかった．歩行時に弾発現象と礫音の部位を確認するが，大転子部に明らかなものはなく，股関節前面にも明らかな弾発現象は認めなかった．股関節内にキシロカインを注入（キシロカインテスト）すると重だるい感じが改善し，歩行時の礫音も低下した．

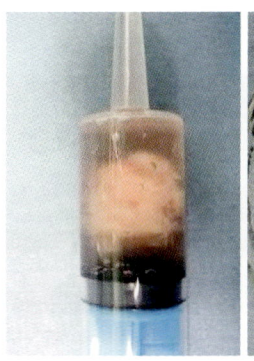

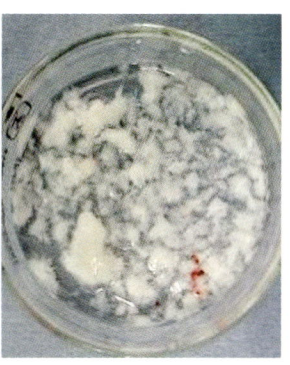

図2 関節内より採取された軟骨組織

> **ポイント** 外側型の弾発股は，比較的容易に診断されるが，関節内型と内側型の鑑別診断は難しいことが多い．X線所見やMRI，超音波検査を参考にして診断していくが，関節内への局所麻酔剤の投与は，関節内外の診断に有効で，特に疼痛を伴う場合には痛みの改善があり，診断がより確実になる．

> **ポイント** 超音波検査やMRIは，内側型との鑑別診断が有効だが，MRIで軽度の関節水腫や関節唇断裂を認めることは多く，キシロカインテストでの症状の改善が診断の決め手となる．しかし，関節内型の弾発股の最終的な診断は，股関節鏡により確定する．

（杉山　肇）

本症例の確定診断

臨床経過と身体所見から，関節内型の弾発股と診断し，最終的には，股関節鏡によって関節内の遊離体（図2）を確認し，滑膜性骨軟骨腫症と診断した．

参考文献

1) Schanberg JE, et al.：The snapping hip syndrome. Am I Sports Med, 12：361-365, 1984.
2) 糸数万正，他：弾発股のCTによる解析．臨スポーツ医，6：785-788, 1989.
3) Johnston CA, et al.：Iliopsoas burusitis and tendinitis. A review. Sports Med, 25：271-283, 1998.
4) Byrd JW：Evaluation and management of the snapping iliopsoas tendon. Instr Course Lect, 55：347-355, 2006.

第3章 股関節・骨盤部の臨床診断各論

5. 鼡径部痛症候群

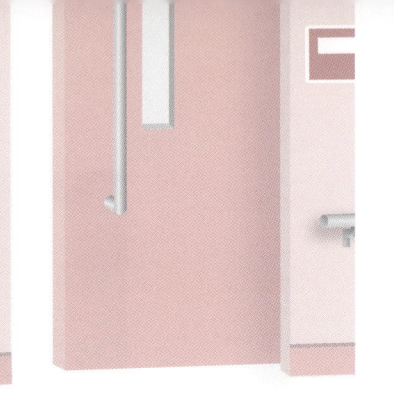

問診（臨床経過）

17歳男性ラグビー選手．3ヵ月前タックルされ左殿部挫傷，殿部の痛みをかばって運動を続けるうち左鼡径部・股関節前方から大腿内側に疼痛が出現，安静にて改善するも，練習再開すると再発を繰り返し改善しない．

> **ポイント**
> スポーツ選手の股関節周囲の疼痛において，練習量の変化，外傷の既往など疼痛が出現した前の状況，疼痛が誘発される動作，痛みの部位を詳細に聴取する必要がある．
> 特に自覚所見としてくしゃみや咳，上体を起こす動作，ランニングやステップ動作，キック動作，腹筋運動などで疼痛が誘発されるか確認することが重要である．
> またスポーツ障害では競技種目，ポジション，競技歴，スポーツレベル，利き手キック足，既往歴，手術歴などで特性があるため，詳細に確認する必要がある．
> この選手は高校ラグビー選手で県大会ベスト4に入るレベルのチームで，練習量が多く，殿部挫傷後に痛みを我慢しかばって練習を続け，スタンドオフといったポジションで頻回にキックを蹴る練習も多く，ダッシュやキック動作で左鼡径部に慢性化した痛みが持続していた．

視診

股関節周囲の疼痛部位に明らかな腫脹や発赤など外観上の異常所見は認めない．鼡径部に腹圧などで皮下に膨隆を認める真正鼡径ヘルニアがあれば容易に診断がつくため，確認が必要である．

身体所見

鼡径部周辺のさまざまな部位に痛みを起こす症候群として鼡径部痛症候群が考えられており，自発痛の部位は鼡径部，内転筋近位部以外にも下腹部，睾丸の後方，坐骨部などにも認めるため，疼痛部を詳細に確認する[1]．

体幹・股関節周囲の拘縮と可動域制限をチェックすることが重要で，前屈・後屈，SLRの角度，股関節の開排外旋角度，腹臥位で膝関節屈曲位での股関節内旋角度をチェックし，拘縮や痛みを訴える部位を確認する．

疼痛を誘発する徒手ストレステストとして，下肢SLR抵抗テスト，抵抗下の腹筋動作である上体起こし，抵抗を加えた股関節内転動作にて疼痛が誘発されるか確認する（**図1**）．

この選手は，左鼡径部と内転筋の近位部に痛みがあり，股関節の内外旋，開排可動域がかなり制限され拘縮があり，SLR抵抗ストレス，上体起こしにて鼡径部に痛みが誘発された．

> **ポイント**
> 体幹，股関節周囲の拘縮で痛みや硬さを訴える場合は，その部位を中心にリハビリテーションで拘縮を除去するように指導し，拘縮の改善が回復や復帰の指標となる．
> 疼痛誘発テストも重症度判定や復帰の指標となるが，頻回にストレスをかけると，疼痛や拘縮が改善しにくくなるため，期間をあけて頻回にストレスをかけないことも重要である．

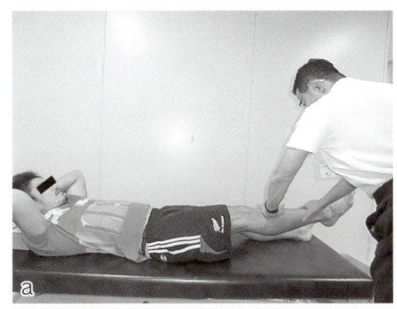

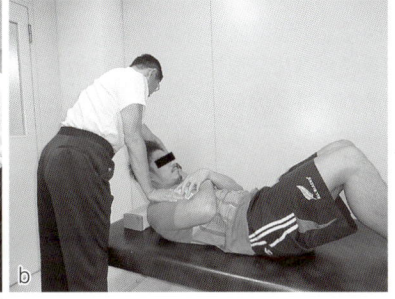

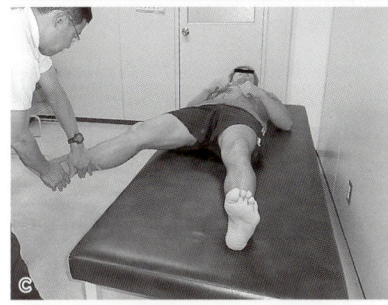

図1　疼痛誘発徒手ストレステスト
a：SLR抵抗ストレステスト
b：上体起こしストレステスト
c：下肢内転ストレステスト

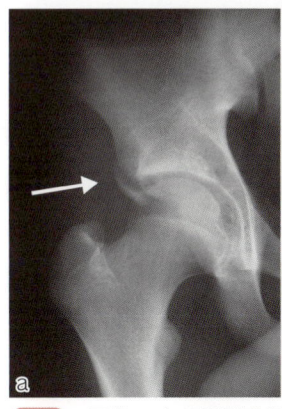

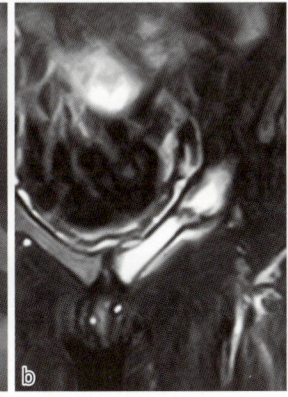

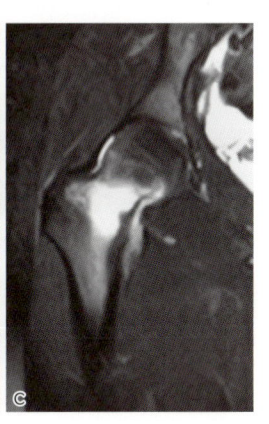

図2　画像による鑑別診断
a：下前腸骨棘裂離骨折（股関節単純X線画像）．b：恥骨下肢疲労骨折（MRI脂肪抑制画像）．c：大腿骨頚部疲労骨折（MRI脂肪抑制画像）

鑑別診断および画像診断

鼡径部周辺の疼痛で器質的障害がないかを鑑別診断することが重要で，明らかな障害がある場合は，その障害の治療を行う必要がある．

スポーツ選手の股関節周囲の疼痛で，急性発症例では学童期でやや肥満傾向の少年の場合大腿骨頭すべり症があり，診断が遅れると障害を残すこともあり，股関節単純X線の正面と軸写像をチェックして見逃さない．

中学生以下に多い股関節周囲の骨盤裂離骨折として下前腸骨棘や坐骨結節の裂離骨折があり，X線やCT，MRIにて確認する．

内転筋や股関節周囲の筋損傷では，肉離れとして筋肉の圧痛とストレッチ痛があり，MRIにて出血の有無を確認する．

股関節周囲の疲労骨折として恥骨下肢疲労骨折や大腿骨頚部疲労骨折があり，初期にはX線で異常を認めないことが多く，MRIにてチェックが必要で，特に女子長距離選手など注意が必要である[2]（図2）．

> **ポイント**
> 画像診断にて，股関節や骨盤の単純X線では恥骨結合部に変形性関節症の変化を認めることがあるが，症状のないスポーツ選手にも恥骨結合部の狭小化や不正像を認めることも多く，恥骨結合部のX線変化は参考にとどめる場合が多い[3]．
> この選手も股関節・骨盤X線像では恥骨結合部に不正像が見られ，MRI脂肪抑制像でも炎症像を認めているが，疲労骨折や筋損傷，裂離骨折などは認めなかった．

本症例の確定診断

画像上，恥骨結合に不正・炎症像を認めたが，裂離骨折や肉離れ，疲労骨折など器質的疾患がなかった．

殿部挫傷後にかばってダッシュやキック，ステップを続けたため，体幹から股関節，下肢の可動性・協調性・安定性に問題が生じた結果，骨盤周辺の機能不全となり，運動時に鼠径部周辺に痛みを起こす症候群として，鼠径部痛症候群と診断した．

（亀山　泰）

参考文献

1) 仁賀定雄他：鼠径部痛症候群に対する保存療法．臨床スポーツ医学会誌，23(7)：763-777，2006．
2) Noakes TD, et al.：Pelvic stress fracture in long distance runners. Am J Sports Med, 13：120-123, 1985.
3) 関　芳衛他：鼠径部痛症候群における恥骨結合のX線所見と臨床症状との関連の検討．日整会誌，82(3)：620，2008．

6. 骨盤部筋損傷

問診（臨床経過）

26歳男性ラグビー選手．試合中，相手選手が右腰部側方から当たってのしかかられて転倒，股関節に力が入らず負傷交替．右股関節側方から殿部痛あり，歩行制限にて来院した．

> **ポイント** スポーツ外傷にて股関節から殿部の外傷では，殿筋挫傷，骨盤内の筋損傷・肉離れ，成長期では裂離骨折などが挙げられる．まれではあるが骨盤や股関節周囲の骨折なども考えられるが，骨盤の骨折で動けない場合，現場で救急搬送の必要があり，救急外来にての対応となる．
> 外傷の場合，受傷時の姿勢，外力の方向，疼痛が誘発される肢位，痛みの部位を詳細に聴取する必要がある．
> この選手は股関節と膝を屈曲位で踏ん張っていた所に，右外側から腰部に乗られ踏ん張り切れず，地面に右足を固定されたまま右股関節外転，内旋強制されて転倒し受傷した．

視診

荷重歩行可能も，右下肢を引きずっての歩行であった．外見上股関節周囲の腫脹，体表上の皮下出血，血腫，発赤は認めなかった．自動運動にて殿部痛を訴えた．

身体所見

右股関節外側から後方殿部深層に疼痛があるも，局所の表層上の筋や骨の痛み，圧痛は認めなかった．
股関節内旋時痛，内旋制限，抵抗下外旋運動時痛，外旋筋力低下を認めた．その他，抵抗下SLR，上体起こし，股関節外転動作では痛みは誘発されなかった．

> **ポイント** 股関節の内外旋可動域や内外旋筋力，抵抗運動など左右差をチェックする場合は，腹臥位にて股関節伸展・膝関節90°屈曲位での股関節の内外旋可動域を比較する．また各肢位で股関節周囲の筋力，疼痛誘発徒手ストレステストを確認する[1]（図1）．

鑑別診断および画像診断

股関節や骨盤の単純X線画像にて，股関節周囲の骨傷をチェックする必要があり，成長期であれば坐骨や上・下前腸骨棘の裂離骨折，さらに小学生など若年者では坐骨や腸骨稜の骨端症，大腿骨頭すべり症などをチェックする必要がある．直達外力であれば腸骨稜や仙骨の骨折，大腿骨頸部の骨折の有無を確認する．

MRI画像にて初期の骨病変をチェックするとともに，骨盤内の血腫や筋損傷を確認し，骨傷が見つかれば，さらにCT画像にて骨病変を精査する．

この選手は，単純X線画像では骨傷を認めず，MRI画像にて明らかな脂肪抑制画像にても骨病変は認めなかった．筋損傷として右大腿骨転子部後方から恥骨にかけての外閉鎖筋や大腿方形筋に血腫を認めた（図2）．

> **ポイント** 受傷機転，疼痛部位，疼痛誘発動作，関節可動域などから，ある程度診断をつけてから，そこをターゲットにX線，MRI，CT検査を行い，ポイントをしぼって読影することが

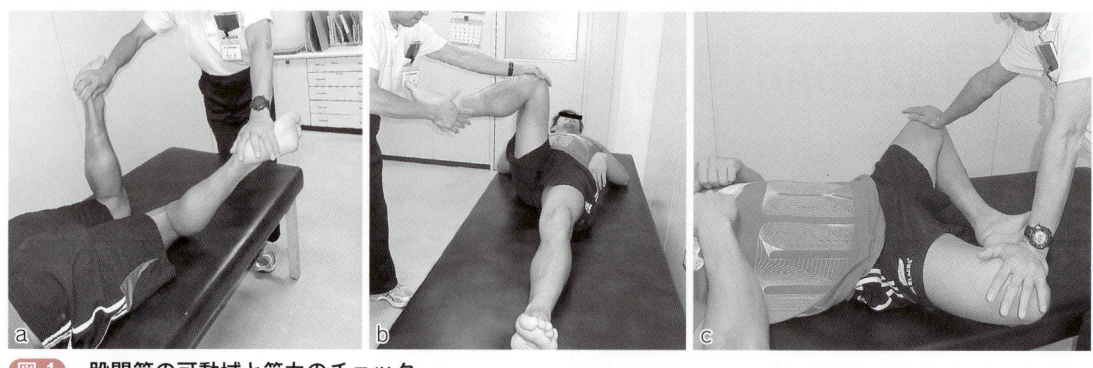

第3章 股関節・骨盤部の臨床診断各論

図1 股関節の可動域と筋力のチェック
a：内旋可動域．b：内外旋可動域と外旋抵抗筋力．c：股関節開排可動域と内転筋力

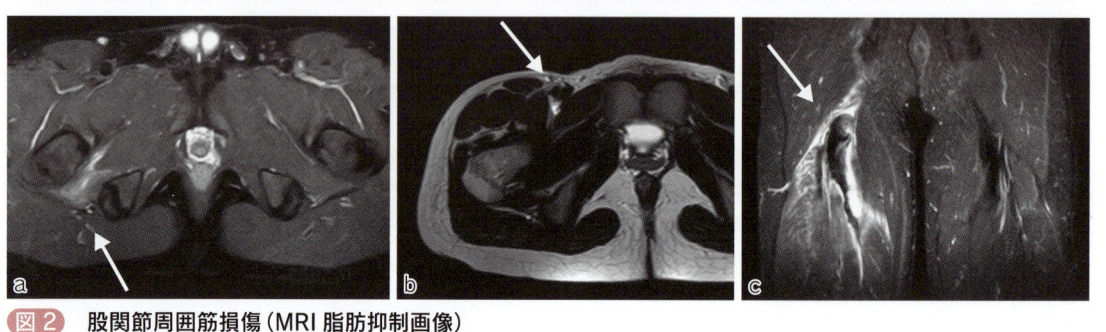

図2 股関節周囲筋損傷（MRI 脂肪抑制画像）
a：本例，外閉鎖筋・大腿方形筋の損傷．b：腸腰筋の損傷．c：ハムストリング付着部の損傷

画像診断では重要である．
骨盤の筋損傷としては，腸腰筋の損傷や，ハムストリングの付着部の損傷などが他に報告されているが，各筋の疼痛誘発徒手ストレステストとMRI 画像にてチェックする（図2）．

本症例の確定診断

荷重歩行は可能であるが，股関節に力が加わると疼痛が誘発され，右股関節の内旋制限，外旋抵抗運動にて疼痛誘発され，外旋筋力低下を認めた[2]．X 線では骨傷なく，MRI にて骨盤内で股関節外旋筋である外閉鎖筋や大腿方形筋に血腫を認め，介達外力による筋損傷と診断した．

（亀山　泰）

参考文献

1) 仁賀定雄他：鼡径部痛症候群に対する保存療法．臨床スポーツ医学会誌, 23(7)：763-777, 2006.
2) 大沼　寧他：サッカー選手に生じた閉鎖筋損傷3例の検討．整スポ会誌, 31(2)：160-163, 2011.

7. 骨軟部腫瘍（原発）

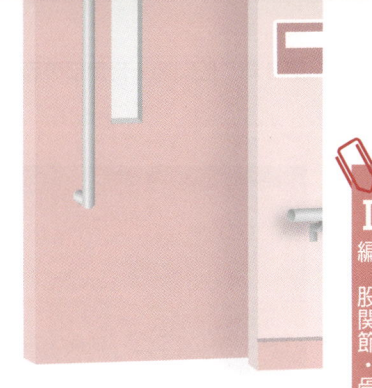

問診（臨床経過）

　41歳男性．右股関節痛を主訴に来院した．約3年前よりあぐらやしゃがみ込み動作の際に右股関節の可動域制限を自覚していた．1ヵ月前に階段にて股関節痛が出現するようになり近医整形外科を受診，レントゲンにて腫瘍性の病変が疑われ，当科を紹介され受診した．

> **ポイント**
> 　症例は発症から数年の経過で緩徐に増悪しているが，症状は比較的軽度である．前医でのレントゲンにて骨腫瘍の可能性が指摘されているが，股関節痛をきたす変形性股関節症，特発性大腿骨頭壊死症，関節リウマチ，一過性大腿骨萎縮症，結核性股関節炎など腫瘍以外の疾患との鑑別も考慮して問診を行う．
> 　大腿骨近位に原発する骨腫瘍は，良性のものとして骨軟骨腫症，骨巨細胞腫，軟骨芽細胞腫，類骨骨腫，線維性骨異形成症，好酸球性肉芽腫，孤立性骨囊腫などが挙げられる．悪性腫瘍では軟骨肉腫，線維肉腫，Ewing肉腫などが好発し，まれではあるが骨肉腫が発生することもある．
> 　また軟部腫瘍も良性，悪性ともに多様な腫瘍が股関節部に発生するが，色素性絨毛結節性滑膜炎と滑膜骨軟骨腫症は特徴的な腫瘍性疾患であり，鑑別診断として念頭に入れておく必要がある．

視診

　歩容は右疼痛回避性跛行を呈し，片脚起立は可能でTrendelenburg徴候は認めない．

身体所見

　右股関節はScarpa三角に軽度の圧痛を認める

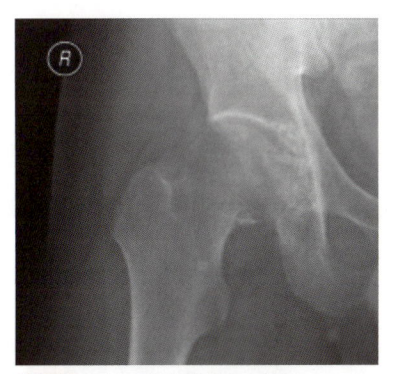

図1　右股関節単純X線像
寛骨臼窩を中心に斑状石灰化陰影を認めた．

が腫脹熱感は認めない．内外旋，屈曲にて可動域の制限を認め，Patrickサインは陽性である．大腿部殿部に軽度の筋萎縮を認める．

> **ポイント**
> 　身体所見では特異的な所見は認められなかった．荷重時痛やScarpa三角の軽度の圧痛，関節可動域制限などから関節内の病変が疑われる．

検査手順のプランニングと検査所見

　まず初めに両股関節の単純X線検査を行った．右股関節の寛骨臼窩を中心に斑状石灰化陰影を認めた．骨頭，寛骨臼の輪郭に異常はなく，関節裂隙の狭小化，軟骨下骨の骨硬化や骨棘，骨囊胞などの関節症性変化は認めなかった．腫瘍性疾患を疑い検査を進めた．CT，MRI，テクネシウムシンチグラフィの画像検査と血液スクリーニング検査を追加した．
　CTの冠状断，水平断（図2a，b）では股関節寛骨臼窩から内側下方に小豆大程度の石灰化腫瘤像

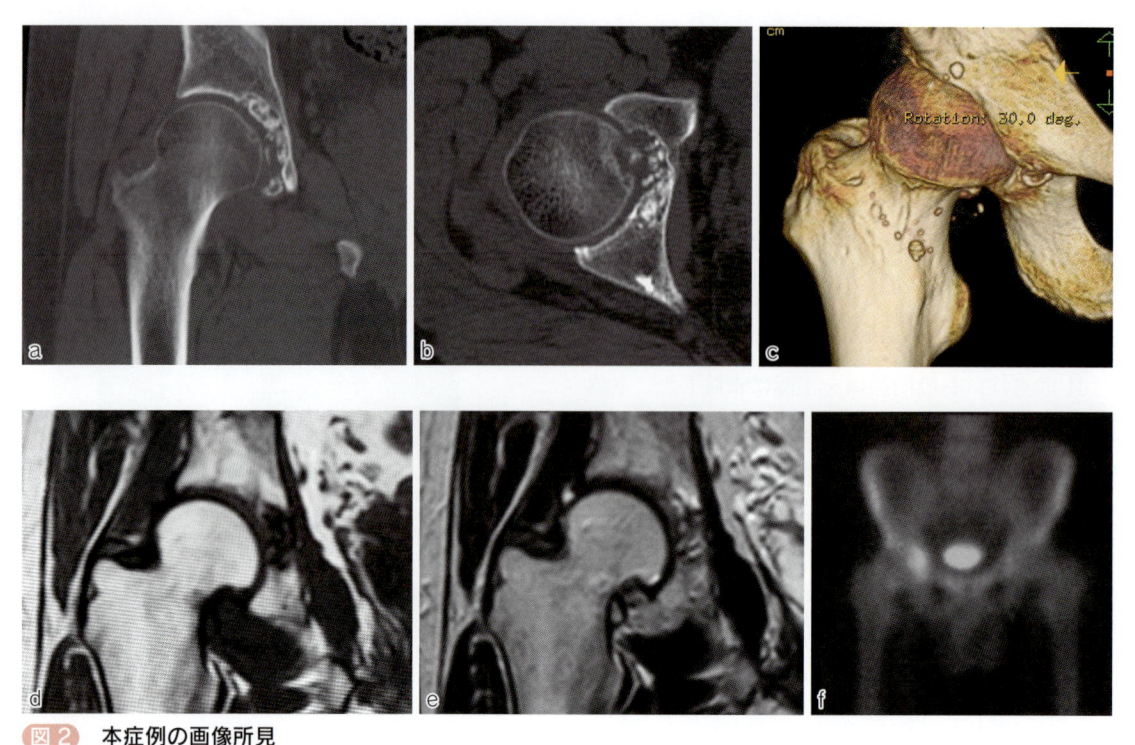

第3章 股関節・骨盤部の臨床診断各論

図2 本症例の画像所見
a：CT冠状断像．b：CT水平断像．c：3D-CT像．d：MRI T1強調画像．e：MRI T2強調画像．f：テクネシウムシンチグラフィ

が多数描出され，さらに3D-CTでは骨頭〜頚部周囲の米粒大から小豆大の遊離体も描出された（図2c）．MRIにて石灰化腫瘤像を認める寛骨臼窩はT1強調で均一な低信号，T2強調では高信号の中に低信号が混在していた（図2d, e）．関節包の肥厚と関節液の貯留，関節内の遊離体を認めた．テクネシウムシンチグラフィでは右股関節内側に軽度の集積を認めた（図2f）．

血液生化学的所見には明らかな異常は認めなかった．

ポイント
本症例のように腫瘍性病変を疑った場合には，画像検査として単純X線に加えCT，MRI，さらにはテクネシウムシンチグラフィ，タリウムシンチグラフィ，18-fluoro-deoxyglucose positron emission tomography（18-FDG-PET）などが行われる．

軟部腫瘍・骨腫瘍ともに単純X線撮影を施行するのが基本である．軟部腫瘍では脂肪性腫瘍であれば透過性が亢進しており，また腫瘍内の骨化，石灰化を評価することができる．骨腫瘍では骨透亮像や骨硬化像の有無，骨皮質の膨隆や破壊，骨腫瘍内の骨化や石灰化，骨膜反応骨の有無などを評価する．CTでは単純X線の所見に加え，腫瘍の局在や微小な変化をとらえることができる．また腫瘍の局在や悪性度，転移の有無などを検索するためテクネシウムシンチグラフィ，タリウムシンチグラフィが行われる．さらに悪性腫瘍の評価として18-FDG-PETが行われることもある．

原発性の骨軟部腫瘍に特異的血液マーカーはないが，骨肉腫ではalkaline phosphatase（ALP），Ewing肉腫でCRPが上昇することが多い．

確定診断のためには切除生検術や切開生検，針生検などが行われる．

本症例の確定診断

本症例では単純X線に加え，CT，3D-CT，MRI所見より骨軟骨腫症が強く疑われた．関節鏡視下に遊離体摘出および滑膜切除を行った．術中米粒

大から大豆大のさまざまな大きさの遊離体が多数摘出された．また，組織学的所見では遊離体はさまざまな程度の細胞密度の硝子様軟骨からなり，軟骨細胞は中等度の各異型性を呈し，遊離体の一部に骨化を認めた．また滑膜組織内にも硝子様軟骨が認められた．

以上より滑膜骨軟骨腫症，Milgram の病期分類[1]でⅡ期と診断した．

> **ポイント**
> 骨軟骨腫症は画像にて特徴的な所見を有する．斑状石灰化像，骨頭骨萎縮，関節裂隙の拡大を認め進行すると骨頭頚部境界部の冠状骨棘形成，頚部の円錐変形が認められることもある．一方で石灰化陰影を認めない場合では診断に際し注意を要する[2]．関節裂隙の狭小化を呈する症例は少なく変形性股関節症変化は軽度である．
> CT，3D-CT では斑状石灰化像は遊離体として描出され，腫瘤の存在部位が空間的に把握される．MRI では石灰化がない腫瘤でも描出されることがあり，滑膜の肥厚像も捉えることができる．腫瘤像は T1 強調で均一な低信号，T2 強調では高信号の中に低信号が混在する像として描出される．骨軟骨腫症は血液生化学的所見に異常なく特異的マーカーも存在しない．滑膜骨軟骨腫症は関節や滑液包から発生する良性で結節性の軟骨増殖性疾患であり，滑膜組織の化生により骨軟骨塊が生じる疾患である．

通常若年成人の男性に発生しやすいといわれている．好発部位は膝関節であり，その他では股関節，肘関節，手関節，足関節などにも発生する．

病期の把握には Milgram の病期分類（Ⅰ～Ⅲ）が用いられることが多い．

（宍戸孝明）

参考文献

1) Milgram JW：Synovial osteochondromatosis：a histopthological study of thirty cases. J Bone Joint Surg Am, 59-A：792-801, 1977.
2) Norman A, Steiner GC：Bone erosion in synovial chondromatosis. Radilogy, 161：749-752, 1986.

第3章 股関節・骨盤部の臨床診断各論

8. 梨状筋症候群

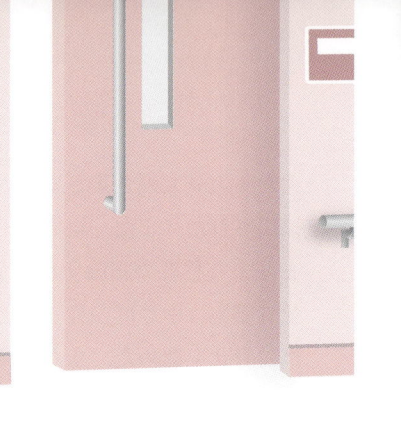

問診（臨床経過）

30歳男性．1年4ヵ月前より右殿部〜右下肢痛があり，近医で腰椎椎間板ヘルニアの診断で治療を受けていた．仙骨裂孔ブロックや腰部神経根ブロックを受けていたが，症状が軽快しないため受診した．

> 坐骨神経痛様の症状がある場合，腰椎椎間板ヘルニアや腰部脊柱管狭窄症などの腰椎疾患が代表的疾患であるが，坐骨神経痛を呈する患者のうち6％が梨状筋症候群であるという報告もあり[1]，本症はまれな疾患ではない．本症を常に念頭に置いておく必要がある．

視診

右下肢痛のために跛行を認めた．

> 腰部脊柱管狭窄症でも間欠性跛行を認め，前屈み姿勢や坐位で症状が軽快するが，本症は長時間坐位や前屈み姿勢・物を持ち上げる動作で症状が増悪する．

身体所見

右殿部〜大腿外側・後面に疼痛・しびれ・知覚低下を認め，Valleix圧痛点は右で陽性であった．straight leg raising（SLR）testは右で70°陽性であったが，Bragardテストは陰性であった．Freiberg徴候（図1）は右で陽性であった．

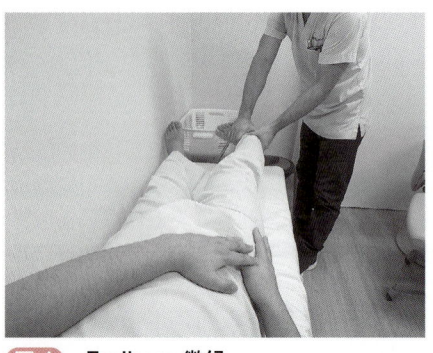

図1 Freiberg徴候
下肢を伸展させた状態で股関節を他動的に内旋すると疼痛が誘発される．

> SLR testは70°まで挙上できていたことからその判定に疑問があり，Bragardテストを行ったところ陰性であったため，神経根緊張徴候ではないと考えた．Freiberg徴候が陽性であったことから本症を疑った．本症が鑑別疾患に入っていないと梨状筋症候群誘発テストを見落としてしまうので，常に本症を念頭に置いておく必要がある．梨状筋症候群誘発テストはほかにPace徴候（図2）やBeatty徴候（図3）がある．

診察室での検査（治療）

坐骨神経ブロックを行ったところ，一過性に疼痛が軽快した．

> 本症を疑っていたため坐骨神経ブロックを行った．尾鷲らは梨状筋症候群の鑑別診断における坐骨神経ブロックの有効性は感度100％，特異度58％と報告している[2]．そのため，坐骨神経ブロックが有効であることが梨状筋症候群の確定診断とはならないが，梨状筋症候群であれば坐骨神経ブロックは有効であるため診断の参

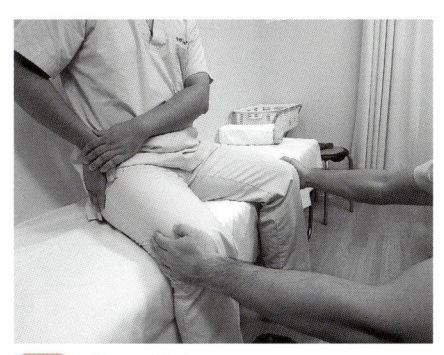

図2 Pace 徴候
坐位で自動的に股関節を抵抗下に外転させると殿部に疼痛が誘発される．

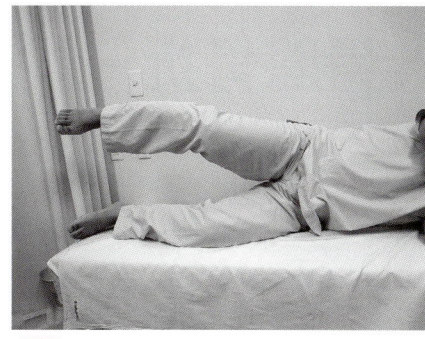

図3 Beatty 徴候
患側を上にした側臥位で自動的に下肢を外転させると殿部に疼痛が誘発される．

考になる．坐骨神経ブロックは坐骨神経周囲に直接穿刺する方法もあるが，より確実にブロックするために透視下やエコーガイド下[3)]に穿刺を行う方法もある．

検査手順のプランニング

X線検査は，腰椎4方向撮影（正面，側面，両斜位）を行った．またMRI撮影を予約した．

> **ポイント** 身体所見より腰椎疾患，梨状筋症候群が鑑別すべき疾患として挙げられる．腰椎疾患鑑別のため腰椎X線・MRI撮影を行った．一方，梨状筋症候群の客観的画像診断法は確立されておらず，画像診断は困難である．

本症例の確定診断

身体所見でFreiberg徴候が陽性であったこと，坐骨神経ブロックが著効したことおよびX線像・MRIで特に異常所見を認めず腰椎疾患が否定されたことから，梨状筋症候群と診断した．

> **ポイント** 腰椎疾患は特徴的な画像所見を伴うのに対し，梨状筋症候群は明らかな画像所見がなく除外診断にならざるをえない．鑑別疾患を除外して，各誘発テストと梨状筋ブロックの有効性から本症を診断する．

（松浦晃正，峰原宏昌，新藤正輝）

参考文献

1) Bernard TN, Kirkaldy-Willis WH：Recognizing specifics characteristics of nonspecific low back pain. Clin Orthop, 217：266-280, 1987.
2) 尾鷲和也，原田幹生，内海秀明他：腰下肢痛の鑑別診断における坐骨神経ブロックの有用性と限界—梨状筋症候群の診断に主眼を置いて—. 臨整外, 45：51-57, 2010.
3) 後藤公志，樫本龍喜，近藤 啓他：梨状筋症候群に対するエコーガイド下での局所注射療法．整外と災外, 46：834-837, 1997.

第3章 股関節・骨盤部の臨床診断各論

9. 骨盤骨折・股関節脱臼

臨床経過

23歳男性．オートバイで走行中に車と正面衝突し，10 m飛ばされ路上に投げ出され受傷した．救急隊が現場到着時，ショック状態で骨盤の動揺性と右下肢の短縮，屈曲内転変形を指摘され救命救急センターへ搬送された．

> **ポイント**
> 骨盤骨折は全骨折中の5～8%を占め，交通事故や高所からの墜落など高エネルギー外傷によるものでは，不安定型骨盤輪骨折となり重篤な合併損傷を伴うことも少なくない[1]．
> 本症例は救急隊員により骨盤動揺性と下肢の屈曲内転変形を指摘されており，身体所見から不安定型骨盤輪骨折，大腿骨骨折，まれではあるが股関節脱臼の合併を念頭に置く必要がある．

視　診

骨盤，右大腿部周囲の腫脹と著明な皮下出血が認められた（**図1**）．また下肢の脚長差（右下肢短縮）がみられた．

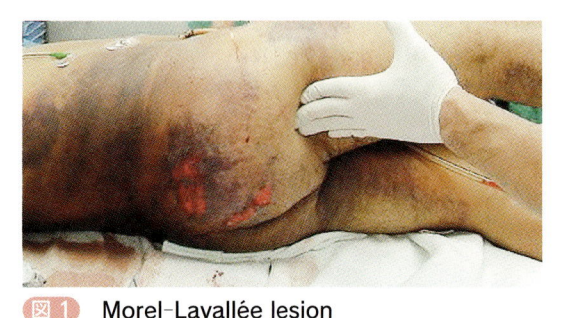

図1 Morel-Lavallée lesion
右腰部・殿部から大腿部にかけて高度の腫脹と皮下出血が認められた．

> **ポイント**
> 骨盤の左右非対象・変形，皮下出血の部位，陰嚢・陰唇の腫大，下肢の回旋・脚長差などに注意する．特に股関節後方脱臼では，患側下肢の屈曲・内転・内旋変形を呈していることが多い．会陰部の皮下出血，尿道口からの出血では尿道損傷を，会陰部の開放創，肛門，膣からの出血では骨盤開放骨折に注意する．また，右大腿部から殿部にかけての皮下出血からMorel-Lavallée lesionが疑われる．Morel-Lavallée lesionはタイヤによる轢過などにより皮下組織が剥脱され，皮下組織と筋膜の間隙に血液が貯留した状態で閉鎖性degloving損傷の一種である．早期に適切な治療が行われない場合，巨大血腫と脂肪壊死が原因で感染の可能性が高くなるため注意を要する[2]．

身体所見

恥骨結合部と皮下出血部位に一致して圧痛が認められた．

> **ポイント**
> 恥骨結合部から仙骨部まで全周囲にわたり異常可動性や軋音，圧痛の有無を確認する．その際，神経・血管損傷などの副損傷を起こす可能性があるため慎重かつ最小限に行う．しかし，循環動態が不安定な場合や視診上明らかな異常を認める場合は出血を助長する恐れがあるため，骨盤X線検査を優先する．股関節の他動運動痛があれば，恥坐骨骨折を疑う．さらに直腸診を行い，開放骨折の合併を確認するため血液付着がないか骨折端が触れないか診察する．

診察室での検査

外傷初期診療ガイドライン（JATEC）では，外傷患者初療時のprimary surveyにおいて骨盤の

X線撮影（前後像）を行うため[3]，骨盤部の身体所見を確認する前に画像診断が可能な場合が多い．

> **骨盤X線（前後像）の読影のポイント**
> 1) きちんとした正面像が得られているか
>   ⇒腰椎棘突起の配列を確認する
> 2) 腸骨翼の高さ・大きさが対象かどうか
>   ⇒片側骨盤の頭側転位・回旋転位を確認する
> 3) 腸骨骨折の有無
> 4) 仙腸関節の左右差，幅はどうか
>   ⇒ >5 mm で異常．仙腸関節脱臼
> 5) 仙骨孔の左右差，形状はどうか
>   ⇒仙骨骨折
> 6) 仙棘靱帯や仙結節靱帯の付着部に剥離骨折がないか
>   ⇒不安定型骨盤輪骨折を示す
> 7) 第5腰椎横突起の骨折転位がないか
>   ⇒腸腰靱帯付着部剥離骨折のため不安定型骨盤輪骨折の可能性
> 8) 恥骨結合の離開がないか
>   ⇒ >2.5 cm で異常．恥骨結合離開
> 9) 閉鎖孔の左右差はどうか
>   ⇒片側骨盤の転位を確認する
> 10) 寛骨臼骨折：前壁・後壁辺縁，臼蓋荷重部，涙痕，iliopectineal line（この断裂は前柱骨折を示す），ilioischial line（この断裂は後柱骨折を示す）が指標になる．
>
> *[重要] 骨盤骨折において高度不安定性を疑うX線所見：
> ① 片側骨盤の頭側転位
> ② 仙腸関節脱臼，明らかな仙骨骨折
> ③ 第5腰椎横突起骨折
> ④ 仙棘靱帯・仙結節靱帯付着部剥離骨折
> ⑤ 恥骨結合の明らかな開大

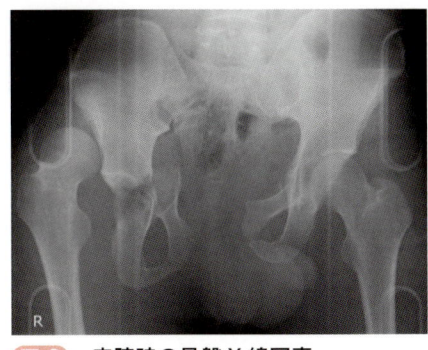

図2　来院時の骨盤X線写真
両腸骨・閉鎖孔の左右差，恥骨結合離開，右寛骨臼骨折，右股関節脱臼を認める．

> 循環動態が不安定で，骨盤X線検査にて不安定型骨盤輪骨折を認めた場合，まず緊急止血処置が必要である．CT検査は必ずTAE，創外固定などを施行して循環動態を安定化させた後に行うことが重要である．

検査手順のプランニング

骨盤X線検査にて右股関節脱臼骨折と不安定型骨盤輪骨折を認め，これに起因する出血性ショックと診断した．ただちにシーツラッピングを行い，経カテーテル的動脈塞栓術（TAE）と骨盤部の創外固定を施行した．その後，循環動態が安定したため，股関節脱臼を整復しCT検査を行った．

本症例の確定診断

循環動態が安定した後に行ったCT検査により，両側恥坐骨骨折，右寛骨臼骨折・恥骨結合離開・左仙腸関節脱臼と診断した．比較的まれではあるが，本症例のように骨盤輪骨折に寛骨臼骨折と股関節脱臼を合併する場合もある．

> CTは後腹膜出血，腹腔内臓器損傷の評価に加えて，骨盤X線像のみでは診断の難しい仙骨骨折，仙腸関節部損傷の詳細な評価が可能であり，手術計画のために有用である．

（峰原宏昌，松浦晃正，新藤正輝）

参考文献

1) Tile M, et al.：Fractures of the pelvis and acetabulum. 3rd ed, Lippincott Williams & Willkins, 2003.
2) Hak DJ, et al.：Diagnosis and management of closed internal degloving injuries associated with pelvic and acetabular fractures：The Morel-Lavallée lesion. J Trauma, 42：1046-1051, 1997.
3) 外傷初期診療ガイドライン第4版編集委員会：外傷初期診療ガイドラインJATEC．第4版，p.107-116，へるす出版，2012.

第3章　股関節・骨盤部の臨床診断各論　　中・高齢期

1. 特発性大腿骨頭壊死症

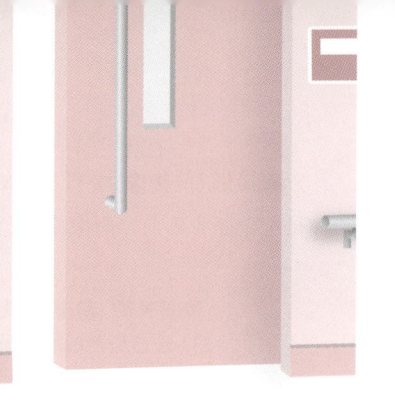

問診（臨床経過）

22歳男性．数ヵ月前より歩行時の左股関節前面の疼痛を自覚し，しだいに疼痛が増強し，歩行困難となったため受診した．1年前に騒音性難聴に対してステロイド剤の全身投与歴がある．

> **ポイント**　特発性大腿骨頭壊死症の診断においては膠原病などに対するステロイド剤の全身投与歴，ならびにアルコール愛飲歴の情報を聞き取ることが重要である．特発性大腿骨頭壊死症の患者の背景因子として，ステロイド性が約50％，アルコール性が約30％を占めるからである[1]．大腿骨頸部骨折や股関節脱臼骨折などの外傷，放射線照射および潜函病による大腿骨頭壊死は，特発性大腿骨頭壊死症の定義から除外される．

視診

独歩は可能であったが，軽度の疼痛回避跛行を認めた．

> **ポイント**　ステロイド剤による moon face を呈することもある．

身体所見

左股関節の可動域は，屈曲100°，外転20°，内旋15°であった．Scarpa三角に圧痛を認め，Patrickテスト陽性．右股関節の可動域制限は認めなかった．脚長差なし．

> **ポイント**　大腿骨頭壊死症の病期の進行したものでは，関節拘縮のために著明な可動域制限を認めることもある．

画像所見

両股関節のX線正面像（**図1a**）と左股関節 Lauenstein 像（**図1b**）において，左大腿骨頭に帯状骨硬化を認めた．骨頭圧潰は認めなかった．MRIのT1強調画像（**図2**）では，両側の大腿骨頭に低信号のバンド像を認めた．

> **ポイント**　X線像では，壊死領域は明確に特定できない場合には，MRI画像が有用である．本例は，特発性大腿骨頭壊死症の病型分類（**表1**）

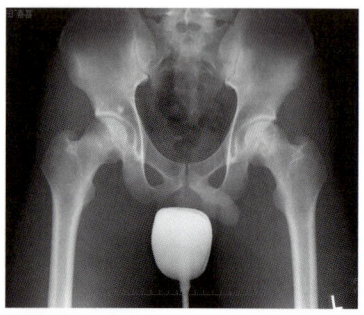

図1a　両側股関節X線正面像
左大腿骨頭に帯状骨硬化を認める．
右大腿骨頭にも帯状骨硬化を認める．

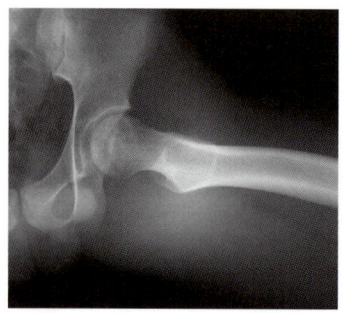

図1b　左股関節 Lauenstein 像
明らかな骨頭圧潰は認めない．

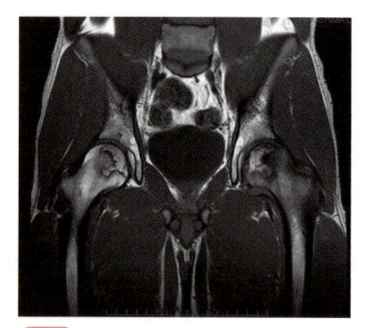

図2　T1強調MRI画像
両側大腿骨頭に低信号のバンド像を認める．

表1 特発性大腿骨頭壊死症の壊死域局在による病型(Type)分類

Type A	壊死域が臼蓋荷重面の内側1/3未満にとどまるもの,または壊死域が非荷重部のみに存在するもの
Type B	壊死域が臼蓋荷重面の内側1/3以上2/3未満の範囲に存在するもの
Type C	壊死域が臼蓋荷重面の内側2/3以上に及ぶもの
	Type C-1:壊死域の外側端が臼蓋縁内にあるもの
	Type C-2:壊死域の外側端が臼蓋縁を越えるもの

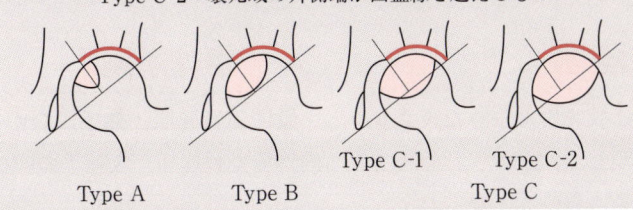

表2 特発性大腿骨頭壊死症の病期(Stage)分類

Stage 1 X線像の特異的異常所見はないが,MRI,骨シンチグラム,または病理組織像で特異的異常所見がある時期

Stage 2 X線像で帯状硬化像があるが,骨頭の圧潰(collapse)がない時期

Stage 3 骨頭の圧潰があるが,関節裂隙は保たれている時期(骨頭および臼蓋の軽度の骨棘形成はあってもよい)
Stage 3A 圧潰が3 mm未満の時期
Stage 3B 圧潰が3 mm以上の時期

Stage 4 明らかな関節症性変化が出現する時期

注1)骨頭の正面と側面の2方向X線像で評価する(正面像で骨頭圧潰が明らかでなくても側面像で圧潰が明らかであれば側面像所見を採用して病期を判定すること)

注2)側面像は股関節屈曲90°・外転45°・内外旋中間位で正面から撮影する(杉岡法)

表3 特発性大腿骨頭壊死症の診断基準

X線所見
1. 大腿骨頭の圧潰またはクレセントサイン(骨頭軟骨下骨折線)
2. 大腿骨頭内の帯状硬化像の形成
 1. 2. については
  ①関節裂隙が狭小化していないこと
  ②寛骨臼内に異常所見がないこと を要す

検査所見
3. テクネシウムシンチグラフィにおける大腿骨頭のcold in hot像
4. 骨生検標本における修復反応を伴う骨壊死像
5. MRIのT1強調画像における大腿骨頭内帯状低信号像(バンド像)

判定
確定診断:上記5項目のうち2つ以上を有するもの
除外項目:腫瘍,腫瘍類似疾患および骨端異形成症は除く

において両側ともType C-1,病期分類(表2)では両側ともStage 2に相当する.

診断および今後の治療計画

本例は,特発性大腿骨頭壊死症診断基準(表3)の大腿骨頭内の帯状硬化像の形成,MRIのT1強調画像における大腿骨頭内帯状低信号像の2つの項目を有しており,特発性大腿骨頭壊死症と診断した.

疼痛のある左股関節はType C-1の骨頭壊死であるため,保存療法では骨頭圧潰が生じる可能性が高く,若年でもあり,関節温存手術を勧めた.

ポイント 本症は青壮年期に発生することが多い.自然経過の研究からType C,特にC-2においては骨頭圧潰が生じて変形性股関節症にいたるため,Type Cに対しては骨頭圧潰が生じる前に大腿骨頭回転骨切り術や大腿骨内反骨切り術などの関節温存手術を考慮すべきである[1].

(安永裕司)

参考文献
1) 久保俊一,菅野伸彦(編):特発性大腿骨頭壊死症.金芳堂,2010.

第3章 股関節・骨盤部の臨床診断各論

2. 骨軟部腫瘍（転移性）

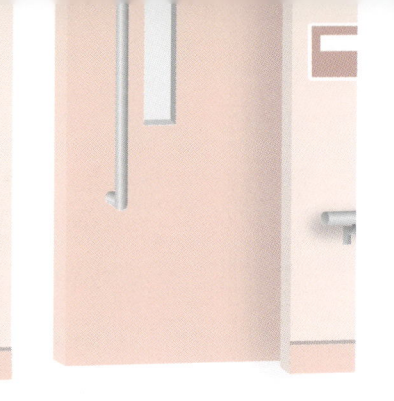

問診（臨床経過）

60歳男性．2週前に左下肢で踏ん張った後より荷重時の左大腿部痛が出現した．
疼痛徐々に増悪するため当科受診となった．

> **ポイント**
> 中高年者が軽微な外傷により疼痛が持続する場合，病的骨折などの腫瘍性病変を疑うことが必要であり，既往歴を詳しく聴取する．また，徐々に疼痛が増悪する場合や安静時痛がある場合も腫瘍性病変を疑う．

問診（既往歴）

4年前に右腎細胞癌にて鏡視下右腎摘出術を施行され，腹部CTなどのフォローにより再発はないと説明されていた．

> **ポイント**
> 本人がきちんと理解している場合はよいが，子宮癌や胃癌の場合，子宮筋腫や胃潰瘍と説明されている場合もあり，家族からの聴取も必要である．

身体所見

股関節に腫脹・熱感はなかったが軽度の圧痛，内外旋での疼痛，大転子の叩打痛を認めた．

検査手順のプランニング

X線検査は両股関節の2方向撮影を行った．左転子部の骨透亮像を認めた（**図1**）．側面像で広範な皮質骨の欠損（cookie-bite appearance：腎癌や肝癌で多く認められる）を認めたため緊急CTを依頼し，広範な皮質骨欠損と軟部組織への進展疑いを確認した（**図2**）．Mirelsの病的骨折予測表[1]より切迫病的骨折と診断し，血液検査を施行した．また軟部組織への進展を把握するためMRI，他の転移病変を把握するため骨シンチグラフィ，胸腹部CTをオーダーした．

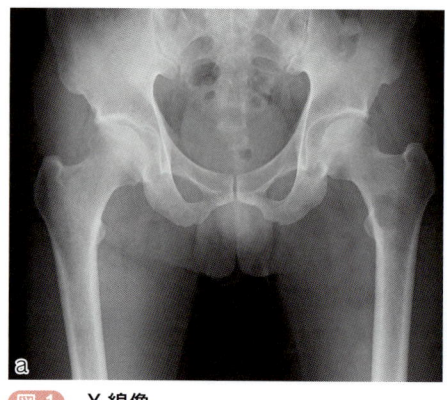

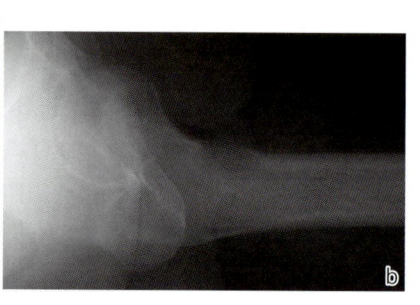

図1 X線像
a：正面像．左大腿骨転子部に骨透亮像を認めた．
b：側面像．広範な皮質骨の欠損 cookie-bite appearance を認めた．

2. 骨軟部腫瘍（転移性）

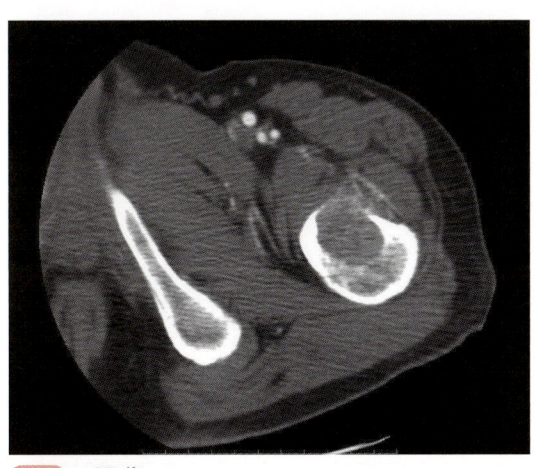

図2　CT像
皮質骨欠損と軟部組織への進展を認める．

> **ポイント**　股関節痛を訴える転移性腫瘍の場合，骨盤側に病変を認めることも多く必ず広い範囲でX線検査を行う．また皮質病変の有無・程度を把握するためにも2方向で撮影する．X線検査にて皮質病変を認めた場合は病的骨折の危険性を把握するため早期にCTを撮影するのが望ましい．当日にCTが撮れない場合もMirelsの病的骨折予測表を使用し判断する．X線検査にて病変を認めないが，所見・病歴より転移性腫瘍を疑う場合にはMRIや骨シンチグラフィをオーダーする．しかし，早期の転移や多発性骨髄腫，急速な骨破壊のみを呈する肝癌や腎癌などでは偽陰性を示すことがあるので注意が必要である．また癌の既往があってもその転移と決めつけず，画像検査や腫瘍マーカー検査を適宜追加する必要がある．

診断と患者への説明

X線検査と既往より転移性骨腫瘍を強く疑ったため，CTを撮影している間に家族に患者への告知の承諾を得た．患者・家族へ転移性骨腫瘍を疑うため，種々の検査や骨生検をできるだけ早期に行うことが必要なことを説明した．また病的骨折を生じる可能性が高いため免荷が必要なこと，免荷をしていても骨折することがあることを説明した．

> **ポイント**　告知を希望しない家族がいるので，患者への説明の前に必ず家族と話をすることが重要である．しかし多発の転移や全身状態が悪いなどの治療困難な場合を除くと，患者への告知なしに今後の検査・治療をすることは困難であるため家族を説得することは必要である．病的骨折の危険性はきちんとしないと，病識の低さから早期に骨折したり疼痛が軽減したため後日の検査に来ない患者などもいる．また，免荷を守ってはいたが，あぐらや正座をして骨折を生じる例もあるため細かい指導が必要である．

本症例の確定診断

MRIにて骨外への進展，周囲の反応は軽度であった．針生検を施行し病理にて腎癌の転移との結果であった．片桐の予後予測因子[2]にて2点，徳橋の長管骨骨転移に対する術前重症度判定基準[3] 8点より予想予後1年以上と診断し，局所根治手術として腫瘍用人工骨頭置換術を施行した．

> **ポイント**　できるだけ早期に確定診断をつけ治療を行う．治療決定のため予測予後が必要である．分子標的薬などの進歩により予後は伸びる傾向にあり原発巣別に対応すべきである．

（坂本武郎）

参考文献

1) Mirels H：Metastatic disease in long bones. A proposed scoring system for diagnosing impending pathologic fractures. Clin Orthop, 249：256-264, 1989.
2) 片桐浩久, 高橋 満, 高木辰哉：転移性骨腫瘍に対する治療体系―原発巣検索手順と予後予測に対する戦略―. 関節外科, 22：46-54, 2003.
3) 徳橋泰明, 松崎浩巳, 小田 博他：転移性骨腫瘍の手術適応と予後予測. 骨・関節・靱帯, 17：452-459, 2004.

3. 変形性股関節症

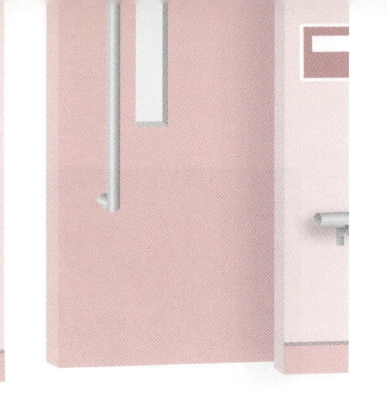

問診（臨床経過）

40歳女性．数年前より歩行時の右股関節前面の軽度の疼痛を自覚していたが，しだいに増強したため受診した．生下時および小児期に股関節疾患の既往はない．

> **ポイント** 股関節前面すなわち鼠径部痛は，股関節疾患の特徴的な症状である．鼠径部周囲の知覚神経は変性をきたしにくい上位腰椎の神経根の支配領域であるため，鼠径部痛は腰椎疾患との鑑別に重要である．
> 疼痛の発症様式により，急性疾患と慢性疾患を鑑別できる．急性発症の場合には，大腿骨近位部骨折，化膿性股関節炎，急性破壊型股関節症などを考慮する．
> わが国では壮年期の女性で慢性の股関節部痛を生じる疾患は，寛骨臼形成不全に起因する二次性変形性股関節症が最も多い[1]．

視診

歩容は正常であり，跛行はない．

> **ポイント** 疼痛が高度な場合には，患肢の接地時間が短くなる疼痛回避跛行（antalgic gait）を呈する．高度な寛骨臼形成不全があると中殿筋不全による軟性墜下性跛行（Trendelenburg 跛行）を呈する．脚長差があれば，硬性墜下性跛行を呈する．

身体所見

身長 158 cm，体重 56 kg，BMI 22.4．右股関節の可動域は保たれていたが，Scarpa 三角に圧痛を認め，Patrick テスト陽性．脚長差なし．右大腿周囲径は健側に比して，5 mm 短縮．徒手筋力テストで，外転筋力は "4" であった．

> **ポイント** 寛骨臼形成不全に起因する二次性変形性股関節症の初期までの病期では，著明な可動域制限や筋力低下は認めないことが多い．

画像所見

両股関節の X 線正面像（図1）において，両股関節に CE 角 10°の寛骨臼形成不全を認めた．荷重部の関節裂隙の狭小化はないが，右股関節の臼縁には骨嚢包を認め，内側関節裂隙は左側に比してわずかに拡大していた．右股関節外転位正面像（図2）において内側関節裂隙は減少し，骨頭の内方化を認めた．

> **ポイント** 寛骨臼形成不全を有する股関節では，臼縁への荷重負荷の増大により，まず関節唇の断裂・変性が生じて，疼痛が出現し，さらに関節唇に連続する関節軟骨の変性へとつながる．X 線正面像では，骨頭が外上方への移動するために，内側関節裂隙が拡大し，外転位では骨頭が内方化して内側関節裂隙は減少する．これらの所見は，関節不安定性を示している．大腿骨寛骨臼インピンジメント femoroacetabular impingement（FAI）においても impingement により関節唇の断裂は生じるが，寛骨臼形成不全における断裂とは病態は異なることを留意すべきである．
> 寛骨臼形成不全の関節前方の被覆を評価するためには false profile 像[2]が有用である．
> 関節唇の断裂・変性は，関節造影や MRI 検査で評価できる．

図1　両股関節X線正面像

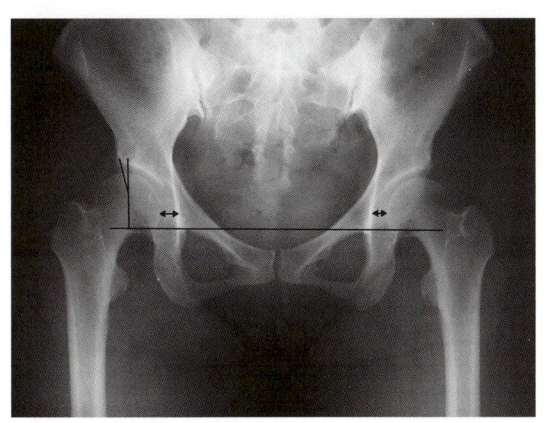

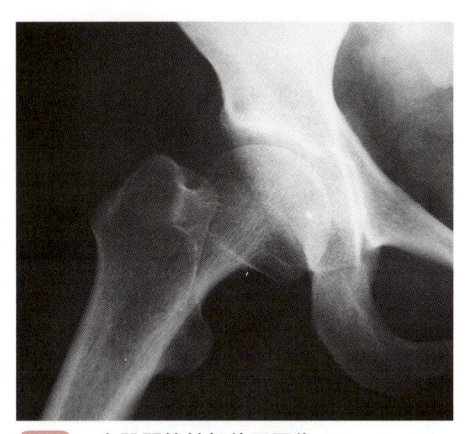

図2　右股関節外転位正面像

診断および今後の治療計画

　身体所見ならびに画像所見より，寛骨臼形成不全に起因する右二次性変形性股関節症で，病期は初期と診断した．関節不安定性が認められるが，まずは長時間の歩行を避けるなどの日常生活動作の指導，外転筋力強化の指導および疼痛の程度により消炎鎮痛剤の投与を行って経過観察とし，次回は2〜3ヵ月後に受診を勧めた．

> **ポイント**
> 　保存的療法によっても疼痛の軽減が見られない場合，X線上，関節不安定性や関節症性変化が増強する場合には，寛骨臼回転骨切り術などにより関節の不安定性を是正すべきである．
> 　進行期や末期変形性股関節症においては，年齢や症状を考慮して人工股関節置換術の適応となる．

（安永裕司）

参考文献

1) 日本整形外科学会診療ガイドライン委員会，変形性股関節症ガイドライン策定委員会編：変形性股関節症診療ガイドライン．南光堂，2008.
2) Lequesne M, Morvan G：Description of the potential of an arthrometer for standard and reduced radiographs suitable to measurement of angles and segments of hip, knee, foot and joint space widths. Joint Bone Spine, 69：282-292, 2002.

4. 大腿骨近位部骨折

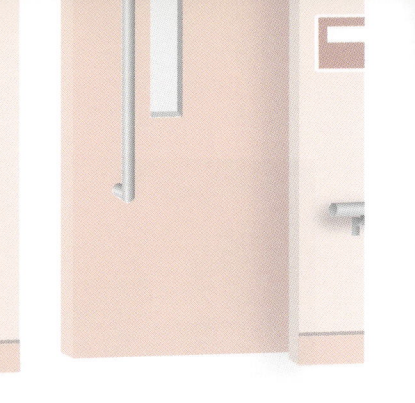

💬 問診（臨床経過）

80歳女性．自宅でつまずいて転倒し，左殿部痛で動けなくなり救急車で搬送された．

> **ポイント 高齢者の歩行不能**：救急外来に搬送という来院パターンが多い．本骨折の診断は比較的容易と思われがちだが，「高齢者」で「歩行不能」なる原因を注意深く鑑別することが重要である．

年齢：大腿骨近位部骨折は70歳以降に発生頻度が急増する骨折である．

転倒：大腿骨近位部骨折は90％が転倒で発生する．患者から転倒したことを聴き出せないこともある．「倒れている所を発見された」など転倒エピソードが明らかでない場合は注意深く診断を進める．X線検査で本骨折を認めても陳旧性骨折の可能性もある．転倒直後は歩けたが次第に股関節痛が増強してきた場合には，頚部不全骨折の可能性がある．受傷前の移動能力は治療後に目指す目標となるので，初診時に忘れずに聴取する．

> **ポイント 意識状態**：来院時に意識消失があれば頭部外傷や脳卒中など他疾患の鑑別を優先する．
>
> **来院形態**：歩行できなくなるのでほとんどが担送あるいは車椅子で来院となる．Garden I, II 型，骨頭が嵌入する Garden III 型の頚部骨折では，荷重痛はあるが歩行できることもある．

👁 視診

呼びかけには応答するが，痛みが強く左下肢は伸展，外旋位のまま動かさない．

🔍 身体所見

患部局所の腫れはなく，膝関節以下の運動機能，感覚は維持されている．

> **ポイント 運動麻痺**：痛みのため患肢を動かさないことが多いが，運動麻痺があるのかどうかを確認する．運動麻痺が片側上下肢にあれば脳卒中，下肢のみであれば椎間板ヘルニア，両下肢であれば椎体破裂骨折などを疑う．片麻痺患者では麻痺側に近位部骨折を発生することが多い．骨折後は下肢を外旋位にするので，腓骨神経麻痺を合併しやすいので注意する．

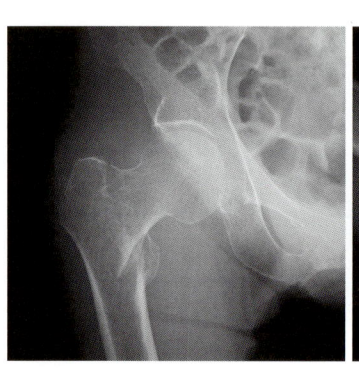

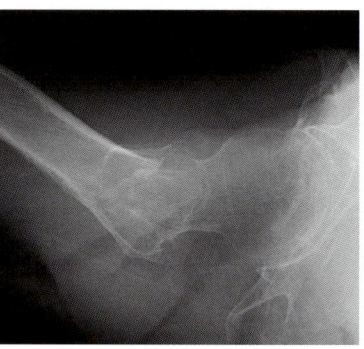

図1 初診時X線画像（80歳女性）
右大腿骨転子部骨折を認める．

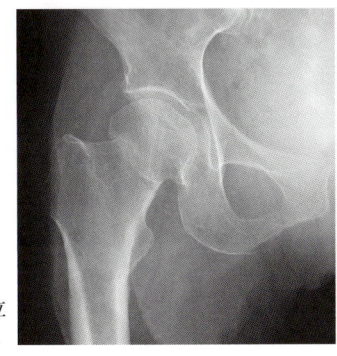

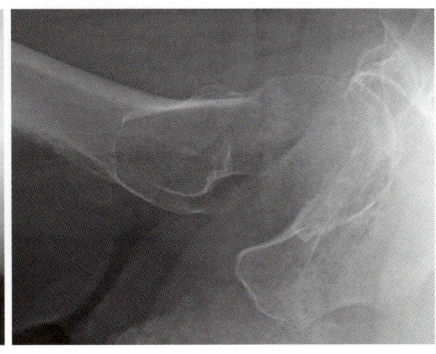

図2 初診時X線画像
（75歳女性）
頚部骨折 Garden Ⅲ型．骨頭の偏位が少ない．骨接合術の適応となる．

診察室での検査

患肢は外旋位で動かすと痛みが著しく，患肢を支えても膝立てが困難であった．Scarpa三角部に痛みはあるが，著しい圧痛点は認めなかった．

> **ポイント**
> 恥坐骨骨折，大転子骨折やGardenⅠ，Ⅱ型，骨頭が嵌入するGardenⅢ型の頚部骨折では，患肢を支えれば疼痛はあるが患肢を自分で動かすことができる．恥坐骨骨折，大転子骨折は骨折部に圧痛を認めるのが特徴である．

検査手順のプランニング

X線検査は両股関節正面と患肢軸写を行った．大腿骨近位部骨折を疑ったので同時に胸部X線撮影，心電図，血液尿検査などの術前検査を行った．

> **ポイント**
> 股関節X線検査時には痛みがあっても患肢を正中位にして撮影するよう指示する．外旋位のX線検査では骨折が正確に評価できないことがある．不全骨折を疑う場合はMR検査を行う．
> 本骨折は早急に診断して手術を行い，リハビリを開始することが重要である．本骨折を疑う場合にはあらかじめ手術を想定して，術前検査も同時に行うとよい（当日手術ができる施設では初診時より絶飲食を指示し手術に備えるとよい）．

本症例の確定診断

X線検査の結果と患肢の痛みなどの身体所見により本骨折と診断，手術のリスクが著しく高くなる合併症はなかった．患者と家族には手術療法と保存療法があること，手術リスクについて説明した．受傷前の歩行機能をなるべく維持したいという希望があったので，早急に手術を行った．

> **ポイント**
> X線検査で転子部骨折か頚部骨折かを判断し，骨接合術にするか人工骨頭置換術にするかを決める．手術を決める前に必ず術者が患者を診察することが重要である．陳旧性骨折では骨折があっても痛みが強くない．手術の適応を決めるにあたって患者の受傷前の歩行状態が重要である．歩行機能は手術を行っても同じレベルを維持できるか，一段階低下することをふまえて患者あるいは家族と相談し治療法を決定する．術後は長期間のリハビリと骨粗鬆症治療が必要なことも説明する．全身合併症などで手術リスクが高い場合や歩行レベルが著しく低い場合などは保存療法になることもあるが，その場合もヒップサポーターなどを装着して早期離床させ，合併症の回避に努めることが重要である．

（森　諭史）

参考文献

1) 日本整形外科学会診療ガイドライン委員会　大腿骨頚部/転子部骨折診療ガイドライン委員会（編）：大腿骨頚部/転子部骨折診療ガイドライン，南江堂，2006．
2) Schilcher J, Michaelsson K, Aspenburg P：Bisphosphonate use and atypical fractures of the femoral shaft. NEJM, 364（18）：1728-1737, 2011.
3) Kwek E, Goh S, et al.：An emerging pattern of subtrochanteric stress fractures：a long term complication of alrendronate therapy？ Injury, 39：224-231, 2008.

第3章 股関節・骨盤部の臨床診断各論

5. 非定型大腿骨骨折

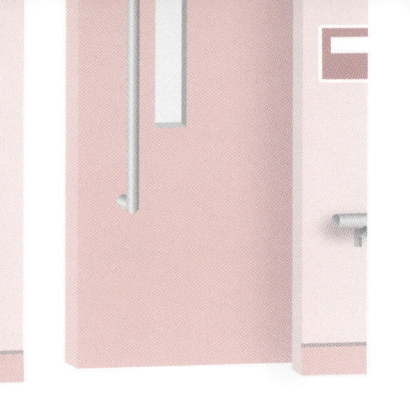

問診（臨床経過）

70歳女性．2ヵ月前より起居動作時に右大腿部の痛みを感じていたが，歩行時に痛みがないので放置していた．自宅の風呂場でズボンを脱ごうとしてバランスをくずしたときに，右股関節に激痛が走り，動けなくなり救急車で搬送された．

既往歴：サルコイドーシス（62歳発症）

内服薬：プレドニゾロン 10 mg/日，ビスホスホネート製剤を8年間服用

> **ポイント**
> 通常の大腿骨近位部骨折とは異なる点は，1) 骨折前から前駆症状 (prodroma) があったこと，2) 転倒して骨折したのではなく骨折して倒れたことである．骨折時の状況から，骨折時に一時的意識消失がなかったか，その原因となる脳神経系や循環器系の合併症がないかを注意深く問診する．非定型大腿骨骨折患者の30%がビスホスホネート投与と関連し，投与期間が長いほど発症しやすいとの報告があるので，使用していた骨粗鬆症治療薬の種類と投与期間を詳しく聴取する．

視診　身体所見

右大腿部には軽度の腫脹，圧痛を認め，患肢は外旋位，痛みで動かすことができない．意識は清明で上下肢に麻痺症状はない．

> **ポイント**
> 大腿骨近位部骨折とほぼ同様の身体所見であるが，骨折部が大腿骨転子下から骨幹部にかけてなので，大腿部の腫れと痛みを認めることもある．診察で麻痺症状がないかをチェックする．本骨折では痛みのため下肢を動かすことができないが，足関節以下の自動運動は可能である．

検査手順のプランニング

X線検査は両股関節正面と患肢軸写，両側の大腿骨の2方向撮影を行った．大腿骨近位部骨折を疑ったので同時に胸部X線撮影，心電図，血液尿検査などの術前検査を行った．

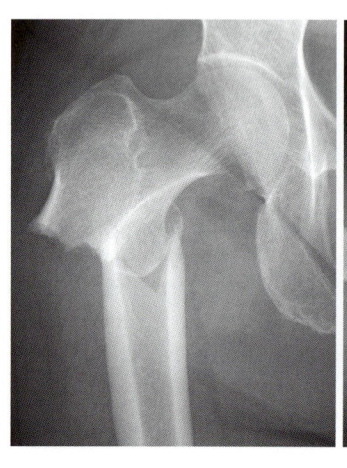

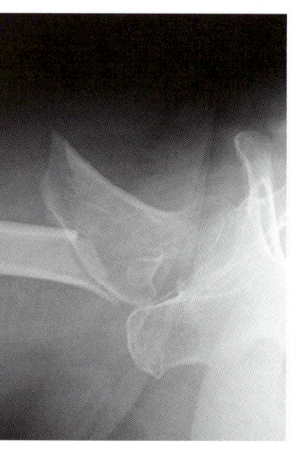

図1 70歳女性　受傷時右大腿骨X線画像（正面，軸写）
風呂場でズボンを脱ごうとしてバランスをくずし，右股関節に激痛．

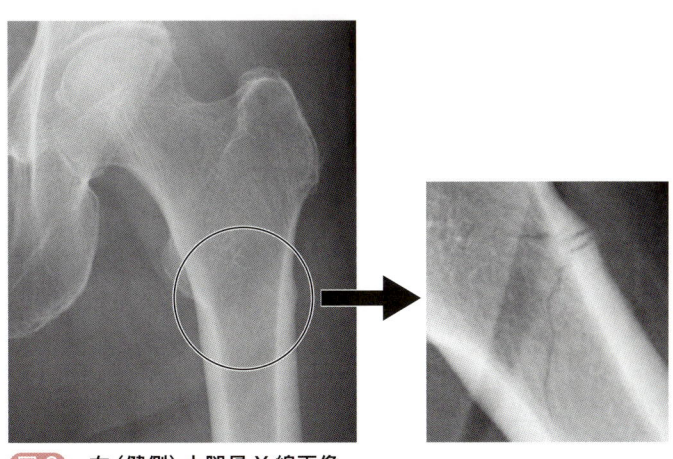

図2 左(健側)大腿骨 X 線画像
外側皮質骨の肥厚と骨折線を認める.

> **ポイント**
> X 線検査では撮影時に痛みがあっても患肢を正中位にして撮影することが, 診断, 治療計画を作成するうえでも重要である. 本骨折では両側の大腿骨全長を撮影することがポイントである. 非定型大腿骨骨折の特徴は, 1) 横骨折, 2) 内側にスパイクを認める, 3) 皮質骨の肥厚である. 健側の大腿骨にも皮質骨肥厚や不全骨折線など同様の所見を認めることがある. 大腿過前弯は非定型骨折のリスクの一つと考えられている. 髄内釘で骨接合する場合には, 髄内釘が大腿骨の前弯にフィットするか術前に確認しておく必要がある.

> **ポイント**
> 非定型骨折は骨吸収が過度に抑制されるための骨疲労により発生する, マイクロダメージを修復できず発生する疲労性骨折である. その原因として骨吸収抑制剤の長期投与や大腿骨の過前弯などのリスクが挙げられる. ビスホスホネート製剤などの長期間内服歴があれば, ただちに中止して, 骨形成促進剤であるテリパラチドを使用することで骨癒合不全を防止する. 本骨折では健側の大腿骨, 他の部位での発生を鑑別しなければならない. 健側大腿骨の X 線検査はもちろんのこと, 骨シンチグラフィで全身骨の検査を行うことをお勧めする. 同時に骨密度検査, 脊椎 X 線検査, 骨代謝マーカー検査を行い, 骨粗鬆症の重症度の判定を行って, 適切な薬物治療計画を立てることも重要である.

本症例の確定診断

骨折発生前の前駆症状, X 線検査で転子下のスパイクを有する横骨折, ビスホスホネート製剤の長期間服用歴があることから非定型大腿骨骨折と診断した. 骨折部の転位が大きいので保存的治療が困難なこと, 早期の歩行機能を回復させることが望まれることから手術的治療が必要であること, ビスホスホネート製剤を中止しテリパラチドの治療を開始した.

(森 諭史)

参考文献

1) 日本整形外科学会骨粗鬆症委員会:委員会報告 非定型大腿骨骨折例調査結果. 日整会誌, 85:879-884, 2011.

6. 化膿性股関節炎

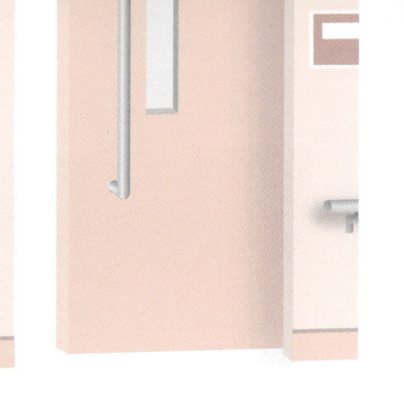

問診（臨床経過）

73歳男性．2週前より右股関節痛が出現したが自制内のため放置．1週前39度台の発熱が起こり，近医で尿路感染症の診断にて内服抗菌薬投与を行ったが解熱を認めず，また右股関節痛増悪のため歩行困難となり当院を受診した．

他の関節を含め関節痛の既往はなし．糖尿病にて内服加療中だがコントロール良好とのことであった．

> **ポイント** 発熱を伴う強い股関節痛を呈する場合，鑑別すべき疾患は化膿性股関節炎，偽痛風などの結晶誘発性の関節炎である．化膿性関節炎では通常比較的緩徐な経過をたどり，結晶誘発性関節炎の場合は1日以内に疼痛が増悪することが多い．
> また化膿性股関節炎のリスク因子として糖尿病や関節リウマチが併存，関節内注射の既往，免疫を抑制する薬剤の使用，皮膚炎，アルコール乱用などがあるので確認することが必要である．
> 結晶誘発性関節炎の場合は，他の関節に同様の症状を経験したことがある可能性がある．

身体所見

安静時痛を認めた．股関節に明らかな発赤・腫脹はなかったが，軽度の熱感と圧痛を認めた．疼痛による可動域制限を認めた．

> **ポイント** 化膿性股関節炎と結晶誘発性関節炎の局所所見は類似している．関節痛，関節の腫脹，熱感，関節の可動域制限が主な症状である．高齢者では熱が出ないことも多いので注意が必要である．膝関節の場合と違い，強い発赤や腫脹は認めないことが多い．

検査手順のプランニング

X線検査は両股関節の2方向撮影を行い骨折や骨融解像，石灰化，関節症性変化も認めなかった．血液検査を施行し，CRPの上昇を認めた．血糖値も高値であった．化膿性股関節炎を疑い緊急MRIを撮影し股関節内の液体貯留を認めた（**図1**）．関節穿刺を施行し黄白色混濁した関節液12 mLが得られ，鏡検，培養，結晶の同定検査を提出した．また血液培養も提出した．

> **ポイント** 経過が長い例ではX線検査で骨融解像や関節裂隙の狭小化（短期間で進行する）を認めることがある．関節液の貯留，関節外への波及を確認するためにMRIが必要であるが，当日に撮影することが困難な施設も多い．その場合は超音波検査にて確認する．関節液の貯留を認めたらただちに穿刺すべきである．化膿性股関節炎と結晶誘発性関節炎の両者ともCRPは上昇する．白血球の上昇と分画が鑑別に有用との意見もある．培養検査には日数を要し，結晶同定検査にも数日かかる施設も多い．そのためグラム染色による塗抹検査が必須である．また培養検査が陰性でも血液培養で陽性になることがあるので，必ず抗菌薬投与前に検査すべきである．結晶誘発性関節炎はX線写真で石灰化を指摘できると診断の助けになる場合があるが，関節液内の結晶を認めるまでは鑑別ができない．
> 血液検査でのプロカルシトニンの上昇は，化膿性関節炎を強く疑わせる所見である[1]．

6. 化膿性股関節炎

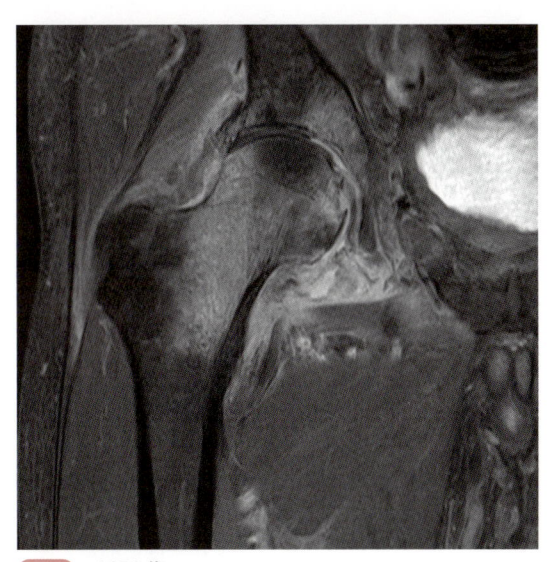

図1 MRI像
股関節内の液体の貯留, 周囲への炎症の波及を認める.

本症例の確定診断

グラム染色塗抹検査にてグラム陽性球菌を認めプロカルシトニンも陽性であったため, 化膿性股関節炎と診断し, 入院指示しメロペン®の点滴投与開始, 切開関節内洗浄を施行した. 培養結果は黄色ブドウ球菌であった.

> **ポイント**
> 化膿性関節炎は① 関節に細菌 (＋), ② 血培 (＋), ③ 典型症状＋混濁関節液, ④ 病理所見の4つのうち1つが一致した場合に確定診断となるとされている[2]. しかし, 当日のグラム染色では陰性となることも多く, そのときは数日かかる培養検査の結果を待たないといけない場合が多い. またすでに抗菌薬が投与さている場合など培養でも陰性に出ることも多い. 化膿性股関節炎と結晶誘発性関節炎の鑑別が困難な場合に, 抗菌薬未投与例はNSAIDsとの併用投与にて慎重に経過をみてもいいが, 合併症などから化膿性関節炎の疑いが強い場合には, 化膿性股関節炎と仮診断し, 患者へ早期処置の必要性を説明したうえで早期の処置も必要と考える.

人工股関節, 人工骨頭術後患者の場合

> **ポイント**
> これらの患者の場合, より化膿性股関節炎の可能性は高くなる. また難治性のことも多く, より早期の処置が必要となる. しかしMRIなどの画像検査では描出困難となるため, 疑ったら穿刺することが望ましい. 逆に穿刺により感染を引き起こさないように厳密な清潔処置が必要であり, 手術室での厳重な無菌操作が望ましい[3].

(坂本武郎)

参考文献

1) Hügle T, Schuetz P, Mueller B, et al.：Serum procalcitonin for discrimination between septic and nonseptic arthritis. Clin Exp Rheumatol, 26 (3)：453-456, 2008.
2) Mathews CJ, Weston VC, Jones A, et al.：Bacterial septic arthritis in adults. Lancet, 375 (9717)：846-855, 2010.
3) 坂本武郎：人工関節置換術後の感染. 関節外科, 31：4月増刊号, 80-81, 2012.

第3章 股関節・骨盤部の臨床診断各論

7. 関節リウマチ

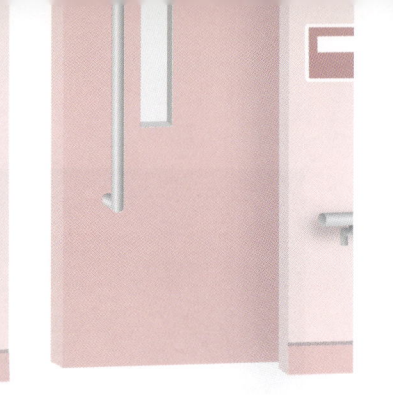

問診（臨床経過）

48歳女性．約3年前に手指のこわばりが出現し，近医内科にて関節リウマチの診断を受けメトトレキサートを処方されていた．1ヵ月前より特に誘引なく右股関節痛が出現し，徐々に増強し当科を受診した．

> **ポイント**
> 股関節痛を認める疾患としては，変形性股関節症が最も頻度が高いが，特発性大腿骨頭壊死症，急速破壊型股関節症，関節リウマチ，一過性大腿骨萎縮症，大腿骨頭軟骨下脆弱骨折，などが鑑別に挙げられる．本症例は約3年前に手指のこわばりが出現し関節リウマチの診断を受けており，関節リウマチによる股関節症の可能性も視野に入れて検査を進める必要がある．

視診

歩行は著明な右疼痛回避性跛行を呈する．片脚起立はかろうじて可能でTrendelenburgテストは陰性である．股関節周囲に明らかな腫脹，熱感，発赤は認めないが，右大腿部の軽度の筋萎縮を認める．

身体所見

Scarpa三角に圧痛を認め，可動域の制限を認め特に内外旋制限が著明である．Patrickテストも陽性である．右肘関節において軽度の腫脹，熱感，可動域制限を認める．左手関節に軽度の熱感，腫脹，可動域制限を認めた．右中指においてMP関節の基節骨は掌側に脱臼している．

> **ポイント**
> 右疼痛回避性跛行を認め右股関節に，Scarpa三角の圧痛，可動域の制限，Patrickテスト陽性所見などが認められるが，特異的所見は認められなかった．症例は右肘関節，両手指のPIP関節と両手関節を中心とする腫脹を認めており関節リウマチによる股関節症を視野に入れた検索が必要になる．
> 関節リウマチを疑う場合，上肢では肩関節，肘関節，手指の関節など，下肢では膝関節，足関節や足部の関節炎や変形を検索することが必要である．

検査手順

X線検査は両股関節2方向，両肘2方向，両手2方向の撮影を行った．また，血液検査で通常の末血・生化学検査に加え，反応性蛋白（CRP），RF，抗CCP（cyclic citrullinated peptid）抗体，MMP-3，血沈の測定を行った．さらに化膿性股関節炎を否定するため関節穿刺を行い塗抹・培養検査に提出した．

1. X線所見

右股関節は著明な関節裂隙の狭小化と股関節周囲の骨萎縮を認める．軽度の骨頭の扁平化と輪郭の不正像を認めるが，軟骨下骨の骨硬化は軽度にとどまり，骨棘の形成などの変化は認められない（図1a）．

右肘関節は腕橈・腕尺関節ともに関節裂隙の狭小化を認め（図1b），左手関節の関節裂隙の狭小化と骨びらん，右中指MP関節の掌側脱臼を認めた（図1c）．

2. 血液検査

白血球数は軽度上昇していたが，分画の異常は

図1 右股関節正面X線像（a），両肘関節X線像（b），両手X線像（c）
a：右股関節は全体的な関節裂隙の狭小化と股関節周囲の骨萎縮を認める．
b：右肘関節に腕橈・腕尺関節ともに関節裂隙の狭小化を認めた．
c：左手関節の関節裂隙の狭小化と骨びらん，右中指MP関節の掌側脱臼を認めた．

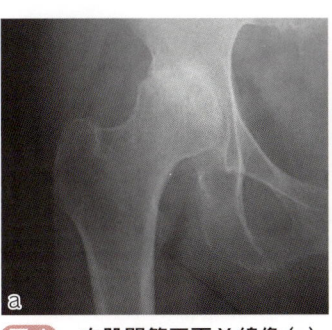

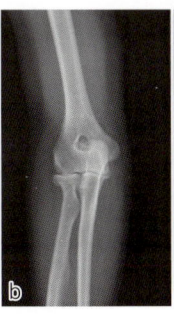

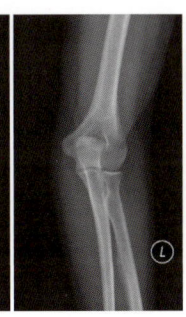

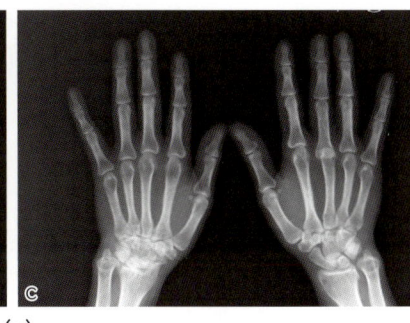

表1 米国リウマチ学会（ACR）による改訂分類基準（1987）

1. 1時間以上の朝のこわばりが，少なくとも6週間以上あること
2. 3ヵ所以上の関節腫脹が，少なくとも6週間以上あること
3. 手関節，中手指節間（MCP）関節，または近位指節間（PIP）関節の腫脹が，少なくとも6週間以上あること
4. 対称性関節腫脹が，少なくとも6週間以上あること
5. RAに典型的な，骨びらんあるいは明確な骨脱灰像を含む手のX線所見
6. リウマトイド結節（皮下結節）
7. 健常人の5％以下が陽性となる方法での血清リウマトイド因子

（7項目中4項目以上を満たせばRAと診断）

認めなかった．CRPは1.2 mg/dLと上昇，RF 11.1 IU/mL，抗CCP抗体48.2 U/mLと高値陽性であった．MMP-3は75.3 ng/mLと上昇，血沈は正常範囲であった．

3．塗抹・培養検査

細菌は検出されなかった．

> **ポイント** X線所見として関節リウマチに伴う関節症は基礎疾患のない変形性股関節症で認められるような軟骨下骨の硬化，骨棘などの骨増殖性変化は乏しく，関節裂隙の狭小化，軟骨下骨の不整像を主体とする変化を認める場合，関節リウマチを疑う．関節リウマチによる股関節症が進行するとパンヌスが軟骨下骨に浸潤し，骨頭の骨萎縮をきたし骨頭が上方へ偏位する症例もある．さらに，骨頭が骨盤内へ偏位し臼底突出をきたすと機能障害の程度も強く治療に難渋する症例も多い．
> 血液所見では炎症を反映し白血球増加，血小板増加，CRP上昇，赤血球沈降速度亢進が認められることが多い．リウマトイド因子（リウマチ因子，RF，RAテスト，RAPA，RAHA），抗CCP抗体

の陽性率が高く[1]，欧米では双方を組み合わせて診断基準に用いられている．リウマトイド因子の感度は73％，特異度は74％，抗CCP抗体の感度は77％，特異度は94％といわれている．また，関節破壊の指標としてMMP-3が用いられる．

本症例の確定診断

旧基準の米国リウマチ学会分類基準で7項目中5項目を満たし，The 2010 ACR/EULAR classification criteria（分類基準）で7点，さらに股関節のX線所見で関節裂隙の狭小化と骨萎縮を認め，軟骨下骨の骨硬化，骨棘の形成などの増殖性の変化に乏しいことなどから，関節リウマチの股関節罹患を強く疑った．4ヵ月後に症状がさらに増強し左人工股関節全置換術を施行したが，関節軟骨は消失し関節面にパンヌスの浸潤を認めており，診断が確定した．

表2 ACR/EULAR による RA の分類基準（2010）

A. 関節病変（圧痛または腫脹関節数）		
大関節	1個以下	0点
大関節	2～10個以下	1点
小関節	1～3個	2点
小関節	4～10個	3点
小関節を含む関節	10個以上	5点
B. 血清学的因子		
RF，抗CCP抗体	両方陰性	0点
どちらかが低値陽性（正常の3倍以上）		2点
どちらかが高値陽性（正常の3倍以上）		3点
C. 滑膜炎持続期間		
6週間未満		0点
6週間以上		1点
D. 急性炎症反応		
CRP，赤沈値がともに正常		0点
CRP，または赤沈値が異常		1点

大関節；足，膝，股，肘，肩の計10関節，小関節：MTP，IP，MCP（Ⅱ～Ⅴ指），PIP，手関節の計30関節（手関節は小関節，第1MCPは含まれない）
1関節以上の腫脹があり，RA以外の疾患を鑑別
各項目の合計6点以上をRAとする．

ポイント

旧来より，米国リウマチ学会（ACR）分類基準（1987年）（**表1**）が用いられていたが，近年では抗サイトカイン療法など強力な抗リウマチ薬の登場により，早期からの治療が行われるようになったのを受け早期診断のため，2010年に改訂され The 2010 ACR/EULAR classification criteria が発表された（**表2**）[2]．股関節のX線所見として，関節裂隙の全周性の狭小化，骨硬化や骨棘など増殖性変化の欠如などRAの特徴とされ，変形性股関節症，急速破壊型関節症，感染性関節炎，神経障害性関節症などとの鑑別を要する．関節リウマチの診断基準を満たし特徴的なX線所見を認めること，さらには術中所見でのパンヌスの増生や病理組織診断で確定診断される．

（宍戸孝明）

参考文献

1) 浅沼浩子，宮脇昌二，西山進他：関節リウマチ（RA）の診断における anti-cyclic citrullinated peptide antibody（抗CCP抗体）の有用性に関する検討．医学検査，56：879-886，2007．
2) Aletaha D, Neogi T, Sikiman AJ, et al.：2010 Rheumatoid arthritis classification criteria：an American College of Rheumatology/Europeans League Against Rheumatism collaborative initiative. Arthritis Rheum,：62：2569-2581, 2010．

II編　膝関節・下腿部

第1章
膝関節・下腿部の解剖とバイオメカニクス

第1章 膝関節・下腿部の解剖とバイオメカニクス

解剖と機能

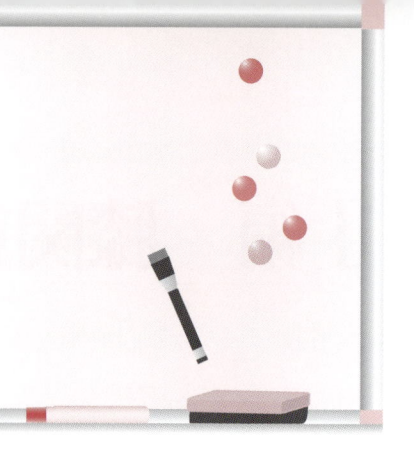

I. 表面・基本解剖

1. 膝関節

　膝関節を構成する骨は大腿骨，脛骨，膝蓋骨である．外観上まず確認できるのは前方の膝蓋骨の輪郭である（**図1a**）．膝蓋骨は近位では大腿四頭筋腱，遠位では膝蓋腱から脛骨粗面にいたる膝伸展機構に含まれる種子骨である．膝蓋骨下端のやや遠位が大腿骨・脛骨の関節裂隙のレベルとなる．関節裂隙は，膝伸展位よりも，約90°の屈曲位とするほうが同定（触知）しやすい．膝蓋骨のほぼ中央のレベルで後方に向かうと，内外側に隆起してみえる骨は，大腿骨の内側上顆，外側上顆であり，内外側の側副靱帯は同部に付着部をもつ．外側では皮下に縦走する腸脛靱帯とその後方の大腿二頭筋腱が触知できる（**図1b**）．

　後方から観察すると，内外側皮下に縦走する索状の構造は，内・外側の膝屈筋（ハムストリング）腱である．内側は半膜様筋腱，半腱様筋腱，薄筋腱などの複数の腱が並行して走行するが，外側には大腿二頭筋腱のみが存在する（**図1c**）．屈筋腱の正中側には，内外側腓腹筋が下腿後面から大腿骨内外側の後顆近位に付着する．後方から見てその正中の窪みは膝窩部であり，同部の深層には，膝窩動静脈，脛骨神経からなる神経・血管束が縦走する．

2. 下腿部

　下腿を前面から見ると，正中の脛骨稜を境に，内前側と外前側に分かれる．内前側では皮下組織の直下に脛骨が存在する．一方外前側には，前脛

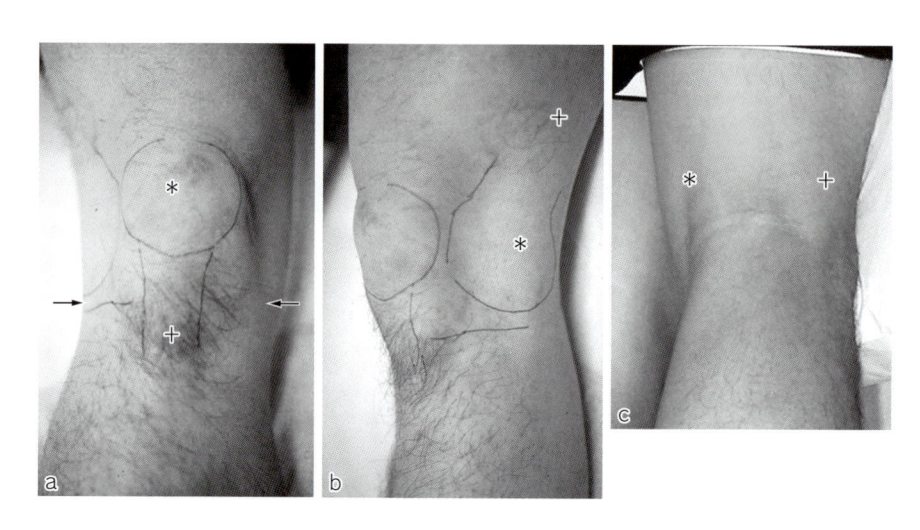

図1 膝関節前面（a），外側（b），後面（c）の外観（右膝）
a：膝蓋骨（*），脛骨粗面（+），内・外側関節裂隙（→←）
b：大腿骨外側上顆（*），腸脛靱帯（+）
c：内側ハムストリング腱（*），外側ハムストリング（大腿二頭筋）腱（+）

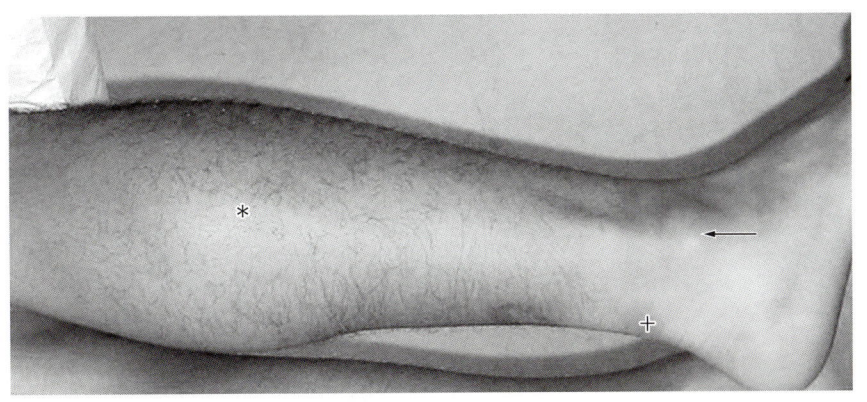

図2　下腿後外側面の外観（右下腿）
腓腹筋（＊），アキレス腱（＋），足関節外果（←）

骨筋，長趾伸筋など足関節や足趾の伸筋群が存在する．外側に向かうと，後外側に腓骨が存在する．腓骨外側皮下にはその走行に沿って，長・短腓骨筋が存在するため，体表から触知できるのは，腓骨近位端の腓骨頭付近と遠位骨幹部から外果にかけての部分のみである（図2）．下腿後面皮下には，内外側の腓腹筋，ヒラメ筋からなる下腿三頭筋が存在する．

II. 血管と神経の解剖[1]

1. 膝関節周囲

膝関節には多数動脈が分布しており，膝窩動脈より，内・外側上膝動脈，中膝動脈（十字靱帯，半月板にも供給している），内・外側下膝動脈，前・後脛骨反回動脈（前脛骨動脈から反回して分布する枝）が分岐する．前方では大腿動脈より，内側は下行膝動脈，外側は外側大腿回旋動脈下行枝が分岐し，それらが相互に吻合して動脈網をつくる．

膝関節包の神経分布は2種類の神経グループに区分されるが，1つは前方の神経グループで大腿神経，総腓骨神経，伏在神経の関節枝である．もう1つは後方の神経グループで，脛骨神経の後方関節枝と，閉鎖神経の分枝を含む．前膝部の皮膚は腰神経叢から神経支配を受け，L3とL4に由来している．大腿神経の前皮枝が近位部を，伏在神

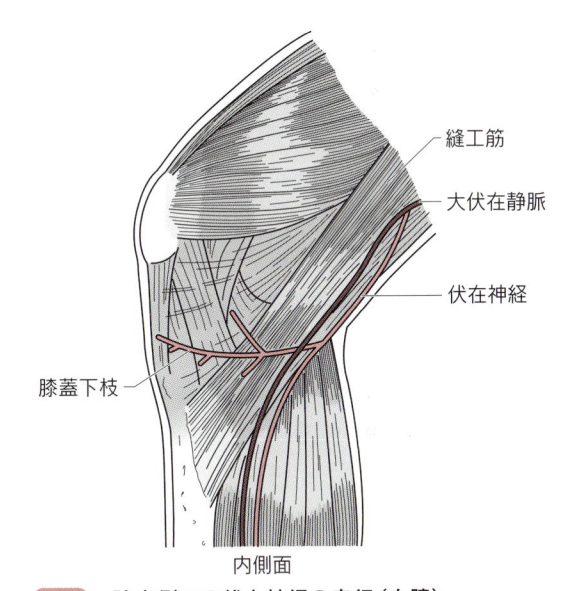

図3　膝内側での伏在神経の走行（右膝）
伏在神経は縫工筋と薄筋の間隙から皮下に現れ，下行する．膝関節内後方で膝蓋下枝が分岐し，同枝は前方に向かう．
（越智光夫専門編集：豊島良太他，最新整形外科学大系，第17巻 膝関節・大腿，p10，中山書店，2006より）

経の膝蓋下枝が遠位部を支配する．伏在神経は大腿神経の後方枝から起こり，縫工筋腱と薄筋腱間の内側深筋膜を貫通する．膝蓋下枝は伏在神経から分岐して内前方に向かい，内側関節包，膝蓋腱および前内側の皮膚に枝を出している（図3）．同神経は，術後の頑固なしびれや疼痛の原因になることがあり，注意を要する．後膝部皮膚知覚は仙骨神経叢S2に属する．主として後大腿皮神経に

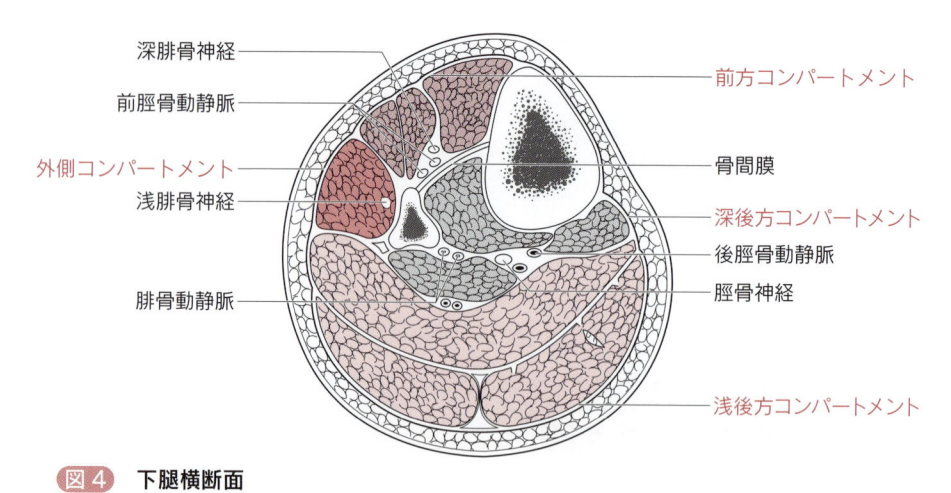

図4 下腿横断面
下腿ほぼ中央レベルでの横断面における各コンパートメントの解剖を示す．
(越智光夫，糸満盛憲専門編集：最新整形外科学大系，第8巻 手術進入法―下肢，p241，中山書店，2009 より)

よって支配される．

▶ 膝関節内組織の sensory mapping

Dye らは関節鏡視入部の皮膚・皮下組織のみ局所麻酔を行い，関節鏡視下に関節内の組織に圧迫を加えて感じられた痛みの程度を検討し，sensory mapping として発表した[2]．その結果，半月板や関節軟骨自体への圧迫で生じる痛みは軽度であったが，滑膜，脂肪体，関節包などが痛みに敏感な組織であることが明らかになった．これらの所見に基づき，たとえば半月板損傷時の痛みは，損傷した半月板そのものの痛みではなく，その周囲の滑膜炎や関節包の炎症によるものではないかと考察している．

2. 下 腿

下腿は横断面でみると，脛骨，腓骨とその間と連結する骨間膜によって前後のコンパートメントに分けられる．外前側には，足関節や足趾の伸筋群が存在し，同部の筋肉群は下腿の前方コンパートメントを形成する．この前方コンパートメントには，前脛骨動・静脈，深腓骨神経が含まれる．下腿後外側には，前述の前方コンパートメントに接して，長・短腓骨筋などからなる外側コンパートメントが存在する．後方には，深・浅の後方コンパートメントの2つの筋層が存在する．後方コンパートメント浅層には，内外側の腓腹筋，ヒラメ筋からなる下腿三頭筋，深層には足関節や足趾の屈筋群，そして後脛骨動・静脈，後脛骨神経が含まれる（図4）．

下腿に存在する組織には，腓骨動脈，前後の脛骨動脈の分枝が分布している．神経に関しては，運動神経は前・外側コンパートメントの伸筋群や腓骨筋群は腓骨神経により，また後方の屈筋群は脛骨神経によって支配される．一方，皮膚知覚については，下腿内側は伏在神経，後外側は腓腹神経の分枝がその役割を担う．

III. 機能解剖とバイオメカニクス

1. 膝関節

▶ 機能解剖

膝関節の関節包は，大腿骨・脛骨間と膝蓋骨・大腿骨間の2つの関節を含み，体内で最大の関節容量を有する（多量の関節液が貯留する場合は30〜50 mL に達する）．特に膝蓋骨近位（膝蓋上囊）と大腿骨内外顆部の側方（谷部）は容量が大きく，関節内に多量の関節液や血液が貯留した際には，この部分が膨隆し，膝蓋骨が大腿骨との関節面から浮上したかたち（膝蓋跳動と称される）となる．

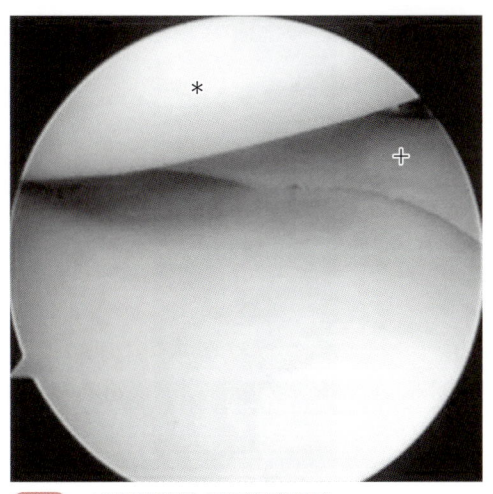

図5 正常膝関節の関節鏡所見
（右膝，内側コンパートメント）
大腿骨内顆（＊），内側半月板（＋）

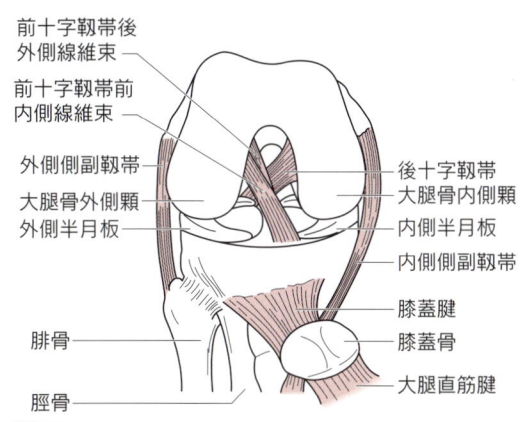

図6 膝関節に存在する靱帯と半月板の解剖（右膝）
（菊池臣一編集：中山 寛他，診療に必要な基礎知識．運動器の痛みプライマリケア 膝・大腿部の痛み，p.45，南江堂，2012）

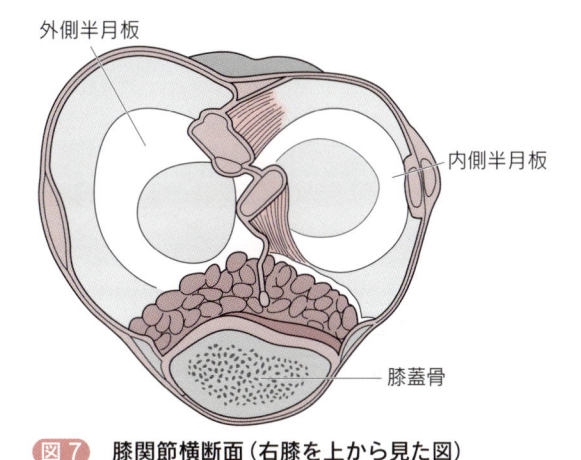

図7 膝関節横断面（右膝を上から見た図）
内側，外側の半月板は前後端（前・後根）で脛骨に付着部をもち，側方の辺縁は関節包に固定される．

　関節内では外表の関節面は2～4mmの厚みの関節軟骨（硝子軟骨からなる）に覆われている（図5）．この関節軟骨と関節内の関節液の存在により，関節運動面での低摩擦・低摩耗が達成されており，また衝撃吸収作用も有する．生物学的にみると，関節軟骨には血管は存在しないため，組織の治癒能力は乏しく，損傷や障害を受けた軟骨が，完全に元の状態に修復されることは期待し難い．

　靱帯・支持機構に関しては，内外側に存在する側副靱帯を中心とした靱帯群と，関節ほぼ正中に存在する前・後十字靱帯の4種の支持機構が存在する（図6）．これら靱帯の役割は，通常の関節運動においては，それぞれの靱帯の緊張のバランスにより，相対する骨相互間の運動を誘導することである．また強い外力が加わったときには，過剰な骨同士のずれや関節裂隙の開大を防止するという関節安定化機構としての役割もある．靱帯は，関節において相対する骨同士をつなぐ線維組織で，基本的に縦方向に密に配列するコラーゲン（大半はⅠ型）と少数の線維系細胞からなる．膝側副靱帯など関節外に存在するもの，関節包自体の一部が肥厚した関節包靱帯，膝前十字靱帯などの関節内靱帯に分類される．また靱帯組織内には，血管とともに，痛覚や深部知覚にかかわる神経終末や受容器も存在する．

　大腿骨・脛骨の間隙には線維軟骨からなる内外側半月板が存在するが，これら半月板の前後端（前・後根）は脛骨に付着部をもち，側方辺縁は関節包に付着する（図5，7）．膝関節屈伸による接触部位の移動に伴い，関節間の間隙を埋めるように移動し，関節運動の誘導，関節の安定化，潤滑，衝撃の吸収などの役割を果たす[3,4]．

　関節周囲で，骨突出部と周囲組織の間には滑液包が存在し，組織の間隙の滑動を助けている．膝

第1章 膝関節・下腿部の解剖とバイオメカニクス

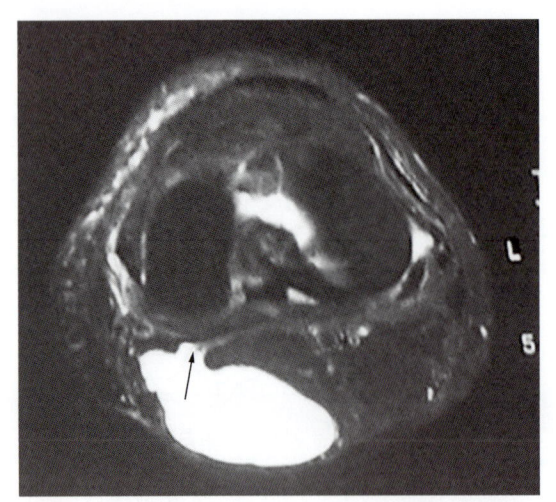

図8 膝窩部嚢腫形成例のMRI T2強調横断像（左膝）
関節後内方で，関節内と嚢腫との間に連絡（矢印）が認められる．

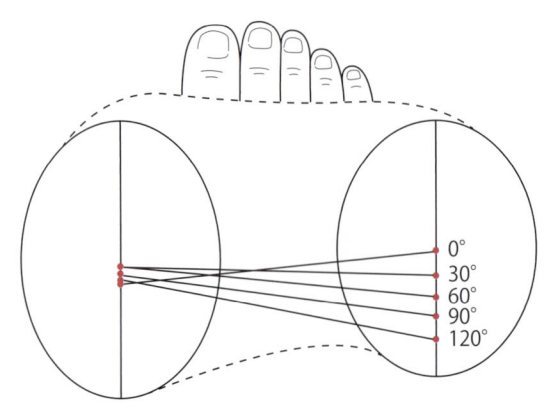

図10 膝関節屈伸に伴う大腿骨の内外側後顆中心を結ぶ線の動きを，脛骨関節面に投影した図[6]
屈曲に伴い，大腿骨内顆はあまり動かないが，外顆は脛骨に対し後方に移動する．その結果，屈曲に際して大腿骨顆部は内側を軸の中心として脛骨に対して外旋する，いわゆる medial pivot motion を呈する．
(Iwaki H, et al.：J Bone Joint Surg, 82-B：1189, 2000 より)

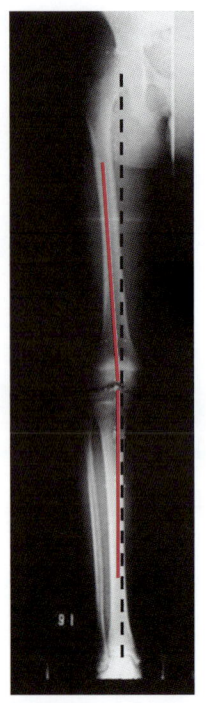

図9 膝関節の矢状面アライメントにおける下肢機能軸（股関節中心と足関節中心を結ぶ線：Mikulitz 線）と大腿骨・脛骨骨軸
下肢機能軸（点線）は膝関節のほぼ中央を通過するが，大腿骨・脛骨の骨軸（色実線）のなす角は，数°の外反となる．

蓋骨前面皮下の前膝蓋包や大腿骨内顆後方の半膜様筋包は時に炎症を生じ，同部に液体貯留を伴った腫脹（嚢腫）を触知することがある．後者は関節内と交通をもち，関節液の流入により，膝窩部嚢腫を形成する（図8）．

▶ バイオメカニクス

大腿骨と脛骨は各々の骨軸のなす角度では数°の外反を呈するが，大腿骨頭中心と足関節中心を結ぶ荷重伝達の軸（機能軸）は膝関節のほぼ中央（やや内側寄り）を通過する（図9）．また起立時，膝関節の冠状面は鉛直方向に対し，約3°内側に傾いている．歩行時に膝関節に加わる荷重は，体重の約3倍とされていて[5]，この歩行周期のなかで，荷重の加わる立脚期は約65％を占める．

膝関節運動は基本的には屈伸運動であるが，すべりと転がりの複合運動により，屈曲に伴って脛骨に対して大腿骨は，特に外顆側において大きく後方に移動する（図10）．この際，内側コンパートメントでの大腿骨・脛骨の間の動きは少なく，結果的に大腿骨顆部は，屈曲に伴い脛骨に対し内側を回転軸とした外旋運動（medial pivot motion）を呈する[6,7]．逆に伸展に伴って大腿骨は内旋（脛骨は外旋）をしつつ安定した最大伸展位を獲得するが，この最終伸展時の回旋運動は screw home movementと称される[8]．大腿骨と脛骨間の三次元的な運動は，力学的には3種の回旋（内外反，内外旋，屈伸）と3種の並進運動（前後，内外方，近位・遠位）の計6自由度で表現される[9]．

2. 下　腿

　下腿の荷重支持機構は，そのほとんどが脛骨によって担われており，腓骨の荷重に関する役割は少ない．脛骨は前から見るとわずかにS状に弯曲（近位が内側，遠位が外側凸）していて，側面では軽い前弯を有する．捻れについては足関節の内果と外果を結ぶ遠位の横軸は，膝関節部の脛骨近位に対して10～30°の範囲で外捻している[1]．腓骨はその近位・遠位端で脛骨と関節（脛腓関節）を形成し，靱帯によって連結されているが，それ以外の部位では脛骨・腓骨間は強固な線維性組織からなる骨間膜によって結合している．腓骨周囲はほぼ全面にわたって足や足趾に停止する筋肉が付着しており，これらにより腓骨には遠位方向への牽引力が作用する．

（吉矢晋一／中山　寛）

参考文献

1) 山田致知他（監訳）：ランツ下肢臨床解剖学，p.215-332，医学書院，1979．
2) Dye SF, et al.：Conscious neurosensory mapping of the internal structures of the human knee without intraarticular anesthesia. Am J Sports Med, 26：773-776, 1998.
3) Fukubayashi T, Kurosawa H：The contact area and pressure distribution pattern of the knee. Acta Orthop Scaid, 51：871-879, 1980.
4) Ahmed AM, Burke DL：*In vivo* measurement of static pressure distribution on synovial joint. Part 1：tibial surface of the knee. J Biomech Eng, 105：216-225, 1983.
5) Morrison JB：The mechanics of the knee joint in relation to normal walking. J Biomech, 3：51-61, 1970.
6) Iwaki H, Pinskerova V, Freeman MAR：Tibiofemoral movement 1：the shapes and relative movements of the femur and tibia in the unloaded cadaver knee. J Bone Joint Surg, 82-B：1189, 2000.
7) Kurosawa H, Walker PS, Abe S, Garg A, Hunter T：Geometry and motion of the knee for implant and orthotic design. J Biomech, 18：487-499, 1985.
8) Hallen LG, Lindahl O：The "screw home" movement of the knee-joint. Acta Orthop Scand, 37：97-106, 1966.
9) Grood ES, Suntay WJ：A joint coordinate system for the clinical description of three-dimensional motions：application to the knee. J Biomech Eng, 105：136-144, 1983.

第2章 膝関節・下腿部の臨床診断総論

第2章 膝関節・下腿部の臨床診断総論

小児の診かた

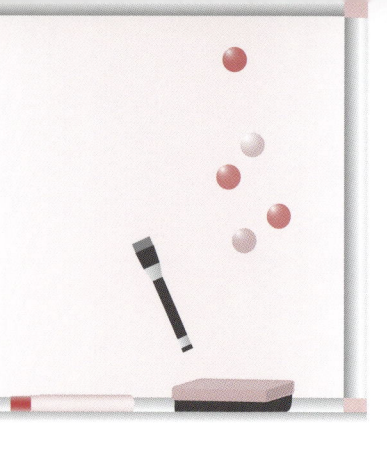

　小児では，年齢が低いほど患児から得られる情報は乏しく，また身体所見も把握しにくい．一方で，正確な診断に基づいて早期に適切な対応が行われないと永続的な後遺症状を残す場合もあり，成人の場合にもまして高い診断能力が要求される．診察の基本は成人の場合と特に変わるところはないが，病歴から想起される疾患を念頭に置いて，系統的に診察を進めていくことがより重要となる[1]．

I. 病歴聴取

　正確な病歴の把握が診断にいたる第一歩であることはいうまでもなく，病歴からおおよその病態や疾患を想定することができる．できるだけ患児本人の訴えを聞くように心がけることが大切であり，不安や恐怖心を与えないような雰囲気作りに努め[2]，わかりやすい言葉でゆっくりと時間をかけて話をすれば，年少児であってもかなり正確に病歴を聴取することができる．これが難しいときには親から病歴を聴取することになるが，親の訴えは時として思いこみや心配のあまり必ずしも正確ではない場合もあり，注意が必要である．一方，思春期に近づくと口数が少なくなり問診に協力的でない小児もいるが，スポーツや学校のことなど患児が興味をもちそうな会話を交えながら，できるだけコミュニケーションをとるように心がけることが必要である[1]．

　病歴聴取では，まず愁訴の発症様式（外傷性か非外傷性か，急性か慢性か）を正確に把握することが重要である．外傷性に発症した場合には，受傷機転や受傷肢位を可能な限り詳細に聴取する．受傷後の経過，また外傷の既往や同様なエピソードの有無を尋ねることも大切である．最も多い訴えである疼痛に関しては，痛みが生じたきっかけ，安静時痛か動作時痛か，1日でいつ痛みがあるか，痛みを感じる部位，痛みの性状と程度，痛みが増強する動作などが聴取のポイントである．小児ではこれらに的確に答えることが難しい場合も多く，部位を実際に指で示したり，あるいは具体的な動作を挙げて疼痛の有無を尋ねるなどの工夫が必要である．

　疼痛の多くは動作に伴うものであるが，安静時にも疼痛を訴える場合には感染や腫瘍などを考える必要がある．また動作との関連や部位が不明瞭な漠然とした膝痛であれば離断性骨軟骨炎も念頭に置く．スポーツ活動に伴う疼痛では，スポーツ種目や活動レベルのほか，練習の量・方法・場所など練習環境の把握も大切である．疼痛の程度は訴えだけでは個人差があり判然としないが，日常生活やスポーツ活動での障害の程度を具体的に尋ねることで，ある程度客観的にその程度を判断することができる．

　膝の運動制限を訴える場合は，疼痛や拘縮により持続してみられるものか，あるいは嵌頓（locking）やcatchingにより一時的にみられるものかを明らかにする．嵌頓の場合には発症時の状況を知ることも大切で，特定の動作で誘発される場合には半月板のバケツ柄状断裂が疑われ，動作と関係なく不定期に出現する場合は関節遊離体が考えられる．「膝がガクッとなる」という膝くずれも比較的多い訴えであるが，大腿四頭筋の筋力低下や

膝痛によるいわゆる膝折れと，前十字靱帯損傷や膝蓋骨脱臼・亜脱臼でみられる骨がずれる感じを区別する必要がある．O脚，X脚など膝変形の訴えに対しては，両側性か片側性か，変形に気づいた時期とその後の経過，外傷の既往の有無，家族歴，歩行開始時期などを明らかにする．

II. 診察にあたっての留意点

　診察に際してはできるだけ衣服を脱がせ，下肢全体，必要な場合は全身を観察することが大切である[3]．膝の病変以外に，脊椎変形，下肢長差，股関節疾患（Perthes病，単純性股関節炎，大腿骨頭すべり症など），足部の異常，若年性特発性関節炎や血友病性関節症などの全身疾患で膝痛を訴える場合があるからである．年少児のおむつは下肢の自由な運動を妨げるため着用させない．思春期に近づくと成人以上に羞恥心が強く，診察のため上半身も露出させる必要があるときは，女子では胸あてを着用させるなどの配慮が大切である．

　診察では左右を比較することが重要であり，健側から患側へ，疼痛がない部位から疼痛部位へ，さらに疼痛を生じない手技から疼痛を生じる手技へと診察を進めていく．年少児の場合は，成人のように系統的に診察を進めていくことは難しく，病歴から想定される疾患の鑑別に必要な項目を短時間で診察することが基本である．乳幼児の場合，親の膝の上に座らせて診察を行うとよい[3]．泣き方や表情から疼痛の有無や程度を判断できる観察力を備えることが大切である．年長児になると，熟練した医師では成人の場合と同様に診察用チャートに従って系統的に診察を進めることができる．診察手技を前もってわかりやすい言葉でゆっくりと説明しながら，恐怖心や不安をなるべく取り除くように心がけることが必要である．

III. 視診

1. 歩容や動作の観察

　歩行開始前の乳幼児であれば，親に抱かれた状態や診察台に寝かせて，下肢の自動運動を観察する[3]．この際，肢位の異常や運動障害の有無を確認するとともに，機嫌がよいかどうかも観察する．

　歩行開始後であれば歩容を観察する．歩容の観察は，変形や不安定性の有無，また機能障害の程度を知るうえで大切である．幼児の場合は親に離れた位置から声をかけてもらうか，手を引いてもらうとよい．歩容では異常歩行や膝の横ぶれ（thrust）の有無などを確認する．荷重時に疼痛があると立脚期を短縮して荷重を避けようとする疼痛回避歩行がみられるが，その有無や程度で膝痛の強さをある程度客観的に把握することができる．また，跛行の様式を観察することは，股関節疾患や下肢長差などの関与を判断するうえで有用である．

　必要であれば，しゃがみ込み動作，片脚起立膝屈伸動作，小走りやジャンプなどを行わせ，動作の障害や疼痛の有無を観察する．

2. 立位での観察

　立位保持ができる小児では，まず正面から，膝の内反や外反の有無と程度，斜視膝蓋骨（squinting patella）の有無を観察する．また，両側の膝蓋骨の位置や腸骨稜の高さを比較して下肢長差の有無を確認する．内反，外反の程度は，それぞれ大腿骨内顆間，脛骨内果間に挿入できる指の数で何横指と表現する．次に側面から膝の伸展制限や過伸展を観察し，最後に後方から扁平足や踵部外反などの足関節や足部の変形について確認する．

3. 外観の観察

　診察台に仰臥位に寝かせて，下肢長差，下肢の筋萎縮，変形，腫脹，膨隆，皮膚の色調（発赤）などについて，左右を対比しながら観察する．疼痛が一定期間持続している患児では大腿や下腿の筋萎縮がみられる．腫脹は炎症性疾患，腫瘍，外

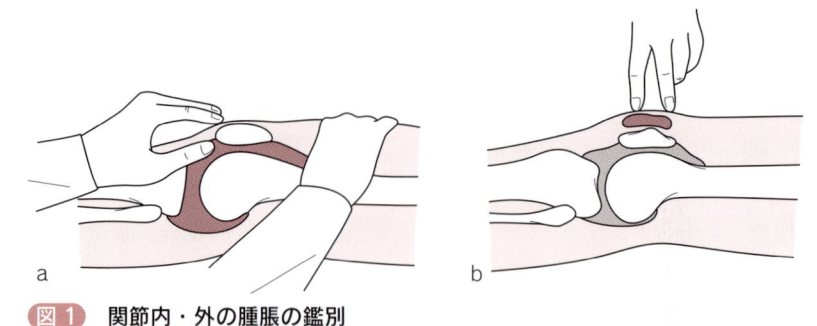

図1　関節内・外の腫脹の鑑別
関節内に液が貯留している場合(a)には，検者の片手で膝蓋上嚢を遠位にしぼり，対側の手で膝蓋骨前面を押すと浮上感(膝蓋跳動)を認めるが，関節外の液貯留(b)では波動はあるが，膝蓋跳動は認めない．

傷などで認められる．腫脹がみられる場合には部位，大きさや拡がりを記録する．軟部腫瘍，滑液包炎などでは限局した膨隆を認める．脛骨粗面部に膨隆がみられる場合にはOsgood-Schlatter病が疑われる．発赤がみられる場合は急性炎症の存在が示唆される．外傷例では，変形，腫脹，創傷の有無を観察する．皮下出血，打撲痕や擦過傷・挫傷の有無とその部位の観察も重要で，外力が作用した部位や損傷された組織を推測するうえで参考になる．

IV. 触診

腫脹，腫瘤，皮膚温，圧痛などを観察する．小児では，痛みを生じる可能性がある圧痛の確認は必ず診察の最後に行う．また冬期に冷たい手でいきなり患部に触るとそれだけで患児の緊張を高めることになるので，触診の前には両側の手掌をしばらく擦り合わせて温めておくなどの配慮が必要である．

腫脹がみられる場合には波動や腫瘤の有無などを観察する．波動の存在は液体の貯留を示す．膝周辺の腫脹では，関節の腫脹と関節外の腫脹を鑑別することが必要で，関節内に血液や関節液が貯留した場合は膝蓋跳動がみられる[4]（図1）．外傷後数時間して関節腫脹が出現した場合には関節血症の存在が示唆される[5]．腫瘤を触知する場合には，大きさ，硬さ，周囲との癒着，圧痛の有無などを調べる．さらに，検者の手掌で両側を交互に触れて，皮膚の熱感や冷感の有無を観察する．感染などの炎症性疾患や軟部組織に出血を生じた外傷例では患部に熱感がみられる．最後に圧痛を観察する．圧痛は病変部位を推測するうえで最も重要な所見であり，局所解剖を念頭に置いて系統的かつ詳細に診察していくことが必要である．膝の診察では，まず伸展位で膝蓋骨周囲の圧痛を調べ，次いで90°屈曲位で関節裂隙，側副靱帯，大腿骨顆部および関節面，脛骨粗面，膝周囲の筋腱へと圧痛の有無を確認していく．外傷例で骨上に限局性の著明な圧痛（Malgaigne（マルゲーニュ）の圧痛点）がある場合は骨折の存在が強く示唆される．年少児の場合には，痛いと触れられるのを嫌がる表情をしたり泣き出したりするので，患児の顔を見ながら触れていくと圧痛の有無を評価しやすい．また，膝窩部や下腿後面の病変が疑われる場合には，腹臥位での視診，触診も必要である．

V. 身体所見の取り方

1. 四肢の計測

下肢長差が疑われる場合は，上前腸骨棘突起から脛骨内果までの距離（SMD）と大腿骨大転子か

ら腓骨外果までの距離 (TMD) を計測する．TMDは下肢のみの評価で，SMD は股関節を含めた評価である．筋萎縮が疑われるものでは，膝蓋骨底より5 cm および10 cm 近位で大腿周囲径を計測する．また下腿の最も太い部位で周囲径を計測する．左右を比較して，その差が1 cm 以上ある場合は器質的障害の存在が強く示唆される．

2. 関節運動の評価

関節運動での可動域の制限，弾発現象，クリックや軋音の有無，運動に伴う疼痛などを観察する．関節運動では他動運動と自動運動の両者を評価することが必要である．自動運動，他動運動でともに同程度の伸展制限がみられるものを屈曲拘縮と呼ぶ．これに対し，他動運動より自動運動で伸展制限がより強いものを伸展不全といい，筋力低下で生じやすい．可動域は角度計で計測する．小児は成人に比べて膝が過伸展しやすく，診察台上での自動伸展だけでは伸展制限の有無を正確に評価することはできない．膝の過伸展を他動的に強制して反張の度合いを評価するか，あるいはより正確には腹臥位で膝から遠位を診察台から出して左右の踵の位置の差 heel height difference (HHD) を比較する必要がある．

ハムストリングスの緊張の度合いは，股関節90°屈曲位で膝を他動的に伸展させると評価できる．また腹臥位で膝を他動的に屈曲した際に尻上がり現象がみられる場合は，膝伸展機構が過緊張状態にあることを示す．膝を屈伸させた際に一定の角度で跳ねるような動きがみられることを弾発現象と呼び，外側円板状半月板障害でみられる（**動画4**）．検者の手指で膝を触知しながら運動を行わせると，クリックや軋音などの変化が検出しやすい．最後に膝関節に伸展，屈曲，内反，外反を強制した際，あるいは足関節に背屈，底屈，内がえしや外がえしを強制した際に疼痛が出現するかどうかを確認する．なお，病歴や症状から骨折や脱臼が疑われる場合には，診察手技で転位や疼痛を増悪させないように，先にX線検査を行い骨折や脱臼の有無を確認しておくほうが安全である．

3. 関節不安定性の評価

外傷例では靱帯損傷の有無を判定するために不可欠な診察である．できるだけリラックスさせ力を抜かせた状態で検査を行うこと，関節弛緩性に個人差があるため必ず両側を比較することが大切である．評価の方法は成人の場合と同様で，まず膝をできるだけ90°に近く屈曲させ，脛骨の後方落ち込みがないかを観察した後，前方引き出しテスト，後方引き出しテストを行い，前後方向の不安定性を評価する．次いで軽度屈曲位としてLachman テストを行い，前方不安定性の有無を判定した後，伸展位および軽度屈曲位での内反，外反ストレスによる不安定性の有無をチェックする．さらに pivot shift test で脛骨の前方回旋亜脱臼の有無を判定する．最後に腹臥位で，heel height differnce による過伸展の程度と膝軽度屈曲位での下腿外旋角の左右での比較を行う．これらの診察手技の実際については「思春期・成人の診かた」に詳述されている．

4. 膝蓋大腿関節の評価

膝蓋大腿関節障害が疑われる場合は，まず膝伸展位で上前腸骨棘と膝蓋骨中心を結ぶ線と膝蓋骨中心と脛骨粗面を結ぶ線のなす角（Q角）を角度計で計測する．次いで，膝伸展位で膝蓋骨を用手的に外側へ押したときの可動性，膝蓋骨を大腿骨滑車に圧迫して上下左右に動かしたときの疼痛や軋音の有無（patella grinding test）を観察する．また，膝軽度屈曲位で膝蓋骨を外側に偏位させるような力を加えたときの恐怖感（脱臼不安定感テスト：apprehension test）を評価する．診察台上に腰掛けた状態で膝を自動的に伸展させながら膝蓋骨の動き（トラッキング）を観察することも大切である．

5. その他の部位の診察

膝の診察所見で合理的な説明がつかないような膝痛の場合は，股関節，足関節・足部，脊椎など

の疾患を念頭に置いて，これらの部位に対して整形外科的診察を進める[5]．また，病歴などから若年性特発性関節炎や血友病性関節症などが疑われる場合は，膝以外の関節を含む全身の診察が必要である．

VI. 診察室で行える検査

診察室で行える検査としては関節穿刺による関節液検査がある．関節液は関節疾患の病態を把握するうえで重要な試料であり，触診で関節内液貯留が示唆される場合は穿刺を行い，その性状を確認することが重要である．関節液の塗抹・培養検査による菌の検出・同定は感染性関節炎の確定診断の決め手となる．また液の性状から炎症性疾患と非炎症性疾患を判別し，鑑別診断を進めていくうえで有用であるとともに，炎症性疾患ではその活動性を反映するため，治療効果や病状の推移を把握するのにも役立つ．血性の関節液が採取された場合には，外傷後であれば関節内骨折や靱帯損傷などを念頭に置く必要があり，特に脂肪滴の存在は関節内骨折を示唆する．非外傷性の場合には色素性絨毛結節性滑膜炎，滑膜血管腫，血友病などが疑われる．

関節穿刺を行う際に，不安や疼痛により筋緊張が高まると関節腔は狭くなり，穿刺が困難となる．穿刺の手順について事前に説明を行い，手順ごとに声をかけながら，できるだけリラックスした状態を保たせることが必要である．年少児では医療スタッフや親の協力が不可欠であるが，外来診療で関節穿刺を行うことが困難な場合も少なくない．

一方，超音波検査は機器性能の向上と携帯化により，外来診療での応用が急速に進んでいる．超音波検査の利点は，ベッドサイドでリアルタイムに病変部の形態，性状，血流，動態の観察ができることである．放射線被曝がなく繰り返し検査を行うことができ，超音波ガイド下注射などの治療にも応用できる．表在性の筋，腱，靱帯の病変，あるいは関節内・周囲組織や軟骨下骨の病変の観察，また関節炎の把握にも使用される．その他，外傷例で関節不安定性の有無や程度を判定するために計測機器を用いた定量評価が行われるが，必ずしも初診時に必要な検査ではない．

VII. その後の検査や次回受診についてのプランニング

1. 初診後の検査

画像診断として，単純X線検査，CT，MRI，超音波などが用いられる．単純X線検査は画像診断の基本であり，骨病変の評価には不可欠である．病変の部位に応じて，通常の2方向撮影に加えて多方向からの撮影が必要となる．膝関節では正面像，側面像，膝蓋骨軸射像に加え，離断性骨軟骨炎など大腿骨顆部後方の病変に対しては顆間窩撮影を行う．また発育期の成長軟骨板や骨端核の異常を把握するうえでは健側との比較が重要である．Blount病でみられる近位脛骨内側成長障害の指標として metaphyseal-diaphyseal angle (MDA) の計測が有用である（図2）．CTではより正確に骨病変が把握でき，単純X線検査で見逃しやすい骨が重なる部位の病変の診断や関節内の小骨軟骨片などの確認に有用である．現在ではMD-CTの導入により高解像度の画像が短時間で得られ，多方向あるいは三次元の再構成画像の作成も可能で立体的な病変の把握に有用である．しかしCTによるX線被曝は無視できず，無用な検査は避けるべきである．一方，MRIは軟部組織の描出能に優れ，筋，腱，靱帯などの病変を評価するうえで有用である．また単純X線検査ではわかりにくい早期の骨病変の把握や関節軟骨の描出も可能で，疲労骨折や離断性骨軟骨炎の早期診断や病期診断に使用されている．疼痛の部位が類似した筋腱の炎症と疲労骨折の鑑別に有用との報告もある．年少児でCTやMRIの検査を行う

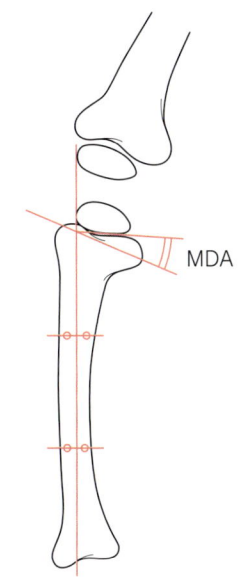

図2　MDA の計測法
脛骨近位骨幹端の内側端と外側端を結ぶ線と，脛骨軸と直交する線がなす角度を MDA と呼び，Blount 病と生理的内反膝の鑑別の指標となる．

場合には鎮静が必要となる．

　感染，関節炎などの炎症性疾患，あるいは腫瘍性疾患が疑われる場合には，血液検査は不可欠で，鑑別診断や診断確定に必要な項目について検査を行う．また関節穿刺で関節液が採取された場合には，透明度，色調，粘稠性などを確認した後，白血球数計測や細菌検査などに提出する．これらの疾患では診断確定後に緊急の対応を要する場合が多く，検査は至急でオーダーする．

2. 次回受診などについてのプランニング

　血液検査や関節液検査の結果から骨髄炎や感染性関節炎が疑われる場合にはただちに入院させ，ドレナージ，切開排膿など適切な対応を行う．また，骨軟部腫瘍が疑われ，悪性の可能性が否定できない場合は，諸検査で無駄な時間を費やすことなく，できるだけ早期に専門施設に診療を依頼する必要がある．初診で確定診断に至り，疾患に応じて安静を指示したり，あるいは薬物療法，運動療法，装具療法などを処方した場合は，通常1〜2週後に再診を指示し，治療の効果を確認するとともに，治療継続の是非を検討する．外傷例では疼痛の軽減とともに自動運動や荷重歩行の開始を指示する．1〜2週後に再度診察を行い，その時点で精査が必要であれば画像検査を追加オーダーする．下肢変形などで自然経過を観察する必要がある場合は，疾患に応じて適切な再診時期を指示する．一方，診断確定あるいは治療法の検討のために精査が必要な場合は，CT，MRI など画像検査の日にあわせて次回の受診日を設定する．

（水田博志）

参考文献

1) 水田博志他：小児膝関節の診察法．関節外科，26：979-986，2007．
2) 坂巻豊教：子供の診察．日本小児整形外科学会教育研修委員会編：小児整形外科テキスト，p.2-4，メジカルビュー社，2004．
3) 廣島和夫：小児整形外科における診察・検査．越智隆弘，菊池臣一編：NEW MOOK 整形外科 15 小児整形外科，p.1-12，金原出版，2004．
4) 水田博志：小児・思春期膝痛の身体診察．宗田 大編：膝の痛み クリニカルプラクティス，p.30-39，中山書店，2010．
5) 吉矢晋一：膝関節疾患の診察方法．MB Orthop，18：8-13，2005．

第2章 膝関節・下腿部の臨床診断総論

思春期・成人の診かた

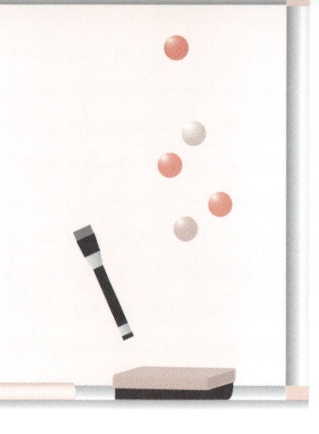

臨床診断の基本は，いろいろな手段で集められる情報を統合し，最終診断に向けて正確かつ効率の良い筋道を立てていくことにある．そのためには，網羅的な情報収集と，得られた情報の重みづけ・取捨選択を両立させる必要がある．以下，思春期・成人という年齢層での膝関節・下腿部の外傷や疾病に関する診察室における診断の手順について述べる．

I. 入室

診断についての情報収集は入室時の状態観察から始まる．急性発症や外傷で疼痛のため歩行できない例では，車椅子やストレッチャーでの入室となり，歩行可能な例でも，杖や松葉杖を使用している場合がある．ここにおいて，疼痛や機能障害の程度が推察でき，同時に表情や動作での疼痛の訴えは，精神的な状態を判断する材料の一つとなる．

II. 歩容

歩容については前と後ろから歩行の各相での観察を行う．以下にいくつかの異常な立位アライメントや跛行のパターンを記載する．

疼痛性跛行：膝や下腿に疼痛が存在する場合，荷重・支持機能が低下するため，歩行において患側下肢荷重相の時間が短縮し，健側足の踏み出し歩幅が減少する．

股関節障害による跛行：股関節障害を有する例で，膝付近の疼痛を訴えることがある．このような例では，外転筋不全による Trendelenburg 徴候，Duchenne 現象と表される左右に振れるような歩容異常や，脚長差による墜下性跛行の有無について観察を行う．荷重に伴って体幹が左右に振れるような跛行がある場合は，股関節の評価も注意深く行う必要がある．

内旋位歩行：歩行時に足部が内方を向く状態は，複数の要因で生じるが，その中に大腿骨の過度前捻や下腿の内捻がある．

動的な内反アライメントに伴う thrust：膝内反アライメントに加えて後外側支持機構損傷による不安定性を有する例などで，荷重に伴う動的な内反アライメントの出現に伴い，歩行時の側方動揺 lateral thrust を認めることがある（**動画5**）[1]．

III. 病歴聴取

病歴聴取は，常に鑑別診断を念頭に置いて行う．来診の動機となっている主訴は，疼痛とそれに伴う機能障害であることが多い．ここで第一に注意すべきことは，疼痛の由来が局所（膝・下腿）にあるのかどうかの評価である．膝関節に由来する痛みは，荷重や運動に伴って出現し，階段（特に下り），しゃがみ動作や立ち上がり動作など関節に負荷が加わる際に出現する．一方，歩行に伴い徐々に強くなっている，足部を含め下肢の広い範囲に広がる，しびれを伴う，などの愁訴は腰部由来の神経痛症状であることが多い．

発症の様式も重要な情報である．急性発症の場合は，それが何らかの動作（膝を深く曲げる，捻るなど）に伴って急に出現したものか，誘因なく発生したものかについて，鑑別を要する．急性発

症の中にも，ある瞬間に発生した痛みと，数時間・数日の経過で発生・増強した痛みは区別して考える必要がある．疼痛の性状については，安静時痛と動作時痛とがある．安静時痛のある場合は強い炎症を伴った病態や骨髄浮腫を伴ったような要素がかかわることが多い．

発症の要因を考えるうえでは，先行する感染や他部位の炎症も重要な情報であり，過去の既往症についても膝・下腿，そして他部位も含めて，病歴聴取を行う．

就労やスポーツ活動状況，家庭環境について聞いておくことも，症状発生の要因を考察したり治療計画を立てるうえで，重要な要素を占める．

膝外傷の診断における病歴聴取：外傷の場合は，受傷機転の聴取が診断上，重要な位置を占める．直達・介達外力のいずれか，外力の加わった方向，受傷時の膝の肢位（内反，過伸展，深屈曲，内外旋など）や足・体幹の向き，骨のずれた感じ，バキッという音がしたかどうか，などの情報を得るように努める．スポーツ外傷では，受傷後にプレー続行，もしくは歩行が可能であったかどうかは，受傷程度を類推する一つの要素となる．膝関節受傷後，徐々に膝が腫れてきて曲がらなくなってきた，というようなケースでは外傷後の関節内出血が想定される．

バケツ柄状半月板損傷に伴うロッキング（嵌頓）も特徴的な症状の一つであるが，これは① 伸展は痛みのため不能であるが屈曲は可能，② 断裂部の転位が整復されれば，その直後から運動制限が消失し伸展可能となる，というものである．急に痛みが出現し，伸展も屈曲もできなくなるが，その後徐々に動かせるようになる，という症状は，典型的なロッキングではない．

既往歴では，他部位も含めて，過去に外傷，腫脹・疼痛などがあったかどうかを聴く．十字靱帯損傷や半月板損傷の例では，過去に初回受傷をしているケースがあるが，これら外傷では日常生活動作での支障は少ないことも多い．過去に復帰までの期間を要するような外傷があった場合，それに対しても，その際の受傷機転や関節内出血の有無についての情報を得るように努める．

IV. 視診

まず立位でのアライメント評価を行う．そのためには大腿以下足部まで露出した状態での観察が必要である．外観上のアライメントは，正面による冠状面（内外反や内外側方向への偏位）と側面から見た矢状面（過伸展・屈曲変形や前後方向への偏位）を観察する（図1）．膝・下腿のみでなく，股関節・骨盤や足部など他部位を含めた評価も重要で，たとえば股関節障害や回内足変形が膝障害の要因となることがある．また，アライメントは荷重と非荷重で異なった様相を呈することも多く，その両者で比較・観察を行う必要がある．

次に診察用ベッド上での視診では，腫脹，皮膚の色調，皮下出血，筋萎縮などが観察項目となる．片側膝の関節内の液体（関節液や出血）貯留のある場合は，左右を比較すると，膝前面の膝蓋骨の輪郭が不鮮明になる．

V. 触診

熱感の有無は，左右を比較して判断する．腫脹のある場合は，炎症などによる組織自体の腫大によるものか，または血液や関節液などの液体貯留による腫脹かを区別する必要がある．膝部における液体貯留が，関節内か関節外（滑液包など）かについて鑑別することも重要である．関節内の液体貯留の場合は，"膝蓋跳動"と表現されるように膝蓋骨が浮上した状態となる．膝蓋骨の内外と膝蓋骨近位（膝蓋上嚢）に両手を置いて，波動の所見（片方の手で圧迫すると，他方の手で内部の液体の移動を触れる）があれば，関節内の液体貯留がある，と判断される（図2）．

また圧痛の評価においては，関節裂隙，側副靱

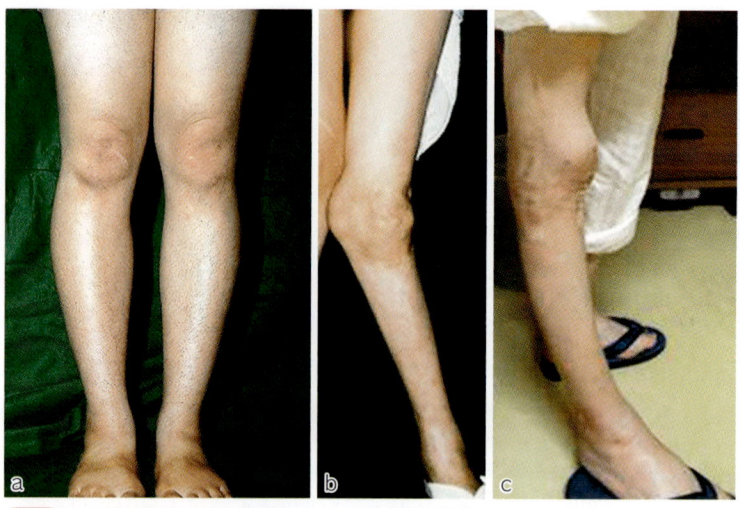

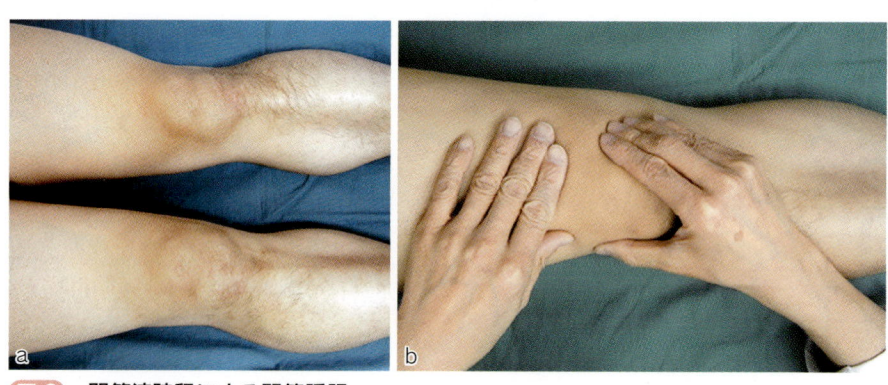

第 2 章　膝関節・下腿部の臨床診断総論

図1 立位荷重位での下肢アライメントの観察
a：正常のアライメント（正面），b：外反膝（左膝正面），c：反張膝（右膝側面）

図2 関節液貯留による関節腫脹
a：図下側の右膝において関節液の貯留があり，周囲の腫脹のため，膝蓋骨の輪郭が対側に比べ不鮮明となっている．
b：関節液貯留のある場合，両手で膝蓋骨の内外側と近位部を触れつつ片方の手で押してみると，もう片方の手で液体の移動を感じることができる．

帯の走行など，解剖学的構造を頭に浮かべてイメージしつつ，評価を行う．その場合でも左右差を評価することが重要である．

VI. 身体所見

理学検査で診断上重要な点は，個々の患者が本来有しているアライメントや生理的な弛緩性 laxity などを念頭に置いたうえで，診察にあたることである．そのためには，両側膝を同様の条件で評価し，左右差の有無を比較する必要がある．そのためには，内外両側からテストできるような診察の設定が望ましい（図3）．

身体所見をとるための方法として，各疾患に対し数多くのテストが考案されているが，それらの手技を的確に適用するためには，かなりの習熟を要するものも多い．したがってテストを行う前に，同僚や知人を対象に練習を重ねて，正しく手技が行えるようにしておく．また数多くの手技を覚えてすべてを行うことよりも，検者にとって最も習熟した手技を活用する．たとえば前十字靱帯損傷による動的な前方亜脱臼をみるために，pivot

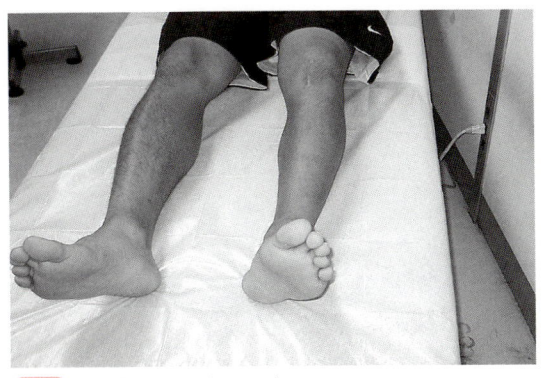

図3 診察用ベットの設定
診察室ではベッドを壁から離して，左右両側から膝関節評価を同じ条件で行うような設定が必要である．

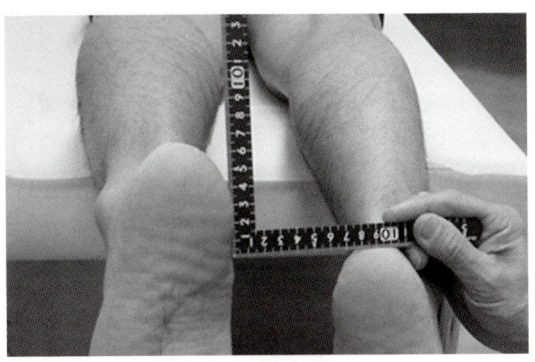

図4 heel height difference による伸展角度左右差の評価
腹臥位でベッドの端に膝レベルがくるようにし，踵の高さの左右差をみる．1 cm の差は，約1°の可動域の左右差に相当する．

shift, Slocum, Losee, N テストなどの多くの手技が報告されている．ただしこれらは本質的には同じ現象を観察するものであり，診察にあたっては，この中の一つが適切に行えれば，診断の目的は達せられる．

以下，各項目別の診察評価の要点を述べる．

1. 可動域

可動域の測定と評価は角度計を用いて行うが，10°以下の範囲（患者と健側との差）になると正確な再現性は期待できず，客観的に評価することは難しい．伸展については，術後の軽度の伸展制限や靱帯機能不全による過伸展は，腹臥位での踵の高さの左右差 HHD (heel height difference) で，評価すると正確な評価が可能である．1 cm の差は，概ね1°の可動域の左右差に相当する（**図4**）[2]．

2. 筋力，筋の萎縮・柔軟性

筋力評価結果は，徒手筋力テストによって記載するが，伸展筋力低下に対しては，extension lag（自・他動最大伸展角度の差）も指標となる．より詳細な定量的評価には，器械を用いた筋力の測定が行われる．筋萎縮については通常，膝蓋骨上端より10 cm の部位での大腿周囲径の左右差が指標となる．

伸・屈側の筋腱の柔軟性の評価については，屈側では仰臥位股関節90°屈曲位としたときの膝関節伸展制限の有無，伸側では腹臥位膝関最大屈曲時の踵と殿部の距離を観察する（**図5**）．

3. 関節不安定性（靱帯機能不全）の評価

各テストの手技は，膝関節に一定方向のストレスを加えた際の，大腿骨脛骨間の相対的な動きを徒手的に評価するものである．この際，必ず健側との比較を行うこと，加えたストレスによる動きの大きさ（骨の移動距離）と同時に，最終的な抵抗感（end point）を確認することが重要である．不安定性のある場合のテスト結果は，その程度により 1＋〜3＋ の3段階で記載する．

▶内側側副靱帯損傷（機能不全）

外反ストレステスト：最大伸展位と，軽度屈曲位で外反ストレスを加える．この際，患者を仰臥位とし，足関節を前腕と腰の間で支え，ストレス下での関節裂隙の開大の程度と end point を評価する（**図6，動画6**）．左右差のある場合を陽性（不安定性あり）とする．内側側副靱帯単独損傷では，軽度屈曲位で陽性になるが，最大伸展位では通常陰性である[3]．伸展位においても不安定性が認められた場合は，他靱帯（前・後十字靱帯，後内側の靱帯・関節包など）の合併損傷を疑う．

▶後外側支持機構損傷（機能不全）

関節外後方の支持機構として，外側側副靱帯，膝窩筋腱，弓状靱帯複合体などがあるが，これら

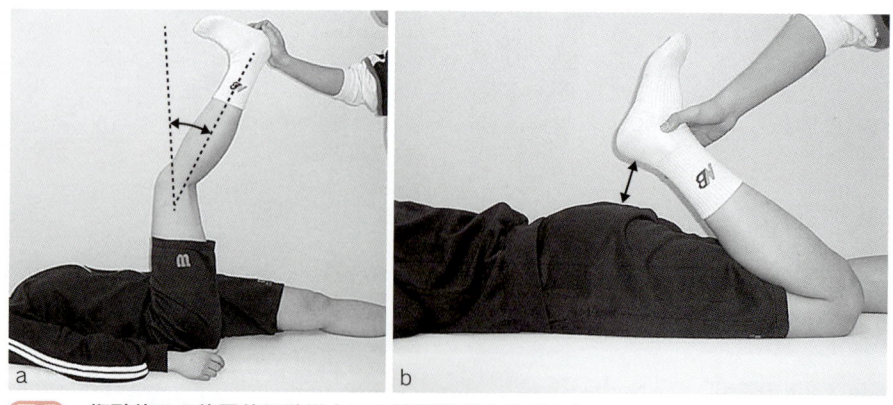

図5 仰臥位での伸展位下肢挙上での膝関節屈曲角度（a），腹臥位での膝関節最大屈曲時の踵と殿部の距離（b）
柔軟性の良好例では各々0°，0cmとなる．この角度と距離は，膝伸展・屈曲の筋腱複合体の柔軟性を見るための指標となる．

は機能上，後外側支持機構として一括して考えられることが多い．これらの構成要素の複合の損傷があれば，後外側不安定性が出現する，とされており，その場合，内反ストレスによる外側不安定性，過伸展，屈曲位での下腿（脛骨）外旋角度の増大の3種の不安定性が認められるといわれている[3]．

内反ストレステスト：前述した外反ストレス下の手技と同様に行う．外側の関節弛緩性（laxity）は内側より大きく，さらに内反ストレス下の外側関節裂隙の開大には個人差も顕著であるので，健側と比較し，左右差に基づいて評価を行う必要がある．特に生理的laxityが大きい例では，不安定性のない場合にでも，患側のみの評価では，過度の関節裂隙の開大と評価してしまう危険があり，注意を要する．内反ストレスに対する制動においては，本支持機構のうち，外側側副靱帯の作用が最も重要である，とされる[4]．

過伸展の評価：生理的過伸展を有する例もあるので，この評価においても，左右差の評価が重要である．そのためには，前述したheel height differenceによる評価が有用である（図4）．

ダイアルテスト：同支持機構の機能不全による不安定性の存在下では，脛骨に外旋ストレスを加えた際の回旋角度が増大する．外旋ストレステスト

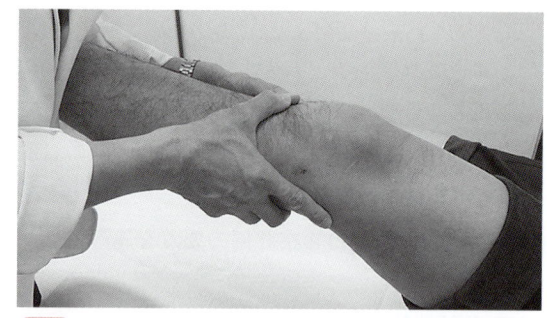

図6 内外反ストレステストの手技
内外反ストレステストを行う際，足部を腋窩にはさんで把持しつつ，下肢の回旋をコントロールしながらストレスを加え，その際の関節裂隙の開大程度を評価する．

は，30°と90°屈曲位の2つの肢位で評価を行うが，この手技はダイアルテスト dial testと称される[4]．過去の研究結果に基づき，外旋ストレス下の脛骨外旋角度の増大は単独損傷の場合は30°屈曲位のみで明らかとなり，90°屈曲位でもこの不安定性を認めた場合は後十字靱帯損傷の合併を考えるべきである，とされている[4,3]．このテストにおいては，足部を介して外旋ストレスを加えることになるので，足関節以下の動きや下肢（股関節）の外旋に惑わされず，大腿骨に対する脛骨の動きを評価することが重要である．仰臥位，腹臥位のいずれでこのテストを行うかについて成書の記載は分かれているが，筆者は腹臥位で行うほうが評価しやすいと感じている．具体的手技としては，腹

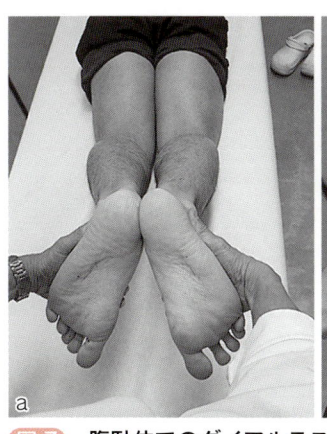

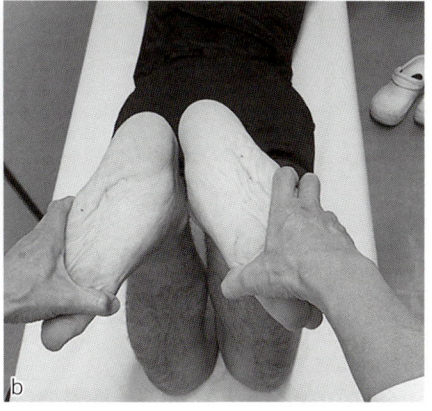

図7 腹臥位でのダイアルテスト
30°（a）および90°屈曲位（b）で，足部を介して脛骨に外旋ストレスを加え，外旋角度の左右差を評価する．

臥位で足部に外旋ストレスを加えた際の足部の回旋角度の左右差を評価している（図7，動画7, 8）．

▶前十字靱帯（ACL）損傷（機能不全）

Lachmanテスト：ACL機能不全の診断について最も信頼性の高いものはLachmanテストである[6]．本テスト施行に際しては，患者を仰臥位とし，検者は損傷膝の側方に立つ．膝関節軽度屈曲位で，被検側が右膝の場合は左手で外側から大腿を，右手で内側から脛骨近位を把持する．そして左手で大腿を固定しつつ右手で脛骨を前方に引き出し，その際の前方移動の距離とend pointの有無を評価する（図8a，動画9）．本テストを行ううえで，検者の手が小さいときや大腿周囲径が大きい例など，片手での大腿・下腿の把持が困難な場合がある．このような例では台の上などに患者の大腿をのせ，その状態で脛骨に前方ストレスを加える手技を行っている．

pivot shift test：ACL機能不全による脛骨の前方亜脱臼を動的に判定する方法として，pivot shift testをはじめとして，いくつかの手技が報告されている[7]．pivot shift testに際しては，患者を仰臥位として検者は膝の患側に立ち，膝関節伸展・内旋位で下腿〜足を把持する．そして膝関節外反ストレスを加えつつ屈曲していくと，ACL機能不全のある膝では，約30〜40°屈曲位で，前方亜

脱臼位にあった脛骨が，一挙に整復される．筆者は，下腿を腰と前腕の間にはさみ，膝関節を内・外側から支え，軽く外反，軸圧を加えつつ屈曲していく手技を行っている（図8b，動画10）．

pivot shift testと同様の現象を観察するものとして，N-test, jerk test, Loseeテスト, Slocumテストなどの手技が報告されている．N-test, jerk testは膝関節屈曲位から内旋かつ外反ストレスを加え伸展させていく際，約30°屈曲位で生じる脛骨の前方亜脱臼を観察するものである．

90°屈曲位での前方引き出しテストanterior drawer test：従来ACL機能不全の診断に用いられてきたが，その診断確定率はあまり高くない．諸家の報告でも，50％以下の陽性率とするものが多い[6]．

▶後十字靱帯（PCL）損傷（機能不全）

90°屈曲位での後方引き出しテストposterior drawer test：PCL機能不全を調べる標準的な診療手技は90°屈曲位での後方引き出しテストである（図9a，動画11）．この肢位ではまず，PCL機能不全による脛骨の後方への落ち込み（posterior sag）がないかどうかを観察する．この現象は，正常膝でみられる脛骨内顆部前方の大腿骨内顆に対する段差（step off）を触れることによって評価する．posterior sagのある場合は，この段差が

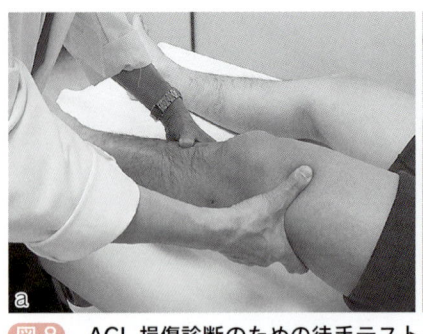

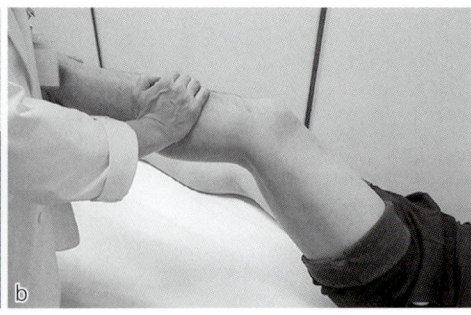

図8 ACL損傷診断のための徒手テスト
a：Lachman テスト，b：pivot shift test

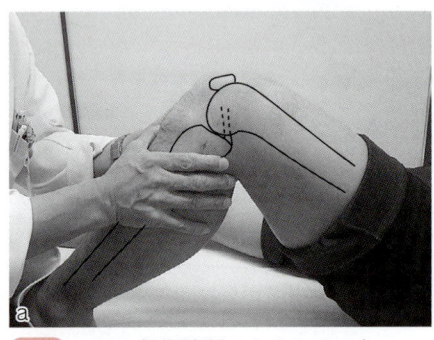

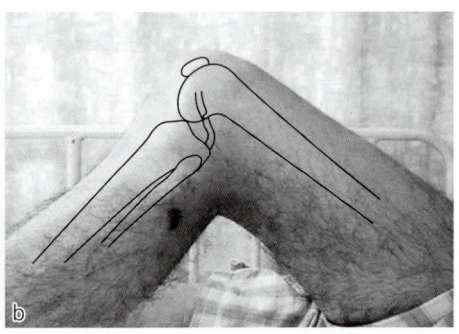

図9 PCL損傷診断のためのテスト
a：仰臥位，90°膝屈曲位で，大腿骨に対する脛骨前縁の前方への段差（step off）を触れつつ，脛骨近位に後方へのストレスを加え後方への変位を評価する．
b：PCL損傷陳旧例では，この肢位で，脛骨の自重により後方への落ち込み（posterior sag）が生じる．その結果，正常膝において認められる脛骨前縁の段差が認め難い状態となる．

減少もしくは消失する（図9b）．

posterior sag test：本テストでは患者を仰臥位とし，膝・膝関節90°屈曲位の状態で両踵部をそろえて把持し，この状態で側面から前述の脛骨のposterior sagの左右差を観察する[8]．

4. 半月板損傷の診断

半月板損傷を診断するためのテスト手技として，過去に各種の方法が報告されている．次にその代表的なものを記載する（図10）．

McMurrayテスト：患者を仰臥位にして，股関節と膝関節を屈曲位とする．検者は患側に立ち，たとえば右膝の検査に際しては右手で膝を，左手で足部を把持する．膝関節最大屈曲位から90°屈曲位の範囲で足部を外転外旋位から内転内旋位へと可動させる．そしてその際に，大腿骨顆部が半月板損傷部と接する屈曲角度において生じる半月板の弾発を関節裂隙に置いた右手で触知する，とい

う手技である（図10a）[9]．外（または内）旋位としたまま最大屈曲から伸展していって同様の判定を行う方法や，外旋に内反，内旋に外反を加え円を描くように可動させる変法もある．

Apleyテスト：患者は腹臥位，膝関節屈曲位とする．検者は足部を把持し，大腿部に体重をかけ固定した状態で，足部に内・外旋を加えつつ下方に圧迫する（図10b）．損傷例では疼痛（またはclick）が生じる．90°以上の屈曲位で陽性であれば後節，60〜70°屈曲位で陽性の場合は中節の損傷を示唆する所見となる[10]．

これらのテスト以外に，関節裂隙の圧痛，過伸展・過屈曲時の痛み，スクワットやあひる歩き（duck waddle gait）時の痛み・弾発も半月板損傷の診断に有用である．損傷部位によっても理学検査の所見は異なる．頻度の高い損傷形態については，内側半月板中後節の損傷では深い屈曲での疼

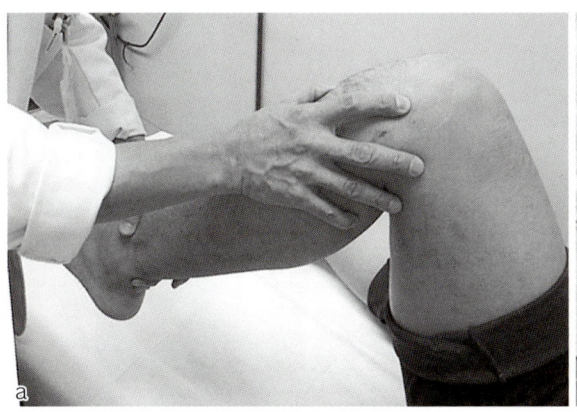

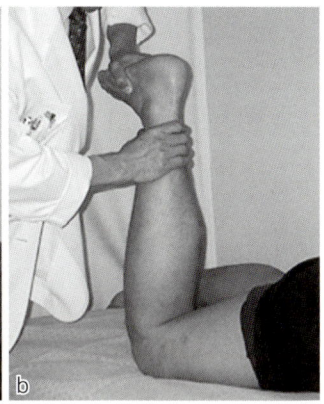

図10 半月板損傷診断のためのテスト
a：McMurray テスト，b：Apley (compression) テスト

痛，スポーツ外傷で多くみられる外側半月板損傷では，外反や伸展ストレスに際する損傷部に一致した疼痛があることが多い．また，円板状損傷の場合は，伸展制限，最大伸展強制時の痛みや圧痛など当該コンパートメントに一致した所見が顕著に出現し，その他にも屈曲位から伸展していく際の著明な弾発現象などの特徴的な臨床症状を呈することが多い．

▶半月板損傷の臨床診断

前述のテストにおける半月板損傷の診断率については，過去に複数の報告がある[11〜14]．それら報告では，従来から用いられてきた徒手テストの診断率については，概してその診断率は低いとされている．たとえば最も広く用いられてきたMcMurray テストについてみても，診断における specificity は 80〜90％程度であるものの sensitivity が低く，40〜50％以下とされている．Apley テストについても，同様の傾向である．すなわち，これらのテストのみに頼って診断すると，半月板損傷膝の半分以上を見落としてしまう可能性があることになる．一方，前述したように，これらの徒手テストと比べ，関節裂隙の圧痛評価に基づく診断率は高く，sensitivity, specificity ともに 80％以上の診断率が得られた，との報告もある[12〜14]．

5. 膝蓋大腿関節の機能評価

まず立位での下肢アライメント（膝の内外反，反張など），膝蓋骨の位置を観察する．

Q角（Q angle）：大腿四頭筋の牽引方向と膝蓋腱の方向（膝蓋骨上で交わる）とのなす角度と定義されているが，診察評価においては，上前腸骨棘と膝蓋骨，そして膝蓋骨と脛骨結節を結ぶ線の間の角度が測定される（**図11**）．Q角の増大は膝蓋骨の脱臼・亜脱臼の発生に関与するといわれている．しかし，実際は，膝蓋骨の（亜）脱臼傾向のある患者では膝伸展位ですでに膝蓋骨が外方に偏位している例が多く，その場合先に述べた方法で測定されたQ角は，正常例よりむしろ小さくなることがある．

膝蓋大腿関節のアライメントの評価にあたっては，膝関節の自・他動的屈伸に伴う膝蓋骨の動き（tracking）を観察することが重要である．片手で膝蓋骨の内外縁を触れ，膝蓋骨の大腿骨に対する位置関係について評価を行う．下腿下垂での坐位からの自動伸展に際して，最大伸展位付近で膝蓋骨の外方偏位や傾斜が著明に現れることがある．膝蓋骨に内外方向へのストレスを加えた際の可動範囲も評価の項目となる．膝蓋骨の脱臼・亜脱臼傾向のある症例では，膝関節 20〜30°屈曲位で膝蓋骨を用手的に外方に移動させようとすると，患者が脱臼しそうな不安感を訴える（apprehension test）．

一方，膝蓋大腿関節の圧痛や軋音は，関節軟骨

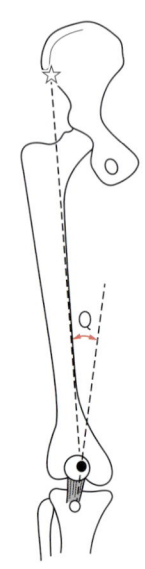

第 2 章　膝関節・下腿部の臨床診断総論

図 11　Q 角の測定
診察においては，触診で上前腸骨棘（☆），膝蓋骨中心（●），脛骨粗面（○）の各々を同定し，その 3 点を結んで形成される角度（Q）を測定する．

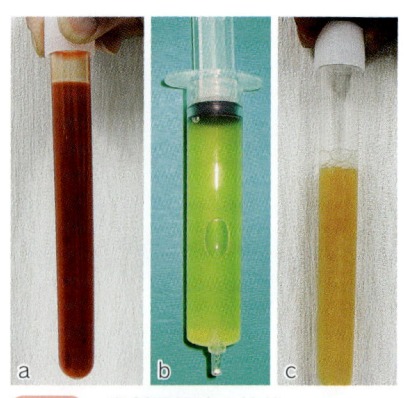

図 12　穿刺関節液の性状
a：血性（ACL 損傷），b：黄色混濁（偽痛風），c：膿性（化膿性関節炎）

の軟化や変性変化を示唆する所見がある．これは膝蓋骨を大腿骨へ圧迫したり，内外側へ移動する場合や荷重位での膝屈曲などに際して現れる．

VII. 診察室での検査・処置

1. 穿刺液の採取と性状観察

関節内に液体が貯留している，と判断された場合は穿刺を行って得られた液の性状を観察することで，診断上有用な情報が得られる．

外傷後の膝で穿刺によって，多量の血液の貯留を認めたときは，ACL 損傷，関節内骨折，膝蓋骨脱臼（に伴う関節包損傷や骨軟骨骨折）の可能性が高い．骨折の際には，骨髄から流出した脂肪が混じるので，穿刺液を膿盆などの容器に移し，血液層表面での脂肪の薄層の有無を観察する．PCL 損傷でも関節内出血は生じるが，概して少量である．MCL は，その主な制動効果を担う浅層は関節外に存在するので，単独損傷では通常は関節血症をきたさない．MCL 損傷で多量の関節内出血を認めた場合は，他の（特に ACL）の合併損傷の存在を考えるべきである．黄色の関節液の場合は，関節軟骨，または半月板の損傷が考えられる．全層にいたる関節軟骨損傷や半月板の血行野を含む断裂では，急性期には血液を薄く混じた関節液が得られることがある．

外傷の既往なく関節穿刺にて血液や血性の関節液を認めた場合，この年齢層であれば，色素性絨毛結節性滑膜炎を含めた腫瘍性疾患の可能性がある．黄色の関節液の場合は，透明な性状であれば，関節軟骨の変性や障害（関節症を含む）もしくは関節内のガングリオンを含めた腫瘍性疾患を，混濁している場合は，関節リウマチなどの疾患や感染に伴う関節炎の存在が考えられる（**図 12**）．

2. 関節不安定性に対する器械を用いた計測・評価

靱帯損傷による関節不安定性の評価については今までに述べた徒手テストを用いるが，これらテストは主観的なものであり，また定量的な検討にも限界がある．この点を補うため，器械を用いた不安定性の検査により客観的かつ定量的な評価も併せて行うことがある．現在最も広く用いられているのは，KT-1000 である．ただし現在この器械は製造中止となっており，現在は，同機能の他の器械—KNEELAX や Rolimeter—しか入手することはできない．ACL 損傷に対しては，膝関節軽度屈曲位で下腿にストラップで器械を装着し，

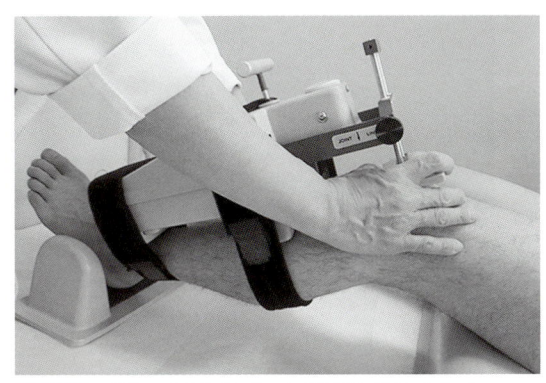

図13 KT-1000を用いた膝関節前後方向の安定性の評価
用手的に徒手最大ストレスを加えた際の脛骨の前方移動距離を測定している.

前方引出しストレス下で膝蓋骨前面に対する脛骨近位部の前方変位を計測する（**図13**）．前方引出しには133Nまたは徒手最大ストレスでの計測値が指標となることが多い．特に痛みの存在や大腿周囲径が大きいために徒手でのLachmanテストが困難な症例に対する補助診断法として有用である．また靱帯再建術施行例の安定性の術前後の比較や術後の経時的変化の定量的評価においても，その有用性は高い．評価基準としては，左右差3mm以上の差があれば，不安定性が存在すると評価される.

3. 診察室における超音波検査

画像検査の発達に伴い，超音波機器は小型化，画質は改善し，より詳細で多様な画像情報が得られるようになっている．施設によっては，超音波装置を外来に設置して検査を行うことが可能になっていて，診断に役立てられている．関節を動かしたり，圧迫を加えたりしながらの観察も可能である．近年は，エコーガイド下の穿刺などインターベンションにも利用されることがある.

VIII. その後の検査や次回受診のプランニング

1. 初診後の検査の選択

前述したような診察室で得られる情報に基づいて，その後の検査のオーダリング，次回受診予定を含めた診療のプランニングが行われる.

単純X線検査は初診時に行う基本的な補助検査である．まずはじめにスクリーニングとして行うのは，2方向撮影であるが，スポーツ障害・外傷例においては，正面像はRosenbergらの提唱した45°両膝屈曲位荷重下撮影[16]を撮ることが多い．この撮影法は靱帯・半月板損傷や術後の関節症変化を評価したり（**図14**），成長期の離断性骨軟骨炎（大腿骨外顆では屈曲位での荷重部に発生することが多い）の診断を行う際（**図15**）に有用性が高い．また膝前面痛や膝蓋骨脱臼・亜脱臼の症例に対しては，膝蓋骨軸射像（スクリーニングとしては30°屈曲位）も追加する（**図16**）.

X線以外の画像検査として，MRIは多くの情報を与えてくれる有用な検査となる．外傷例では，靱帯，半月板，軟骨などに損傷の存在が疑われ，治療方針決定のために損傷部位の評価が必要と思われた場合，早期のMRI検査を考慮する．ただし，臨床所見上でMCLの単独損傷と考えられるようなケースでは，損傷部位，程度にかかわらず同様の保存的治療が行われることになるため，必ずしもMRIが必要ではない．その他，膝蓋骨脱臼（自然整復されることが多いので診断が難しい例もあるが，合併する膝蓋骨，大腿骨外顆骨挫傷の存在が診断に有用なケースがある（**図17**），X線で診断困難な骨折（転位の少ないものや骨片の小さい骨軟骨骨折）が疑われる場合もMRIの診断における意義は大きい．外傷以外の病態では，X線所見と対比して疼痛の高度な例では，初期の骨壊死や骨髄浮腫，腫瘍性疾患の可能性も考え，MRIをオーダーする．その他，腫瘍や嚢腫を触知する例にもMRIは有用であるが，悪性腫瘍の疑いなどでさらに詳細な情報を得る必要のある場合は，造影MRIも考慮する．CTは基本的には，骨についての画像情報を得るのに有効な手段であるので，単純X線検査よりも詳細な情報が必要と思われる例や骨性の遊離体の存在が考えられる例を,

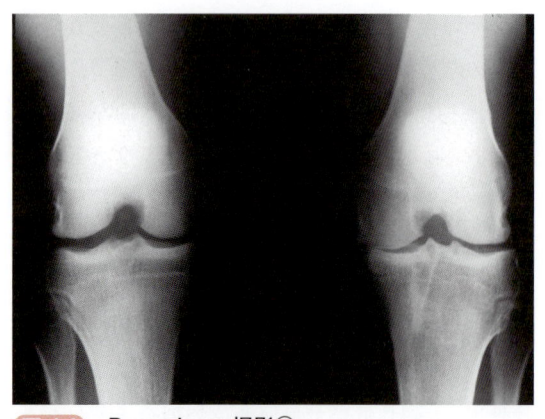

図14　Rosenberg 撮影①
25歳女性．左膝 ACL 再建および内外側半月板切除術後6年であるが，手術側膝に明らかな関節裂隙狭小化を伴う関節症変化を認める．

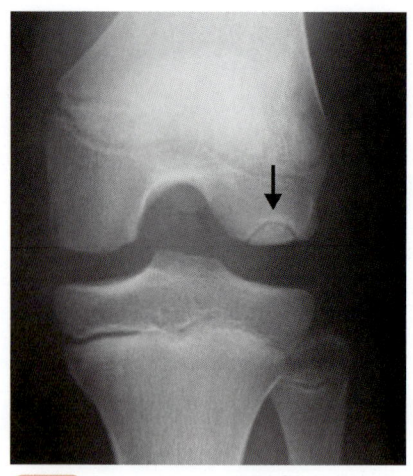

図15　Rosenberg 撮影②
11歳男児．左膝大腿骨外顆屈曲位荷重部に離断性骨軟骨炎と考えられる病巣を認める．

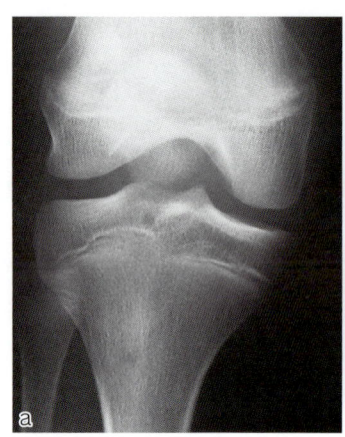

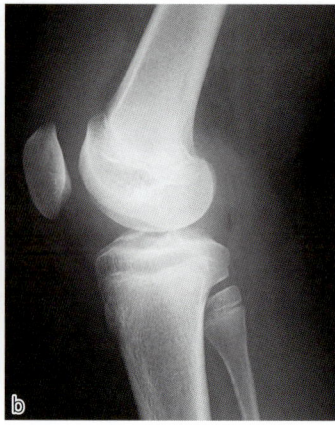

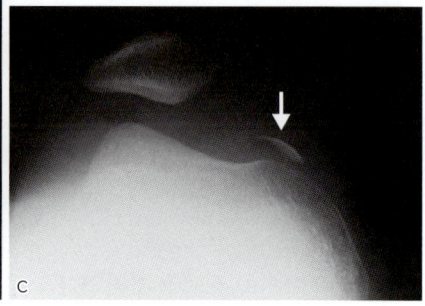

図16　膝蓋骨脱臼
16歳女子．X線正面・側面像（a，b）では明らかな異常はないが，膝蓋骨30°軸射像（c）で，膝蓋骨の外方偏位と傾斜を認める．また膝蓋骨内方に，脱臼の際に生じた骨軟骨骨折と考えられる骨片（矢印）が存在する．

その適応とする．
　骨シンチグラフィは，MRI の普及もあって，初診後の第一選択の検査として行われるケースは少なく，骨病変の良・悪性や周囲骨組織への影響の有無の判断や転移性骨腫瘍の全身に対するスクリーニングとしての役割が大きい．
　血液検査は，初診時の臨床診断において炎症性疾患や全身疾患の診断や鑑別などが必要と思われた場合に，項目を選択してオーダーする．急性の感染など，緊急の処置が必要となることが予測される場合は，至急での血液検査を行い，初診日のうちに，その検査結果も併せて診断を図る．
　また診察室での穿刺検査によって関節（穿刺）液が得られた場合，混濁した関節液や膿性の穿刺液など感染の疑いがあれば，顕微鏡下および培養での細菌学的検査を行う．痛風や偽痛風による急性関節炎が疑われた場合は，偏光顕微鏡下での結晶（尿酸やピロリン酸カルシウム）の確認が診断確定につながることもある．

2．次回受診についての指示

　初診時に得られる情報は臨床所見とX線所見から再診が必要と思われた場合，通常は1週間程

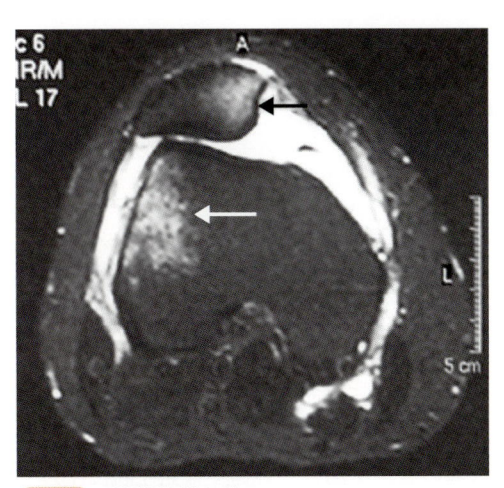

図17 膝蓋骨脱臼後
21歳男性．MRI脂肪抑制T2強調横断像で，膝蓋骨内縁（黒矢印）と大腿骨外顆外縁（白矢印）に骨挫傷と考えられる高信号域が存在する．

度の間隔としている．外傷例の初診時には，急性期の腫脹や疼痛，筋緊張などの存在が評価において妨げとなる場合がある．1週間程度の後に再度評価を行うと，急性期症状が消退し，より正確な評価が可能となる．また靱帯，半月板損傷などに対しMRIが必要と思われた場合，再診日のMRI検査予約ができれば効率良く診療が行える．投薬や注射など何らかの処置を行った場合も，効果や副作用の確認とその後の治療方針決定のため，1週前後での再診を指示することが多い．ただし，薬剤による副作用や注射後の急な関節炎（感染を含む）は，数日以内に生じ，迅速な対応を要することもある．合併症発生の可能性，そのような症状の現れた際の自己評価基準（早期に再度来診するかどうか）と対処法について明確に説明し理解してもらうことが重要である．

（吉矢晋一）

参考文献

1) Noyes FR, Dunworth LA, Andriacchi TP, et al.：Knee hyperextension gait abnormalities in unstable knees. Recognition and preoperative gait retraining. Am J Sports Med, 24：35-45, 1996.
2) Schlegel TF, Boublik M, Hawkins RJ, et al.：Reliability of heel-height measurement for documenting knee extension deficits. Am J Sports Med, 30：479-482, 2002.
3) Warren LF, Marshall JL, Girgis F：The prime static stabilizer of the medial side of the knee. J Bone Joint Surg, 56-A：665-674, 1974.
4) Grood EG, Stowers SF, Noyes FR：Limits of movement on the human knee. Effect of sectioning the posterior cruciate ligament and posterolateral structures. J Bone Joint Surg, 70-A：88-97, 1988.
5) Kim JG, Lee YS, Kim YJ, et al.：Correlation between the rotational degree of the dial test and arthroscopic and physical findings in posterolateral rotatory instability. Knee Surg Sports Traumatol Arthrosc, 18：123-129, 2010.
6) Katz JW, Fingeroth RJ：The diagnostic accuracy of ruptures of the anterior cruciate ligament comparing the Lachman test, the anterior drawer sign, and the pivot shift test in acute and chronic knee iinjuries. Am J Sports Med, 14：88-91, 1986.
7) Slocum DB, James SL, Larson RL, et al.：Clinical test for anterolateral rotatory instability of the knee. Clin Orthop Relat Res, 118：63-69, 1976.
8) Shino K, Mitsuoka T, Horibe S, et al.：The gravity sag view；a simple radiographic techniques to show posterior laxity of the knee. Arthroscopy, 16：670-672, 2000.
9) McMurray TP：The semilunar cartilages. Br J Surg, 29：310-322, 1942.
10) Apley AG：The diagnosis of meniscus injuries. J Bone Joint Surg, 29：78-84, 1947.
11) Evans PJ, et al.：Prospective evaluation of the McMurray test. Am J Sports Med, 21：604-608, 1993.
12) Karachalios T, et al.：Diagnostic accuracy of a new clinical test (the Thessaly test) for early detection of meniscal tears. J Bone Joint Surg, 87-A：955-962, 2005.
13) Eren OT：The accuracy of joint line tenderness by physical examination in the diagnosis of meniscal tears. Arthroscopy, 19：850-854, 2003.
14) 長野正憲他：半月板損傷の臨床診断．関節鏡，18：25-28, 1994.
15) Bach BR Jr, Warren RF, Flynn WM, et al.：Arthrometric evaluation of knees that have a torn anterior cruciate ligament. J Bone Joint Surg, 72-A：1299-1306, 1990.
16) Rosenberg TD, et al.：The forty-five-degree posteroanterior flexion weight-bearing radiograph of the knee. J Bone Joint Surg, 70-A：1479-83, 1988.

第2章 膝関節・下腿部の臨床診断総論

中・高齢者の診かた

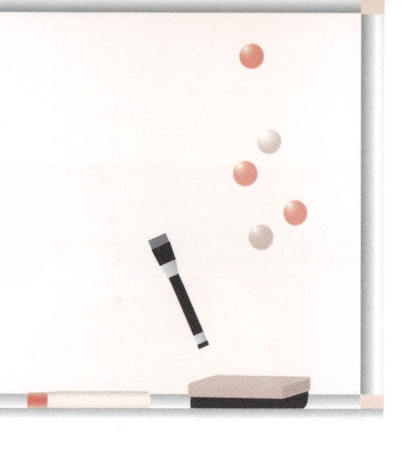

中・高齢者は一般的に壮年期を過ぎたころを指し，40歳以上が対象となる．この時期は加齢性変化が加わり膝関節に疾患・障害が生じやすく，外来診療では多く遭遇する．本項では中・高齢者の膝関節・下腿の疾病・障害に対する診察の要点について概説する．

I. 入室

診察は患者の診察室への入室から始まり，入室時の患者の表情や歩容，杖使用の有無などから歩行時痛の程度を類推する．また，車椅子での入室では患者の表情から安静時痛の程度を，付き添いの家族の患者に対する介助動作から患者の愁訴の重症度や家族関係を推測する．これらの情報から疾患・障害を想定しながら病歴聴取および診察を行う．

II. 歩容

膝関節や下腿の外傷や変形性関節症（OA）では患肢接地時，疼痛を避けるように歩く疼痛回避歩行を呈し，患側立脚期の短縮が生じる．下肢の短縮や膝関節内反変形・屈曲拘縮による見かけ上の短縮では，立脚期に身体が患肢側に急に倒れるような墜下性歩行を呈する．これに疼痛を伴えば患側立脚期の短縮が加わる．さらに歩行荷重時に膝関節が側方に動揺する横ぶれは軟骨・骨破壊が進行した内側型膝OAで生じ，接地時に外側に横ぶれし内反が増強する（図1，動画12）．一方，外側型の膝OAでは重症化すると内側に横ぶれする．

III. 病歴聴取

1. 疼痛

誘因の有無を聞き，外傷では発生状況や外力の大きさと方向，ならびに発生時の膝関節の肢位などを詳細に問診する．誘因のない突然の疼痛では病的骨折や感染あるいは結晶性滑膜炎・関節炎などを念頭に置き，既往歴（関節内注射，針・灸）や免疫力の低下する基礎疾患（糖尿病，膠原病）およびステロイド・生物製剤・抗がん剤・免疫抑制剤などの治療歴を尋ねる．徐々に疼痛が出現した場合はOAや関節リウマチ（RA），腫瘍性疾患を想定し，運動時痛があれば膝OAや半月板損傷などを考える．また，突然発生した膝痛が自然と消退する場合は関節内遊離体や断裂半月板の嵌頓を想定する．

疼痛の発生部位から鑑別診断を想定しながら問診する（表1）．この際，股関節疾患の関連痛として膝関節内側部痛がある場合や坐骨神経痛での膝・下腿へのしびれや疼痛を訴えたり，解離性障害では膝周囲の疼痛を訴えたりする場合があるので注意する．

膝OAの初期では疼痛はだるさや鈍重感，こわばりとして表現される．関節水症や関節血症があれば膝蓋上嚢や膝後面のつっぱり感を伴う．安静時に拍動し，徐々に増悪する疼痛では感染や偽痛風などの炎症性疾患や腫瘍を，激痛では骨折，骨壊死，関節内遊離体の嵌頓，炎症性関節炎，腫瘍などを想定する．

安静時痛がなく，しゃがむ，立ち上がるなどの荷重動作時に急に疼痛が出現する場合は半月板損

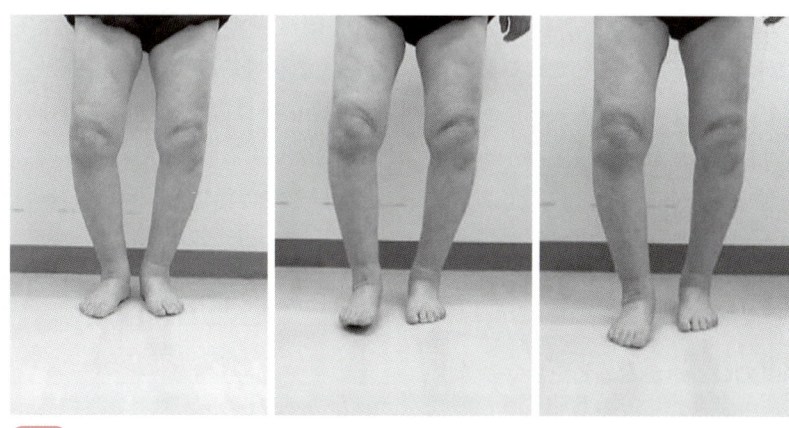

図1 疼痛回避歩行と横ぶれ
両内側型変形性膝関節症において，立脚期が短縮し，荷重時に膝関節は外側方へ動揺（lateral thrust；外側スラスト）する．

表1 中・高齢者の膝関節・下腿の疼痛部位と鑑別疾患

部位	鑑別疾患
膝関節前方	膝蓋大腿関節症，鵞足炎，ジャンパー膝，前膝蓋骨滑液胞炎
膝関節内方	変形性膝関節症，特発性骨壊死，骨腫瘍，股関節疾患関連痛，神経障害
膝関節外方	変形性膝関節症，半月板損傷，骨腫瘍，腸脛靱帯炎
膝関節後方	半月板損傷，後十字靱帯損傷，膝窩部嚢腫
膝関節全体	関節リウマチ，化膿性膝関節炎，骨髄炎，骨腫瘍
下腿前面	筋挫傷，腰椎椎間板ヘルニア，骨髄炎，骨腫瘍
下腿後面	筋挫傷，腰椎椎間板ヘルニア，骨髄炎，骨腫瘍

傷や遊離体などの嵌頓を考える．階段昇降時や坐位からの起立時に膝蓋骨および膝蓋骨周囲に疼痛が出現する場合は膝蓋大腿関節の障害（OAやタナ障害）を考える．

2. 腫脹

急速に腫脹が増せば外傷による関節内血症や急性炎症（関節炎，滑液胞炎，骨髄炎）を考える．一方，緩徐であれば膝OAやRA，神経障害性関節症などを想定する．穿刺の既往があれば貯留液の性状（黄色/血性，透明/混濁，量）などを尋ねる．

3. 可動域制限

急に疼痛や引っかかり感を伴って可動域制限が生じれば半月板損傷や関節内遊離体の存在を疑う．徐々に膝関節の可動域制限をきたした場合には膝OAやRAなどを考える．

関節血症によって可動域制限がある場合には関節内骨折や靱帯損傷などの外傷を，関節水症ではOAや炎症性関節炎などを，伸展時に疼痛を伴い制限される場合には半月板損傷や前十字靱帯/内側側副靱帯損傷やタナ障害，膝蓋下脂肪体炎などを想定する．屈曲時に疼痛が出現する場合にはジャンパー膝などの伸展機構障害を考える．

下腿の疼痛を生じて膝関節および足関節可動域制限が生じている場合には下腿部の筋損傷や脊椎・脊髄・神経疾患を念頭に置く．

4. 膝くずれ giving way

膝関節屈曲位で膝折れを生じる場合には大腿四頭筋の筋力低下を考え，長期の膝関節疾患の罹患や脊髄・神経疾患を疑う．動作中に疼痛を伴って生じる場合は半月板損傷や関節内遊離体，滑膜性骨軟骨腫症，タナ障害，滑膜炎を考える．一方，外傷後に急停止や着地動作でずれる感じとともに生じる場合は前十字靱帯損傷を疑う．階段を下りる際や振り向きざまの軽微な動作で疼痛を伴って生じる場合は，膝蓋骨（亜）脱臼を考える．

5. 嵌頓症状と弾発現象, ひっかかり感

嵌頓 locking とはある一定の角度で膝関節が不動となる状態であって, 半月板損傷では固有の動作で生じるのに対して, 遊離体では突然, 不定期に生じる. 弾発現象 snapping とはある角度で関節運動が制動されても, その後屈曲/伸展し続けると急に制動が解除される現象をいい, 半月板損傷や円板状メニスクス時に起こる. ひっかかり感は運動時関節の中でひっかかる感じをいい, 半月板損傷や軟骨損傷でみられる.

6. 不安定性

外傷後, 急な停止や方向転換, ピボット動作で膝が外れそうな不安感, 恐怖感を訴える場合には前十字靱帯損傷を疑う. 起立時に後ろにひっくり返るような不安感や階段を下りる際の荷重時に不安定感がある場合には後十字靱帯損傷を考える. 階段を下りる際や方向転換時に膝蓋骨が外れるような不安感, 恐怖感を訴える場合は膝蓋骨不安定症を想定する. 歩行立脚中期に「膝が横にずれる」感じは側方動揺性を示し, 外側側副靱帯損傷や内側型膝 OA で生じる.

7. しびれ・神経痛・脱力

下腿外側にしびれや疼痛や感覚異常があれば腰椎椎間板ヘルニアを疑う. 疼痛や脱力のため足関節運動に脱力が生じることがある.

8. 不定愁訴

膝蓋骨部や周辺の疼痛, いわゆる膝前部痛 anterior knee pain を訴えるものの, 器質的に異常はみられず, 痛みの局在が不定な場合がある. 不明確な場合は股関節・脊椎・脊髄の疾患も考えなければならない.

9. 日常生活動作

起立, 歩行, 階段昇降, 走る, 跳ぶ, 座り動作, しゃがみ立ち, 正座, 胡座, 横座り, トイレ(洋式, 和式)などの日常生活動作で膝痛, 引っかかり感などの症状が増悪するか否か, 障害の程度について訊く.

10. 既往歴, 仕事など

RA や神経筋疾患・代謝性疾患の既往の有無や治療歴を尋ねる. また, 職業(肉体労働なのか事務職か)や生活環境(階段昇降の必要性), スポーツ愛好家では種目やレベル, 練習内容についても詳しく問診する.

IV. 視診・触診

1. 立位での診察

立位正面, 側面での下肢変形を評価する. 膝の内反・外反, 過伸展・屈曲位変形, 下腿の内・外旋, 下肢長差などを診る(図2). また, しゃがみ動作を行い, 疼痛の誘発の有無を観察する. 内側型膝 OA では屈曲時に内側関節裂隙後方に疼痛が誘発される. 一方, 膝蓋大腿関節症では屈曲位から伸展時に膝前方に疼痛が誘発される.

2. 臥位での診察

仰臥位で両下肢のアライメントを観察する. 両側大腿骨内側顆間の距離 intercondylar distance, あるいは脛骨内果の距離 intermalleolar distance が何横指あるか記載し, 内反膝あるいは外反膝変形が著明であれば OA, 神経障害性関節症を想定する.

次いで, 膝関節・下腿の腫脹, 皮膚の色調, 大腿部の筋萎縮, 骨性隆起や静脈瘤の有無を左右で比較する.

腫脹は液体の貯留による腫脹なのか, 滑膜の増殖・肥厚による腫脹なのか, その局在が膝蓋上嚢なのか, 膝蓋下脂肪体なのか, その他の部位なのかを丹念に調べる.

局所熱感は両手で左右の大腿・膝関節を交互に触診して皮膚温の左右差を確認し, 差があれば炎症・感染性疾患を疑う.

膝蓋跳動は滑液の貯留を示し徐々であれば OA, 急激な発症で局所熱感や発赤を伴えば偽痛風や化膿性膝関節炎を疑う(図3, 動画13).

そのほか感覚障害や運動障害, 循環障害(足背・

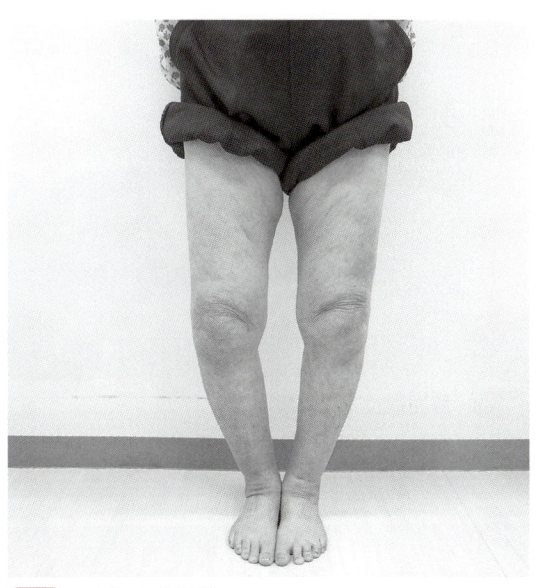

図2 立位での診察
膝の内反・外反，過伸展・屈曲位変形，下腿の内・外旋，下肢長差などを診る．

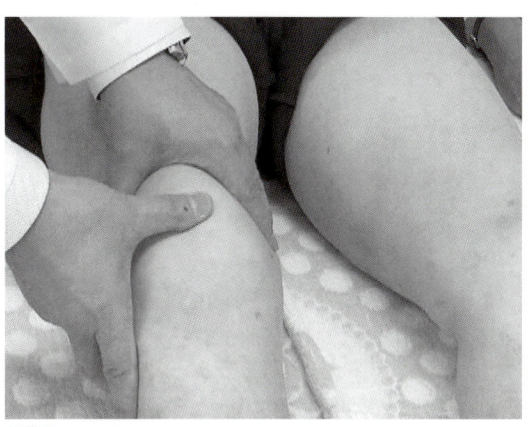

図3 膝蓋跳動
膝蓋上嚢を押さえ，滑液を膝蓋大腿関節に移動させて膝蓋骨の跳動する状態を触知する．

表2 中・高齢者の膝関節・下腿の圧痛部位と鑑別疾患

圧痛点	鑑別疾患
膝蓋骨，膝蓋大腿関節	膝蓋骨（亜）脱臼，膝蓋大腿関節症，タナ障害，前膝蓋骨滑液胞炎
膝蓋骨内側縁	タナ障害，膝蓋骨不安定症（反復性膝蓋骨脱臼，膝蓋骨亜脱臼）
膝蓋腱，大腿骨顆間窩	ジャンパー膝，遊離体，膝蓋下脂肪体炎
内側関節裂隙	内側半月板損傷，変形性膝関節症（内側型），特発性骨壊死
外側関節裂隙	外側半月板損傷，変形性膝関節症（外側型），円板状メニスクス
大腿骨内側顆	変形性膝関節症（内側型），内側側副靱帯損傷，特発性骨壊死
大腿骨外側顆	変形性膝関節症（外側型），外側側副靱帯損傷，腸脛靱帯炎
鵞足，脛骨内側顆	鵞足炎，内側側副靱帯損傷，特発性骨壊死
膝窩部	半月板損傷，膝窩筋腱炎，Baker嚢胞
下腿前面/後面	筋挫傷，骨髄炎，骨軟部腫瘍
腓骨頚部	総腓骨神経麻痺

後脛骨動脈の触知）の有無を調べる．下垂足があれば腓骨頚部での総腓骨神経の Tinel 様徴候の有無を確認する．

3. 圧痛点

まず，膝関節伸展位で大腿前面，筋群，膝蓋骨上嚢，膝蓋骨周囲，膝蓋腱，膝蓋下脂肪体，脛骨粗面，脛骨前面などを押さえていく（表2）．膝蓋大腿関節症や膝蓋骨軟骨損傷，タナ障害などでは膝蓋骨を圧迫しながら左右に移動させると疼痛や礫音 retropatellar crepitus が誘発される（図4，動画14）．次に膝関節90°屈曲位とし，膝蓋腱（ジャンパー膝），膝蓋下脂肪体（膝蓋下脂肪体炎），内・外側関節裂隙（半月板損傷・OA），内・外側大腿骨顆部（骨壊死 ON），膝窩筋腱部（膝窩筋腱炎），鵞足（鵞足炎），Gerdy 結節，腸脛靱帯（腸脛靱帯炎，ランナー膝），腓骨頭などを丹念に押

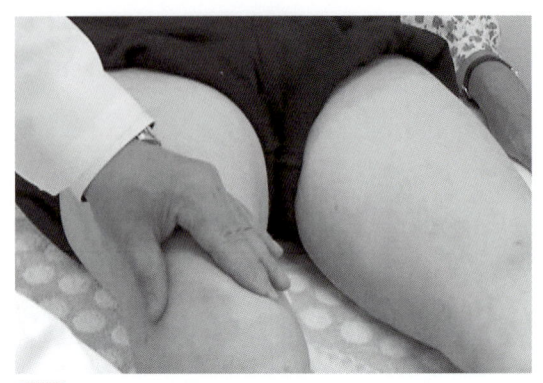

図4 retropatellar crepitus
膝蓋骨を把持して内外側方向へ移動させるとき膝蓋大腿関節面での捻髪音, 礫音を触知する.

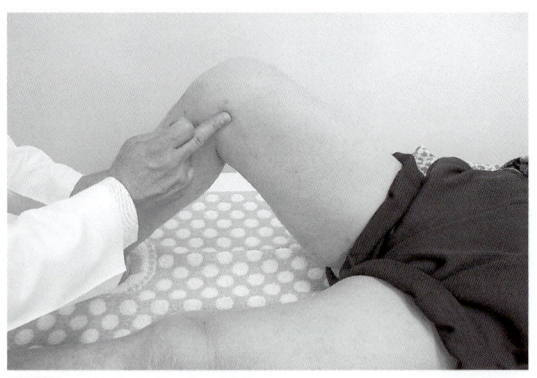

図5 膝屈曲位での診察
病変を想定しながら圧痛点を押さえる. 内側型変形性膝関節症での内側関節裂隙の圧痛点.

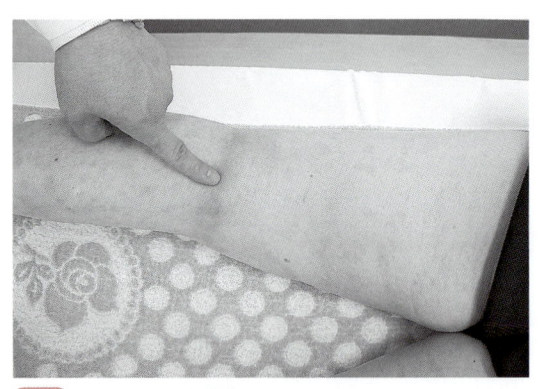

図6 伏臥位での診察
変形性膝関節症に伴ったBaker嚢胞(腫).

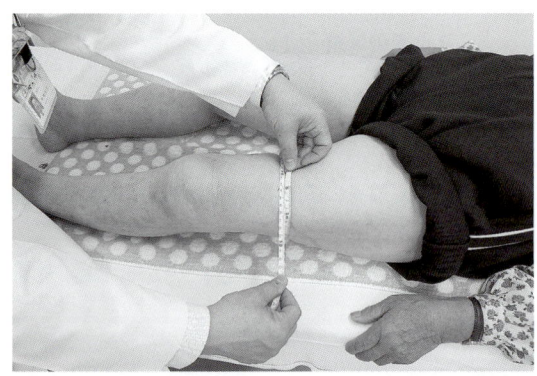

図7 大腿周径の計測
膝蓋底から10cmの位置で両側とも測定する. 1cm以上の周径差があれば異常と考える.

さえて疼痛の有無を尋ねる(表2, 図5).
　次に伏臥位で大腿後面, ハムストリング膝窩動脈, 総腓骨神経, 脛骨神経, ファベラ周囲, 関節裂隙など触診する. Baker嚢胞(腫)は腓腹筋内側頭と半膜様筋間の滑液包炎である(図6).

4. 計　測

　膝関節可動域は仰臥位で自動(患者自身)で最大伸展位と最大屈曲位の角度を測定する. 次いで他動(検者)で最大伸展位と最大屈曲位の角度を測定する. 必ず健側と比較する. 可動域検査時に疼痛や礫音が誘発されれば半月損傷や軟骨損傷を想定する.
　下肢長は骨盤を水平に保ち仰臥位で下肢を伸展, 膝蓋骨を前面に向け, 上前腸骨棘より脛骨内果まで spina malleolar distance (SMD) を計測する. 大腿長は上前腸骨棘から膝関節外側裂隙まで, 下肢長は膝関節外側関節裂隙より腓骨外果までを計測する.
　大腿周径は仰臥位で膝蓋骨底から近位10 cmの位置に印をつけ巻き尺で測定する(図7). 下腿周径は仰臥位で下腿の最大周径を測定する. 1 cm以上の周径差があれば異常と考える. 膝関節疾患・障害の多くは患側は大腿周径の短縮(筋萎縮)を認めるが, 長期経過にもかかわらず筋萎縮がない場合は膝関節以外の疾患も想定する.

表3 滑液の性状と鑑別疾患

主な検査	正 常	非炎症性	炎症性	感染性
容量(mL)	<3.5	しばしば>3.5	しばしば>3.5	しばしば>3.5
粘稠性	高	高	低	さまざま
色調	無色～薄黄色	薄黄色～無色	黄色	さまざま
透明性	透明	透明	半透明	不透明
白血球(mm^3)	<200	200～2,000	2,000～75,000	しばしば>100,000
多核白血球(%)	<25%	<25%	しばしば>50%	>75%
培養	陰性	陰性	陰性	しばしば陽性
ムチンクロット	強固	強固	脆弱	脆弱
ブドウ糖(空腹時)	血中とほぼ同じ	血中とほぼ同じ	血中より低い <50 mg/dL	血中より低い <50 mg/dL
鑑別疾患		変形性膝関節症, 骨軟骨腫症, 神経病性関節症	関節リウマチ, 痛風, 石灰沈着症(偽痛風)	細菌性感染, 真菌症, 結核

(久保俊一他監訳：膝の外科 原著第4版, p.1007, 表57-1を改変)

5. 誘発テスト

▶ 半月徴候

McMurray テストは仰臥位で膝関節の最大屈曲位から外旋しながら伸展させたり，内旋しながら伸展させたりするときにクリックを触知すれば半月板損傷を疑う．OAでもクリックや疼痛を生じる場合がある．Apleyテストは腹臥位で膝関節90°屈曲位とし，下腿を大腿に圧迫しながら，内・外旋し疼痛が誘発されるか，下腿を牽引しながら，同様に内・外旋し疼痛が誘発されるかをみるものである．McMurrayテスト，Apleyテストの半月板損傷に対する感度は40～65%という．

▶ 不安定性

1) 前方引き出しテストは仰臥位膝関節90°屈曲位で下腿後方に検者の掌を当て下腿を前方に引き出すテストであり，前十字靱帯損傷で陽性（引き出される）となる．不安定性テストは必ず両側を行い，比較する．

2) Lachmanテストは膝関節軽度屈曲位で大腿と下腿を把持し下腿を前方に引き出す．前十字靱帯損傷では脛骨は前方に引き出される．前方引き出しテストよりも感度が高い．

3) Saggingは仰臥位で膝関節90°屈曲位で膝立をした際に後十字靱帯損傷時，脛骨が自重で後方に落ちる状態をいう．後方引き出しテストは仰臥位膝関節90°屈曲位で下腿を把持し，前方から後方に圧迫するテストであり，後十字靱帯損傷で陽性（引き出される）となる．この際に，大腿骨顆部と脛骨プラトー前縁の位置によって，同じ高さであれば1+，step offがあれば2+とする．

4) 内反・外反テストは膝関節を30°屈曲位と0°伸展位で行い，関節裂隙が健側に比して開大すれば外側・内側側副靱帯損傷を疑う．

5) jerk(N)，pivot shift test. 前十字靱帯損傷時，jerk test，N-testでは脛骨内旋し外反，屈曲位しながら伸展すると，脛骨外側顆が前方に亜脱臼，伸展位になるとclunkを伴って整復される．pivot shift testでは脛骨内旋し外反，伸展位から屈曲するといったん，脛骨外側顆が前方に亜脱臼，屈曲し続けるとclunkを伴って整復される．

VII. 診察室での検査・処置

関節水症や関節血症によって関節貯留液が認められる場合，関節穿刺による滑液の性状を観察する（表3）．正常では通常3.5 mL以下でほとんど採取できず無色〜薄黄色・透明である．炎症では混濁し，関節内骨折，血友病性関節症，色素性絨毛結節性滑膜炎では血性となる．脂肪滴が浮遊していれば骨折を考える．炎症が強いと粘性が低下し曳糸性（糸を曳く性質）が低下する．滑液を2.5%希酢酸液に滴下させて凝固の状態を観察する．正常では球状の凝固塊を形成するが，粘性が低いと凝固塊は脆弱で広がる．炎症が強いほど細胞数が増加し，ブドウ糖値は低下する．結晶性関節炎は滑液を位相差顕微鏡で検査すると痛風の針状の尿酸結晶は赤色補正板と平行では黄色，垂直方向では青色（負の複屈折性）を示し，偽痛風での方形のピロリン酸カルシウム結晶は平行では青色，垂直方向では黄色の正の複屈折性を示す．

VIII. その後の検査や次回受診のプランニング

1. 初診後の検査の選択

前述の診察の後，問診および身体所見から鑑別疾患を想定した後，単純X線撮影を行う．単純X線像は通常，膝関節の立位前後面，側面，軸射撮影を行うが，OAを疑う場合に関節裂隙の狭小化を明らかにするためにRosenberg撮影を行ったり，遊離体を描出するために顆間窩撮影を追加したりする．アライメントを確認するために下肢全長立位前後面像を撮影する．ストレスX線撮影は靱帯損傷の程度を類推するために行う．後十字靱帯損傷では仰臥位膝関節90°屈曲位でposterior tibial saggingの肢位や後方引き出しテストを行って側面像を撮影する．側副靱帯損傷では内反および外反ストレスを膝関節に加え膝関節伸展0°および30°での前後面撮影を行う．膝蓋骨不安定症では膝蓋骨に外方ストレスを与え軸射像を得る．

侵襲的な関節造影検査は今日ほとんど行われない．非侵襲的で情報量も多いMRIに取って代わられている．MRIでは骨性変化のほかに半月板，靱帯，軟骨などの軟部組織の評価が可能で損傷部位，損傷形態や大きさを類推することができる．また，ONでは単純X線像では明確に描出することのできない早期の骨壊死像を描出することができる．骨・軟部腫瘍を疑う場合，造影MRIも検討する．

骨シンチグラフィでは骨腫瘍の良性・悪性の鑑別や全身の転移性骨腫瘍のスクリーニングに用いられる．

2. 次回受診についての指示

骨折や感染などで早急な処置や対応が必要な場合，血液生化学検査や滑液の検鏡などの結果によっては即日入院が必要なこともある．結晶性滑膜炎・関節炎で感染との鑑別が困難な場合では感染の可能性を説明し，早急な処置も必要であることを理解してもらう必要がある．これに対して長期経過で発症した膝OAであれば病態や治療方針を説明し，同意を得たうえで治療を進める．急激な症状の増悪がなければ1〜2週間後に再診し治療への効果をみる．一方，初診時の臨床所見や画像所見のみでは確定診断ができないON，RA，膠原病，腫瘍性疾患などでは疼痛や炎症の軽減を図るため薬物療法やシーネ・装具などの固定や松葉杖による免荷を指示し，MRI，CTなどの画像検査を予約するとともに各種マーカーを含む血液生化学検査をオーダーする．症状の増悪がなければ1週後に再診とし，精密検査結果が出次第，確定診断と治療方針を説明する．なお，次回来院までに症状の増悪や下肢の循環・神経障害を疑わせる症状（皮膚の色調の変化，腫脹，しびれ）があればすぐに医療機関に連絡するように十分に説明しておくことが肝要である．

（内尾祐司）

参考文献

1) Tria AJ：Clinical examination of the knee. Scot WN. ed. Insall & Scott. Surgery of the Knee. 膝の外科．久保俊一，齋藤知行監訳，原著第4版，p.86-98，金芳堂，2007．
2) 津村 弘：膝の診察・検査法．松野丈夫，中村利孝総編集，標準整形外科学第12版，p.663-668，医学書院，2014．
3) 豊島良太，榎田 誠：問診の取り方．黒坂昌弘（編），膝関節外科の要点と盲点．p.26-30，文光堂，2005．
4) 中田 研：代表的疾患の徒手検査．靱帯損傷の診察．黒坂昌弘（編），膝関節外科の要点と盲点．p.31-36，文光堂，2005．
5) 出家正隆，越智光夫：代表的疾患の徒手検査．半月板損傷．黒坂昌弘（編），膝関節外科の要点と盲点．p.37-39，文光堂，2005．
6) 龍順之助：代表的疾患の徒手検査．関節炎の診察．黒坂昌弘（編），膝関節外科の要点と盲点．p.40-41，文光堂，2005．
7) 中川研二：代表的疾患の徒手検査．膝蓋大腿関節の診察．黒坂昌弘（編），膝関節外科の要点と盲点．p.42-43，文光堂，2005．
8) 吉矢晋一：膝関節疾患の診察方法．膝関節疾患外来診療マニュアル．Monthly Orthopaedics，18：8-13，2005．
9) 木村雅史：膝を診る目．p.19-36，南江堂，2010．

第 3 章

膝関節・下腿部の臨床診断各論

第3章 膝関節・下腿部の臨床診断各論　　小児期

1. Blount 病（小児膝変形）

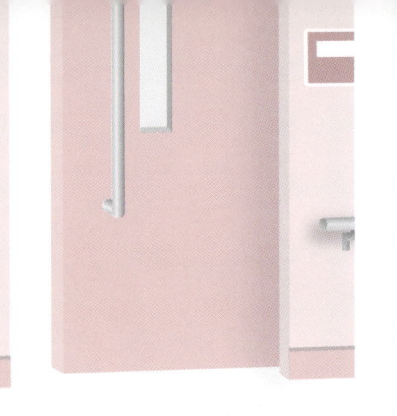

問診（臨床経過）

2歳6ヵ月女児．母親が下肢のO脚変形とつま先が内側に入るような歩行をすること，転倒をしばしばすることを気にして受診となった．処女歩行は11ヵ月で，家族や親類に低身長や著明なO脚変形はいない．

> **ポイント**
> 年齢的には2～4歳までは生理的O脚を念頭にBlount（ブラウント）病，くる病，骨系統疾患，骨髄炎後や腫瘍・腫瘍類似疾患による変形，外傷後の変形などを鑑別する．そのため出産時の状況，歩行開始時期，寝ているときの姿勢，変形に気付いた時期，外傷の既往歴，食事・栄養状態，家族内発生の有無，治療歴などを問診する．Blount病では肥満が発症と関連することが指摘されているので身長と体重の変化も確認する必要がある．
> 軟骨無形成症，偽性軟骨無形成症，Schmidt型の骨端軟骨異形成症などO脚を呈する骨系統疾患では家族発生や遺伝性が認められ，家族歴の聴取が重要である．

視診

顔貌に問題なく，体幹と上肢下肢の長さのバランスも正常であったが，両下肢にO脚変形と下腿内捻があり，歩容はうちわ歩行であった．下肢に創や瘻孔は認めなかった．

> **ポイント**
> 全身の観察を行い骨系統疾患の可能性を確認，次いで下肢の状態を確認する．歩行状態の観察（歩容）と膝内反による見た目の異常（下肢アライメント）の確認であり，うちわ歩行の有無，内反膝（O脚）の有無，下腿の内捻の有無の確認が必要である．狭い診察室では観察が困難なことが多いので，できればリハビリ室など広い場所での観察が望ましい．また両親に歩容のビデオや携帯の動画を持ってきてもらうことも有用である．

身体所見

両膝関節の伸展，屈曲に制限はなく，関節腫脹，熱感は認めなかった．下肢はO脚変形を認め顆間距離は6QFBであった．

主なテストと実施方法を下記に示す．

▶ O脚の判定

診察室では膝伸展位にてできるかぎり両足を合わせ，膝関節の開きを指の幅で計測しQFBとして評価する．5QFB（握りこぶし）以上は内反膝の程度は強い（図1）．

▶ 下腿内捻の判定

腹臥位として膝関節を90°屈曲させ，足関節は中間位として上から大腿の中心軸と足中心軸のなす角度（TFA）をみて内捻，外捻を判定する（図1）．

診察室での検査

関節穿刺などの検査は不要である．

検査手順と次回受診のプランニング

下肢全長正面像でFTAは右190°，左195°でMDAは右11°，左12°であった．両膝関節3方向撮影を行い，骨端線に明らかな異常を認めなかった．また血液学，血清検査でWBC，CRP，Ca，P，血中副甲状腺ホルモンに異常を認めず，ALPは年齢相応の高値であった．4ヵ月後の再来を指示した．

1. Blount 病（小児膝変形）

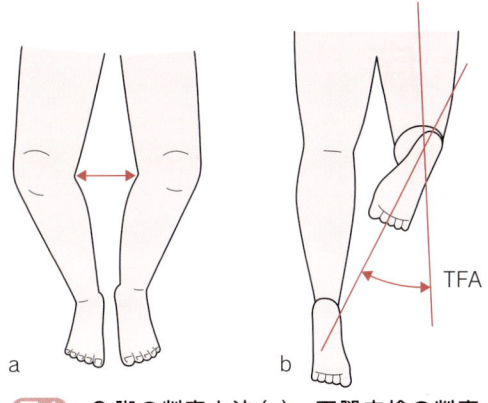

図1 O脚の判定方法 (a)，下腿内捻の判定方法 (b)

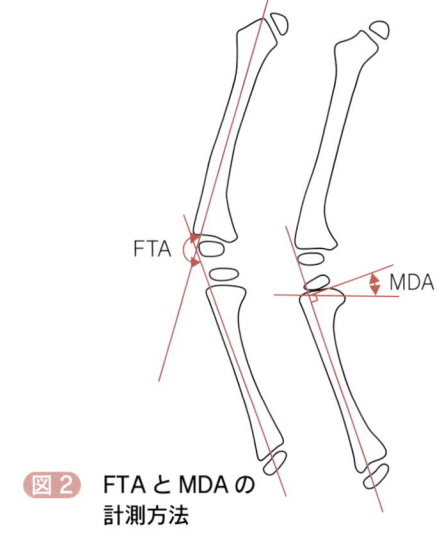

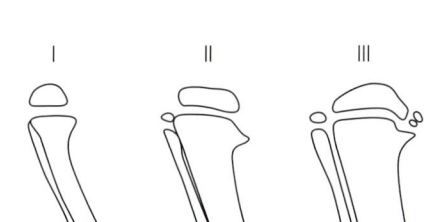

図2 FTA と MDA の計測方法

図3 Blount 病の骨端線

ポイント

2〜4 歳までの O 脚変形，うちわ歩行は生理的 O 脚であることが多い．

下肢全長 1R 撮影（正面）で FTA と MDA を計測する（**図2**）．膝関節は 3 方向撮影（正面，軽度屈曲側面，skyline view）を行う．くる病の確認には手関節の X 線撮影も考慮する．CT 撮影：手術の矯正を考慮する場合の下腿内捻の正確な判定に必要となる．

血液検査はくる病との鑑別のために行う．

低リン血症性ビタミン D 抵抗性くる病は生後 1〜2 年で四肢の変形，特に下肢の O 脚形，歩行障害などを主訴に来院することが多い．血液検査では Ca 正常，P 低値，血中副甲状腺ホルモンも多くは正常，$1,25-(OH)_2-D$ は正常範囲である．

ポイント

Blount 病は骨端症の一型であり，脛骨近位内側の骨化障害により膝内反変形を生じる．

発症時期により infantile type と adolescent type に分類され，infantile type は生後 1〜3 歳で発症し，歩行開始後に気付かれることが多い．一方，adolescent type は 6〜8 歳で発症する．

治療は装具が基本，高度変形例には骨切術が行われる．

（一戸貞文）

本症例の確定診断

4 歳頃まで定期的に経過観察を行い自然矯正されれば生理的 O 脚と診断する．Blount 病は骨端線の定型的 X 線写真（**図3**）で確定診断する．

参考文献

1) Langenskiöld A：Tibia vara；(osteochondrosis deformans tibiae)；a survey of 23 cases. Acta Chir Scand, 103：1-22, 1952.
2) 齋藤知行，稲葉 裕：下肢アライメント異常．日本小児整形外科学会教育研修委員会編：小児整形外科テキスト，p.122-129, メジカルビュー社，2004.

2. Osgood-Schlatter 病

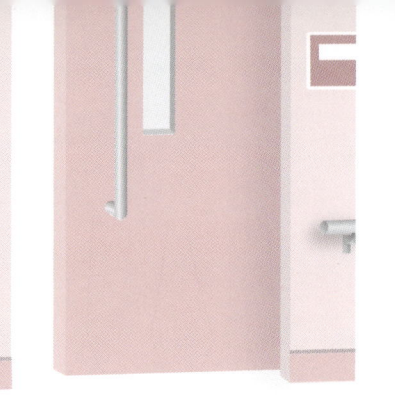

問診（臨床経過）

12歳男児．中学でサッカー部に所属して毎日2時間の練習を行っている．右脛骨粗面の運動時痛が出現，前医にて NSAIDs 処方と安静を指示されたが，練習は続けていた．当初なかった安静時痛を訴え，脛骨粗面の隆起が出現し，階段昇降やランニングが困難となったため前医からの紹介で受診となった．

> **ポイント** スポーツ歴を含む運動の状況，疼痛の出現時期，脛骨粗面の隆起の時期，脛骨粗面の痛みの性状などを問診する．外傷の有無も問診する．
>
> 10歳代での膝関節痛は Osgood-Schlatter（オスグッド・シュラッター）病，ジャンパー膝，離断性骨軟骨炎，骨軟骨骨折，半月板損傷，靱帯損傷，膝蓋骨不安定症，遊離体などを考慮する必要がある．Osgood-Schlatter 病では運動時痛が脛骨粗面に限局していること，初期には安静時痛はないことが多く，脛骨粗面の隆起が生じてきたことを確認することが大事である．スポーツ活動の継続に関しては Blazina[1] の分類（表1）が用いられるので，スポーツ活動後の痛みか，スポーツ中から痛みがあるのかなども聞き出す必要がある．一般に階段昇降が困難な程度の痛みがあればランニングなどスポーツ動作も困難となる．

視診

歩容に異常は認めなかった．脛骨粗面の隆起を認め，粗面に発赤は認めなかった．

表1 ジャンパー膝の病期分類（Blazina, Role から）

Ⅰ	スポーツ活動後の痛みがあるが，スポーツ活動に支障がない
Ⅱ	スポーツ活動中，活動後に痛みがあるが，スポーツ活動に支障はない
Ⅲ	痛みが常にあり，スポーツ活動に支障をきたす
Ⅳ	膝蓋腱断裂

> **ポイント** 入室時にチェックすべき事項として跛行の有無．
>
> 下肢のアライメントについては外反膝，脛骨外旋に伴う Q-angle の増大，膝蓋骨高位，低位などが報告されているが直接確定診断には結びつかない．脛骨粗面の隆起の有無を確認する．

身体所見

右脛骨粗面に隆起と圧痛を確認，発赤は認めなかった．膝蓋腱に軽度圧痛を認めたが，膝蓋骨下極には圧痛を認めなかった．右膝関節伸展 0°屈曲 145°であった．下腿に抵抗をかけての膝伸展動作で脛骨粗面に疼痛が誘発された．関節腫脹はなく patellar apprehension 陰性，McMurray テスト陰性，前方引き出し陰性，内外反動揺性を認めなかった．尻上がり現象（図1）を認めた．

> **ポイント** 身体所見の評価項目は伸展機構のタイトネス，膝蓋骨の動きと位置，脛骨粗面の状況，圧痛の部位，関節内病変の有無などを確認する．運動時痛の誘発には抵抗運動が有効である．尻上がり現象で伸展機構のタイトネスを確認する（図1）．腹臥位にして足関節は中間位とし，患肢の膝

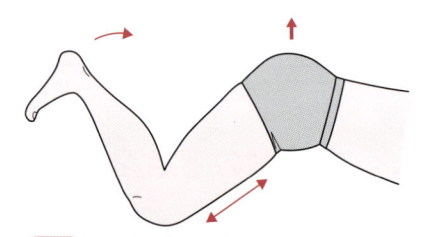

図1 尻上がり現象
四頭筋のタイトネスがあると，腹臥位の膝屈曲で臀部が上昇する．

2. Osgood-Schlatter 病

表2 Hirano の病期分類

初期	T1強調像にて二次骨化中心とその周囲の低信号, STIR像で同部位の高信号
進行期	脛骨粗面前方に明瞭な亀裂と剥離を認める
終末期	二次骨化中心前方が上方に牽引されて完全に分離し, ossicle が形成される
治癒期	ossicle を形成せず Osgood-Schlatter 病が修復された状態

(Hirano A, et al.: Skeltal Radiol, 31: 334-342, 2002)

を徐々に屈曲させていくと, 四頭筋のタイトネスがある場合は殿部が上昇する現象を認める.

診察室での検査

関節穿刺などの検査は不要である.

検査手順と次回受診プランニング

膝関節 3R (立位正面, 30°屈曲位側面, skyline view) をとって脛骨粗面に骨化核の不正, 隆起を認めた. 膝蓋骨の tilting angle は 8°で, 膝蓋骨高位を認めた. 血液・血清検査で異常所見はなかった. CT と MRI を予約して次回の診察を約束した.

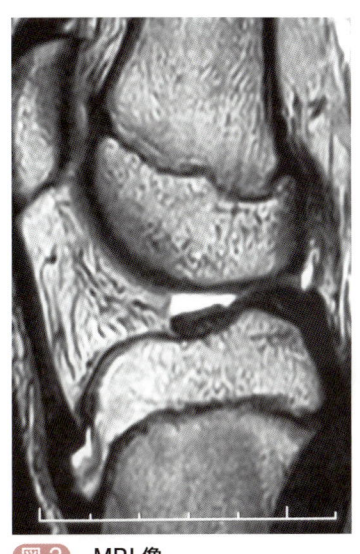

図2 MRI 像
脛骨粗面前方に明らかな亀裂を認め, Hirano 分類の進行期である.

ポイント 側面像は膝蓋骨高位の評価のため 30°屈曲位で撮影する. 脛骨粗面を確実に撮影するには下腿を 10°程度内旋させるとよい. X線画像では脛骨粗面の骨化核の不整, 隆起, 分離, 遊離などを認める. CT は詳細に脛骨粗面を観察できる. CT は ossicle が疑われるときにオーダーする. MRI は Hirano[2] の病期分類 (表2) で評価する. 圧痛が証明される時点で MRI にも初期変化が確認される (図2). 超音波画像では脛骨粗面の成長軟骨部が厚く, 分裂した多数の骨化中心が観察される.
血液学, 血清学検査に特有の所見はない.

ポイント スポーツをする 12～13 歳の男児に多いが, 女児にも発症があり男児より 1～2 歳程度発症年齢が低いと報告されている. 大腿四頭筋の過度の収縮を生じる要因があること. 脛骨粗面部に運動時痛, 圧痛, 膨隆を認める. 身体所見で膝関節内に病変が疑われず, 大腿四頭筋のタイトネスが尻上がりテストで確認できること. X線, 超音波, MRI などで膝蓋腱停止部脛骨粗面の裂離損傷が疑われる画像診断ができること. 長期経過例では ossicle を認め, 疼痛が持続することがある.

本症例の確定診断

脛骨粗面の運動時痛があり, 脛骨粗面の限局する腫脹, 隆起, 圧痛を認め, 尻上がり現象が陽性で, X線や超音波, MRI での画像所見を伴えば Osgood-Schlatter 病の確定診断は難しくはない.

(一戸貞文)

参考文献

1) Blazina M, Kerlan RK, Jobe FW, et al.: Jumper's knee. Orthop Clin North Am, 4: 665-678, 1973.
2) Hirano A, Fukubayashi T, Ishii T, et al.: Magnetic resonance imaging of Osgood-Schlatter disease: the course of the disease. Skeltal Radiol, 31: 334-342, 2002.

3. 離断性骨軟骨炎

問診（臨床経過）

12歳男児．特に誘因なく，以前からサッカー練習後の痛みを自覚していたが，翌日には消失するため放置していた．最近，誘因なく練習中でも痛みが出現．普段どおりの練習量はこなせるが，痛みが継続するため，来院となる．痛みが出る肢位については「よくわからないし，膝全体が痛いような気がする」との返答であった．

ポイント
① 保護者からの情報が，思い込みや・周囲の誤ったアドバイスにより，必ずしも正確でないこともあり，患児本人の言葉の聴取が重要である．スポーツや学校の話題を入れながら，わかりやすい言葉で質問し，ゆっくりと返答を待つと可能である．
② 聴取すべき内容は，非外傷性か外傷性か，急性か慢性か，愁訴の内容（疼痛か動作制限が主），愁訴の誘発される肢位の有無，スポーツ内容と練習時間・頻度である．
③ 関節軟骨亀裂の発生や，脱転・転位した不安定病変の場合，明らかな受傷瞬間の自覚，疼痛・引っ掛かり(catching)や嵌頓(locking)などの強い症状出現を有することが多い．しかし，今症例のように明らかな受傷機転がなく，受傷肢位・疼痛の部位がはっきりしない場合，病変部が安定していることが多い．

視診

跛行なく通常歩行にて入室．明らかな大腿・下腿の筋萎縮，内外反アライメント異常，左右差，診察台に上がる動作，皮下出血・擦過傷・打撲痕にも明らかな異常は認めなかった．

ポイント
小児疾患の場合，疼痛・運動制限の程度の把握には，自然な動作の観察が最重要である．本人の自覚がなくても，動作異常を有することもあり，患部のみならず，入室からの全動作の視診が重要である．
前述のとおり，安定病変では，症状は比較的軽度であり，視診で異常を認めることが困難な場合が多い．

身体所見

関節水腫，関節可動域制限，膝蓋腱付着部の大腿骨側・脛骨側の圧痛，鵞足の圧痛を認めなかったが，内側関節裂隙と膝屈曲位での膝蓋腱内側に圧痛を認めた．

他動的関節運動において，軋音なく，内反負荷時の屈伸にて軽度疼痛の訴えを認めた．

ポイント
安定病変症例の場合，病巣部で軽度圧痛しかないことが多いのが特徴である．
しかし，病変軟骨への大きな亀裂，病変部の異常可動を有する場合や遊離した場合は，関節水腫や，特定の肢位での痛みやclick, catching, lockingといった，病巣部から誘発される機械的刺激が誘因の所見が生じてくる．

診察室での検査

関節水腫がないため，関節穿刺などの検査は行わなかった．

ポイント
不安定病変では，病変辺縁の関節軟骨に機械的刺激が加わるため，黄色透明で白色の小debrisを有する関節水腫をきたすことがある．

3. 離断性骨軟骨炎

検査手順と次回受診のプランニング

X線検査は，両側膝関節4方向（膝関節正面・Rosenberg・側面・skyline）を行った．Rosenberg撮影・側面像にて大腿骨内顆関節面に軽度骨透亮像を認め，離断性骨軟骨炎を疑い，CT/MRI撮影後の受診を指示した（図1）．

> **ポイント**
> 骨形成程度は症例により異なるため，両側比較が重要である．特に荷重部病変は，膝正面では確認困難だが，Rosenberg撮影で比較的確認可能である．滑車部病変は，skylineもしくは側面でしか確認できず，注意を要する（図2）．

X線検査で検出困難でも，CT/MRIにて検出可能な場合もあり，疼痛継続する場合は撮影を考慮するべきである．
CTは，関節軟骨の把握は困難だが，病変の範囲・安定状態・病巣内部の骨化状態の把握に有用であり，MRIは関節軟骨の状態把握が可能であり，CT/MRIはともに必要不可欠な検査である[1]．

本症例の確定診断

Rosenberg撮影・側面像にて，大腿骨内顆に骨透亮像を認め（図1），CTに軟骨下骨欠損像，MRIにおいて関節軟骨の連続性と，病変内部は軟骨と同輝度である所見を認め（図2），軟骨下骨欠損タイプの離断性骨軟骨炎[2]と診断した．保存療法を第一選択として，無効であれば手術療法を次に予定するが，患児・保護者・コーチの相互理解が重要である[3]．

（米谷泰一）

参考文献

1) 米谷泰一，堀部秀二：膝離断性骨軟骨炎に対する保存療法ならびに骨穿孔術の有効性と限界．MB Orthop, 25(2)：49-56, 2012.
2) Yonetani Y, et al.：Histological evaluation of juvenile osteochondritis dissecans of the knee：a case series. Knee Surg Sports Traumatol Arthrosc, 18(6)：723-730, 2010.
3) Cahill BR, et al.：The results of conservative management of juvenile osteochondritis dissecans using joint scintigraphy. A prospective study. Am J Sports Med, 17(5)：601-605, 1989.

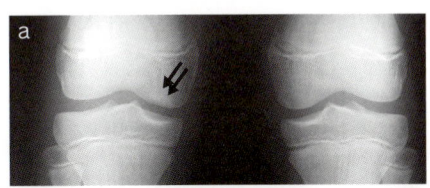

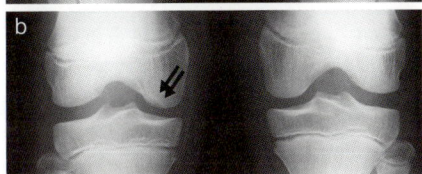

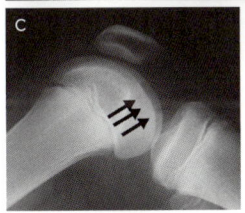

図1 膝関節正面(a), Rosenberg撮影(b), 側面像(c)
大腿骨内顆に骨透亮像を認める．

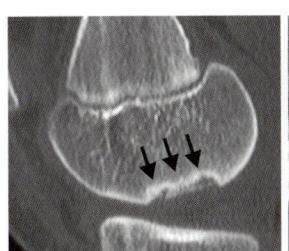

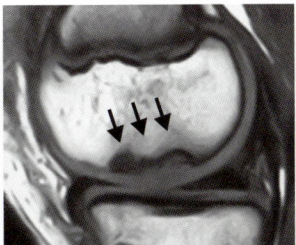

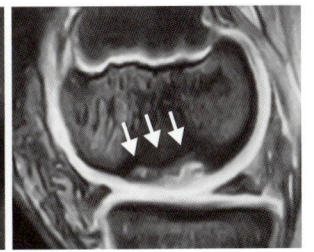

図2 CT（矢状断像にて軟骨下骨の欠損を認める）
MRI（矢状断像T1強調画像，T2*強調画像．病巣内部は関節軟骨と同輝度であり，関節軟骨の連続性は良好である）．

4. 円板状半月板損傷

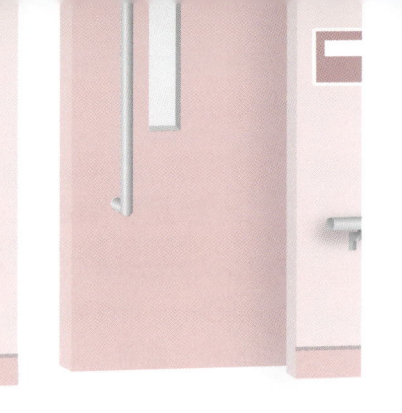

問診（臨床経過）

8歳男児．1年前より特に誘因なく，右膝の弾発現象（snapping）と軽度の痛みを自覚していたが，痛み・引っ掛かり感ともに減少していた．

最近になり，サッカーの練習回数が増え，徐々に，左膝の痛みと伸展不良と，疼痛性跛行も出現し受診となる．

> **ポイント**
> ① 円板状半月板損傷の小児期の場合，保護者のみならず患児本人の言葉から情報を聴取することが重要である．
> ② 聴取すべき内容も同様で，非外傷性か外傷性か，急性か慢性か，愁訴の内容（疼痛か動作制限），愁訴の誘発される肢位の有無，スポーツ内容と練習時間・頻度を聴取する．
> ③ 円板状半月板損傷の場合，多くは無症候性であるが，主症状として疼痛以外に，礫音（crepitus），弾発現象（snapping），可動域制限（特に伸展制限）がある．
> ④ 受傷機転が不明な場合が多いのが特徴である[1,2]．円板状半月板のコラーゲン線維の配向が一定でないことや，半月脛骨靱帯の欠損といった形態的特徴のため，通常半月板に比べ軽微な外力により損傷するものと推察される．

視診

患側膝関節屈曲位にて入室し，診察台上では膝関節伸展−20°，明らかな膝関節の腫脹，大腿・下腿の筋萎縮を認めなかった．

> **ポイント**
> 特に小児の場合，疼痛・運動制限の程度把握に，入室からの全動作の視診が非常に重要である．

身体所見

仰臥位で膝関節は伸展−20°，屈曲150°と明らかな伸展制限，外側関節裂隙に軽度の圧痛，McMurrayテストなどの半月刺激症状を軽度認めるも，自動・他動ともに，礫音，弾発現象は認めなかった．apprehension，前後方・内外反動揺性を認めなかった．

関節外の所見として，ハムストリングの緊張，鵞足の圧痛を認めた．

> **ポイント**
> 伸展制限には，円板状半月板の前方転位，滑膜炎，通常半月板のバケツ柄状断裂のロッキング，遊離体（離断性骨軟骨炎・骨軟骨骨折）などを，関節内病変として考慮に入れる必要性がある．今症例の場合，明らかな外傷歴がないこと，外側コンパートメントへの負荷テストにて刺激症状を有することなどから，通常，円板状外側半月板か骨軟骨病変（離断性骨軟骨炎など）に絞られてくる．

診察室での検査

関節水腫がないため，関節穿刺などの検査は行わなかった．

> **ポイント**
> 損傷直後や繰り返す弾発現象により，半月板損傷部辺縁への機械的刺激による関節水腫をきたす場合がある．そのため，関節液の性状は，黄色透明で白色の小debrisを有することがある．

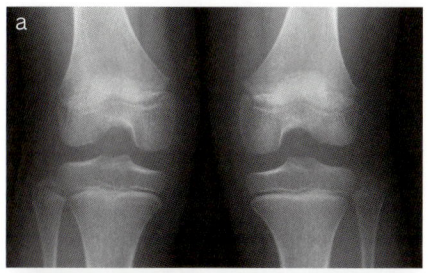

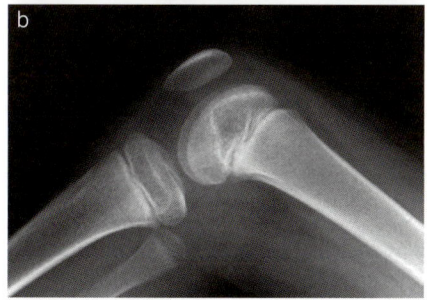

図1 X線画像
Rosenberg撮影．
a：右側で関節裂隙の狭小，大腿骨外顆面の平坦化を認める．
b：側面像．離断性骨軟骨炎を認めない．

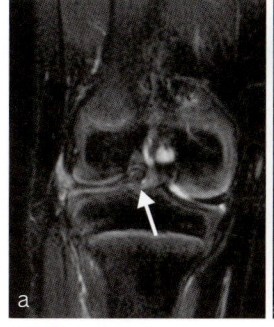

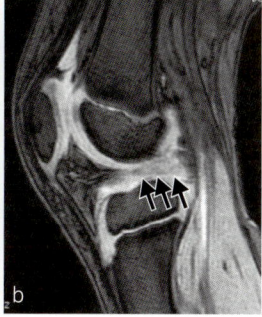

図2 MRI像
a：冠状断像．円板状半月板の顆間への転位を認める．
b：矢状断像．体部全体に高輝度変化，後方への転位を認める．

検査手順と次回受診のプランニング

X線検査として，両側膝関節4方向（膝関節正面・Rosenberg・側面・skyline）を行った．

Rosenberg撮影にて両側外側関節裂隙拡大を認めたが，健側に比して患側の狭小化，大腿骨外顆関節の軽度平坦化を認めた（**図1**）．関節内に骨性遊離体，膝蓋骨大腿関節のアライメント異常，離断性骨軟骨炎をいずれも認めなかった．以上のことから，半月板異常を第一に考え，MRI撮影後の受診を指示した．

> **ポイント**
> 小児期の骨形成程度は症例により異なるため，両側比較が重要である．
> X線検査での関節裂隙の拡大，大腿骨外顆の平坦化が診断に有用であり，Rosenberg撮影が肝心である．また，大腿骨外顆（中央もしくは後方）の離断性骨軟骨炎合併に注意を要する[3]．
> MRIは診断に必要不可欠な検査であり，半月板の形態・損傷形態の診断が可能である[4]．

本症例の確定診断

Rosenberg撮影で，外側関節裂隙の両側拡大，健側に比べ狭小化，大腿骨外顆関節面の平坦化を左右ともに認めた．MRI冠状断像にて，外側関節裂隙内に高輝度変化を内部に有する円板状半月板の顆間部への変位を，矢状断像にて高輝度変化を全体に呈した体部の後方へ転位を認め（**図2**），関節包部での損傷に伴い，顆間部へ転位した円板状半月板損傷と診断した．

（米谷泰一）

参考文献

1) Chiang H, Jiang CC：Discoid lateral meniscus：clinical manifestations and arthroscopic treatment. J Formos Med Assoc, 102(1)：17-22, 2003.
2) Asik M, et al.：Discoid lateral meniscus：diagnosis and results of arthroscopic treatment. Knee Surg Sports Traumatol Arthrosc, 11(2)：99-104, 2003.
3) Mitsuoka T, et al.：Osteochondritis dissecans of the lateral femoral condyle of the knee joint. Arthroscopy, 15(1)：20-26, 1999.
4) Hamada M, et al.：Usefullness of magnetic resonance imaging for detecting intrasubstance tear and / or degeneration of lateral discoid meniscus. Arthroscopy, 10(6)：645-653, 1994.

5. 有痛性分裂膝蓋骨

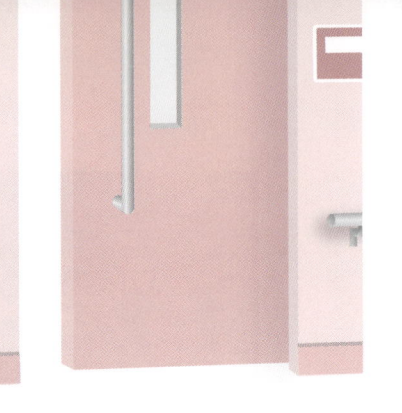

問診（臨床経過）

15歳男児．バスケットボール部所属．3ヵ月前から特に誘因なく練習後に左膝前部痛を自覚するようになった．徐々に練習に支障をきたすようになったために受診した．

患者は小学校4年生からバスケットボールを始め，現在まで競技を継続している．チームのキャプテンを務め，レギュラーとして試合に出場している．疼痛はジャンプの踏み切りや着地動作，ダッシュで悪化し，ときに疼痛のため練習を中断している．練習は週6回，1回あたり2～3時間であり，受診時は地区大会を2ヵ月後に控えている状況であった．

> **ポイント**　スポーツ選手において膝関節傷害の頻度は高い．特に膝伸展機構の構成要素である膝蓋骨，膝蓋腱，脛骨粗面は大腿四頭筋からの繰り返す牽引力を受けるためにスポーツ障害をきたしやすく，膝前部痛を主訴として外来を受診するスポーツ選手が多い．疼痛がみられる動作や肢位などの情報だけではなくスポーツ種目や練習頻度，スポーツ活動継続の可否など詳細に問診する．さらに競技レベルや目標とする試合などの情報は，治療方針を決定するうえで重要である．

視診

身長175.1 cm，体重59.7 kg．視診では膝蓋骨上外側部分に隆起を認めた．

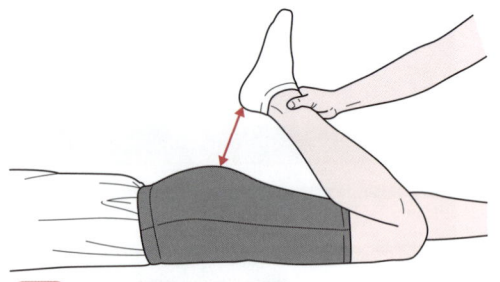

図1　踵殿部間距離の計測
大腿四頭筋のタイトネス評価として踵殿部間の距離を計測するだけではなく，股関節の屈曲の有無（尻上がり現象）にも注目する．

身体所見

身体所見では膝蓋骨上外側の隆起部分に一致した圧痛を認めた．踵殿部間距離（図1）は10 cmで，大腿四頭筋のタイトネスを認めた．passive patella tilt test[1]（図2a），medial glide test[1]（図2b）は陰性であった．

> **ポイント**　膝前部痛を生じるスポーツ障害としてジャンパー膝やSinding-Larsen-Johansson病，Osgood-Schlatter病，分裂膝蓋骨，膝蓋骨疲労骨折などがあり，丁寧に圧痛部位を評価することで鑑別が可能である．分裂膝蓋骨の発症の背景には大腿四頭筋のタイトネスや外側膝蓋支帯の過緊張を伴うことが多く，その評価も重要である．

検査手順のプランニング

X線検査は通常の膝関節3方向撮影（正面・側面・膝蓋骨軸写）を行った．

5. 有痛性分裂膝蓋骨

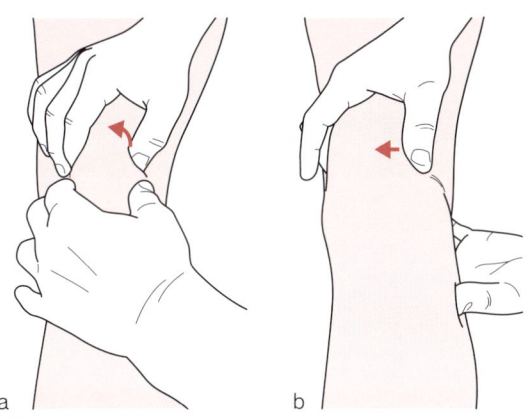

図2　外側膝蓋支帯の評価法
a：passive patella tilt test．膝伸展位で膝蓋骨の外縁が水平以上に持ち上がらなければ陽性である．
b：medial glide test．膝関節20〜30°屈曲位で膝蓋骨を内側に移動させ，その移動量が膝蓋骨幅の1/4以下であれば陽性である．陽性であれば外側膝蓋支帯の過緊張があると判断する．

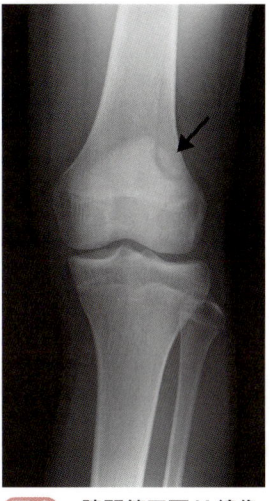

図3　膝関節正面X線像
膝蓋骨上外側に分離像を認め，Saupe分類typeⅢの分裂膝蓋骨の診断となる．

ポイント　画像検査はX線検査が一般的で，膝関節正面像で注意深く膝蓋骨の陰影を観察することで，分裂膝蓋骨の診断は容易である．側面像はSinding-Larsen-Johansson病やOsgood-Schlatter病，膝蓋骨疲労骨折など他の膝前部痛を呈する疾患との鑑別に有用である．まれではあるが膝蓋大腿関節に生じた離断性骨軟骨炎でも膝前部痛がみられるため，膝蓋骨軸写像の評価も重要である．

分裂膝蓋骨の大多数の症例は膝蓋骨の外上方に分裂像を認めるSaupe分類[2]) typeⅢである．まれに膝蓋骨下極に分裂像を呈するtypeⅠがあり，膝蓋骨疲労骨折との鑑別にはCTが有用である．CTでシャープな骨縁が確認できれば膝蓋骨疲労骨折が考えられる．MRI脂肪抑制画像では分離部周囲の骨髄浮腫像を呈するが，必ずしも必要な検査ではない．

方し，疼痛が出現する運動（ジャンプ動作，ダッシュ）の制限を指示した．1ヵ月後には膝蓋骨分離部の圧痛と運動時痛は消失し，目標としていた地区大会に出場することができた．

ポイント　多くの症例は運動量の軽減，大腿四頭筋のストレッチング，運動後のアイシング，消炎鎮痛剤の外用などの保存療法で疼痛は軽快する．軽症の場合，運動量の軽減のみでも疼痛は改善するが，大腿四頭筋のタイトネスや外側膝蓋支帯の過緊張が残存する場合には症状が再発することもあり，保存療法ではこれらの要因を改善することも重要である．保存療法に抵抗する場合や早期スポーツ復帰を希望する場合には，鏡視下外側膝蓋支帯切離などの手術療法も考慮する．

（前田周吾，津田英一，石橋恭之）

本症例の確定診断と治療経過

臨床経過と身体所見，X線像（図3）で有痛性分裂膝蓋骨の診断となった．身体所見で大腿四頭筋のタイトネスを認めたために，理学療法で大腿四頭筋のストレッチや膝蓋骨のモビライゼーションの指導を行った．また消炎鎮痛剤の外用剤を処

参考文献
1) Kolowich PA, et al.：Lateral release of the patella：indications and contraindications. Am J Sports Med, 18(4)：359-365, 1990.
2) Saupe E：Beitrag zur patella bipartita. Fortschr. Röntgenstr, 28：37-41, 1921.

第3章 膝関節・下腿部の臨床診断各論

思春期・青年期
（スポーツ障害・外傷を含む）

1. ジャンパー膝

問診（臨床経過）

女子Vリーグサイドアタッカー21歳，入社4年目．入社後1年目から右膝痛が出現．踏み込み時，練習中同じ姿勢で構えていると痛くなる．痛みはあるが，先シーズンもフル出場した．

ポイント 膝前部の痛みを主訴とする症例は非常に多い．特に若年者やスポーツ選手が多い．鑑別診断といっても痛みの鑑別は容易でない．バレーボール，バスケットボールなどジャンプを繰り返すスポーツ選手で膝蓋腱近位部の圧痛を有し，しゃがみこみ動作で痛みを訴える例では「ジャンパー膝」の診断を下す．広義のジャンパー膝は膝蓋骨近位や膝蓋骨周囲の痛みを示す例も含めるが，狭義には膝蓋腱近位付着部の付着部障害を示す．痛みの発生源は膝蓋腱付着部後面の摩耗・断裂部と周囲膜組織（滑膜や膝蓋下脂肪体）の反応である．通常安静時痛は認めず，日常生活での障害も軽度である．

視診

特徴的な視診所見はない．下肢アライメント異常や足部アライメント変化（踵骨内反など），扁平足や凹足変化を評価する．

ポイント 特徴的な下肢アライメントや膝関節部の視診所見はない．膝蓋腱周囲の腫脹も目立たないが，膝蓋骨下棘部に軽度の腫脹を認めることがある．全身関節弛緩傾向があり，足部では扁平足を伴うこともある．

身体所見

下肢アライメントは概してまっすぐで，膝蓋腱上端に圧痛を認めるが，膝蓋骨周囲内外側の圧痛は認めないことが多い．膝蓋腱上の圧痛は膝伸展位でも屈曲位でも認めることが特徴である．

ポイント 膝蓋骨上下端付近に圧痛を認めることがある．膝蓋跳動を認めない．膝蓋骨8方向の他動的移動を行うと，下棘に誘発痛がある．可動域制限は通常認めない．膝蓋骨の移動性は良好で膝蓋骨はやや緩い．時に線維症の目立つ膝蓋骨もある．膝蓋腱上の圧痛が屈曲位にしても消えないことは，病態が膝蓋腱の近位付着部後方にあることを示唆する．

診察室での検査

エコーを用いた膝蓋骨周囲や膝蓋腱近位付着部の異常の有無，膝蓋腱の腫脹，膝蓋下脂肪体の形態，柔軟性の評価，血管増殖の有無と部位の確認が無侵襲で可能である．

ポイント 膝蓋腱の柔軟性は低下傾向にあり，進行した典型例では膝蓋腱の膝蓋骨への近位付着部後面の部分断裂像を認める．診断的には膝蓋腱幅の有意な増加とドップラーで血管増生が認められる[1]．通常滑膜増生や水腫の貯留のないことも確認できる．

検査手順のプランニング

X線検査は，両膝同時荷重位4方向撮影を行う．エコー検査で膝蓋腱炎の特徴的像を得られるため

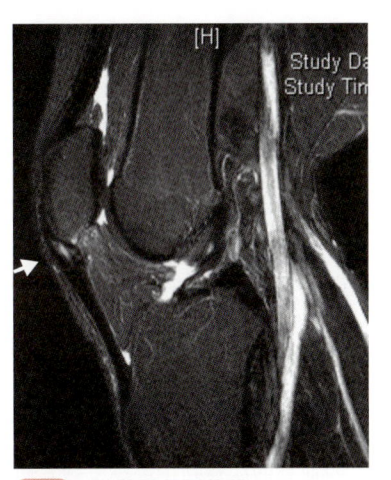

図1 膝蓋腱部矢状断MRI
膝蓋腱近位付着部の高輝度像は腱後面の部分断裂を示す(矢印).

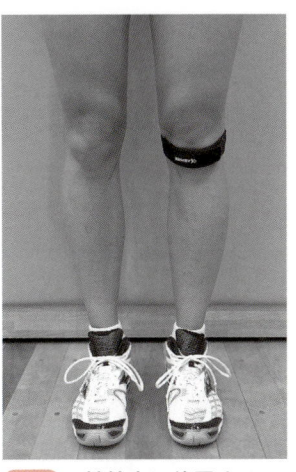

図2 競技中に使用する膝蓋腱部のバンド状装具

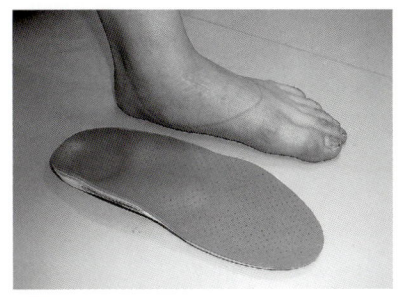

図3 扁平足を伴う膝痛に対するクッションと矯正用足底装具

MRI検査は必ずしも必要でないが,スポーツ選手では特に他の軟部障害のスクリーニングに必要である.

> **ポイント** ジャンパー膝はジャンプを繰り返すスポーツ選手の障害である.したがって診断よりも治療に重点が置かれる.片足のスクワットで痛みを自覚する膝角度を記載し,さまざまな治療アプローチにより,しゃがみこみ角度を改善させる.ジャンプ競技を可能にさせることが目的である.本例には膝蓋腱近位付着部後面へのヒアルロン酸注射が効果的であり,治療的診断となった[2].

画像所見の改善が治療効果に直結しないこともある.

> **ポイント** 現実的には痛みが解消しなくとも,スポーツレベルを落とさずに継続できることが求められる.膝蓋骨周囲や膝蓋腱上の圧痛点マッサージは効果が不明でも継続すべきである.また効果的な注射治療も維持的に繰り返し必要とする例も少なくない[2].競技中には膝蓋腱の動きを抑制するチューブ状のサポーター(図2)や,下腿以下のアライメント異常や扁平足が認められる例では,クッション性と下肢アライメント矯正力をもたせた足底装具の装着がバレーボール選手では有効である(図3).

(宗田 大)

本症例の確定診断

診断としてはジャンプを繰り返すスポーツ選手で踏み込み時の痛みがあり,膝蓋腱近位付着部に圧痛を認めればジャンパー膝と診断してもよい.圧痛が膝屈曲しても消失しなければ特徴的な膝蓋腱炎を示唆する.エコーやMRIで膝蓋腱近位付着部後面の断裂は特徴的だが(図1),この所見はステージが進んだ典型的な所見であり,軽症例ではむしろ腱や周囲組織の膨化を認める.ただし

参考文献

1) Sunding K, Fahlström M, Werner S, et al.：Evaluation of Achilles and patellar tendinopathy with greyscale ultrasound and colour Doppler：using a four-grade scale. Knee Surg Sports Traumatol Arthrosc, 2014 Sep 6. [Epub ahead of print] PMID：25193569
2) Muneta T, Koga H, Ju YJ, et al.：Hyaluronan injection therapy for athletic patients with patellar tendinopathy. J Orthop Sci, 17：425-431, 2012.

第3章 膝関節・下腿部の臨床診断各論

2. 膝前部痛

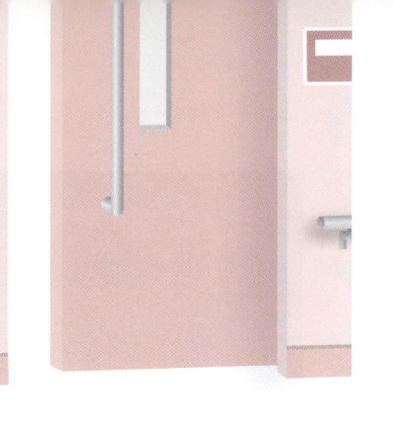

問診（臨床経過）

17歳女性．中学2年の冬にスキーで右膝を捻挫．その後右膝痛に悩まされるようになった．右足に力が入ると必ず痛く冬が最もつらい．それでもダンス部に所属し，痛みを我慢しながらヒップホップ系ダンスを続けている．体育も参加しているが，長距離走は見学している．

> **ポイント** 膝前部の痛みを主訴とする症例は若年者やスポーツ選手で特に多い．痛みの鑑別は容易でなく，膝前部痛（AKP）は原因の明らかでない患者をあらわす症候群である．しかし痛みのオリジンが膝前部組織の付着部障害と解釈すると，最も診断治療に特徴のある症状群は，痛みの主体が膝蓋下脂肪体（IFP）にあるタイプである[1]．その特徴は安静時の膝前面の鈍痛で，疲労や冷え，屈曲位動作の継続で増強し，睡眠障害も起こす．

視診

膝蓋骨遠位が膝蓋腱をまたいで腫れているが通常熱感を伴わない．関節の熱感や水腫貯留を認めない（図1）．

> **ポイント** 膝痛を生じる関節の腫脹で最も頻度が高いのが，いわゆる膝関節の腫脹熱感，水腫の貯留を伴う関節炎である．急性関節炎は軟骨損傷，半月板損傷，靱帯損傷などで生じる．しかし本症例では膝蓋腱をまたいで腫れているが熱感を伴わない．また関節の熱感や水腫の貯留を認めない．明らかな外傷を契機としない．強い圧痛を認めるのは膝蓋下脂肪体であり，腫脹している組織と考えられる．

身体所見

本患者の下肢のアライメントは軽度内反であるが，特徴的な下肢アライメントはない．膝蓋骨周囲の圧痛，膝蓋骨の他動的な移動によって誘発痛を生じ，その誘発痛は余韻のように残存した．

> **ポイント** 膝蓋骨上に腫脹熱感を認めず，膝蓋跳動を認めない．膝蓋骨の8方向の移動を行うと全方向に誘発痛がある．大腿四頭筋セッティングは可能だが自発痛を生じる．可動域制限は通常認めない．膝蓋骨の移動性は良好でややルースである．本例では膝蓋骨の外側傾斜を認める．膝蓋腱上端にも膝伸展位で圧痛を認めるがこの圧痛は膝を屈曲すると消える．

診察室での検査

エコーを用いた膝蓋骨周囲や膝蓋腱，膝蓋下脂肪体の形態，柔軟性の評価，血管増殖の有無の確認が無侵襲に行える．

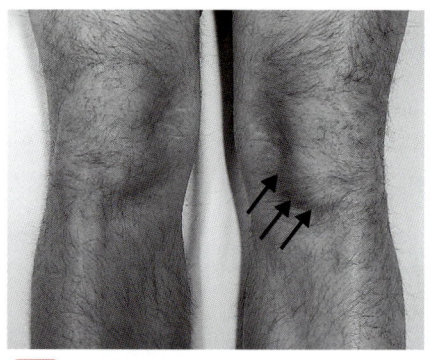

図1 膝蓋腱をまたぐ膝蓋下脂肪体と考えられる腫脹（⇒）（別の症例：左膝）

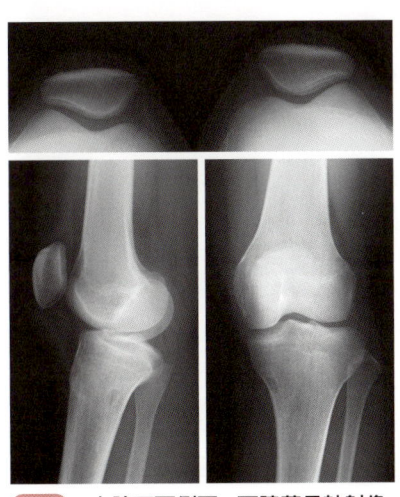

図2 左膝正面側面，両膝蓋骨軸射像
脛骨軽度内反で左膝蓋骨傾斜が強い．

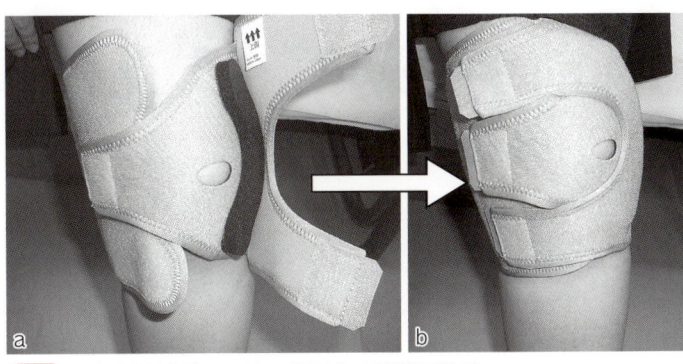

図3 本症例がダンス時に使用する膝蓋骨装具
aからbの順で装着し，膝蓋骨を安定化する．

> **ポイント** 膝蓋腱の柔軟性は保たれ，膝蓋腱近位膝蓋骨付着部後面の部分断裂像を認めない．膝蓋下脂肪体の陰影は増大して見え，ドップラーで血管増生を認め，水腫の貯留のないことが確認できるが，確定的所見に欠ける．

検査手順のプランニング

X線検査は，両膝同時荷重位4方向撮影を行う（図2）．MRI検査は必ずしも必要でないが，他の軟部障害のスクリーニングに必要な例もある[1]．

> **ポイント** AKPは慢性に経過する症候群であるが長期的に予後も悪いわけではない．確定診断の根拠は大きくないが，治療法選択に際し意義がある．いかに患者が悩む痛みを和らげるかが最も大切である．

本症例の確定診断

画像的に他の疾患を示唆する所見に乏しく亜脱臼などの機械的所見もない．膝蓋骨や膝蓋腱上の圧痛点ストレッチはかえって痛みを増悪しあまり効果をみない．NSAIDsも効果がない．唯一特効的に効果があるのがプレガバリンの内服である（通常1日50 mg）．プレガバリンの内服により，患者は悩ましい痛みから，完全ではないが解放される傾向を認める．IFP由来と考えられるAKP症例に共通して認められる効果である．

> **ポイント** 活動時の痛みの増悪は，膝蓋骨装具の装着に効果があるが，装着時間は現実的には限られる（図3）．不眠や精神的なストレスなどの背景があればそれらの治療も同時に積極的に行うべきである．また長期的な予後が悪くないことを患者によく説明するべきである．

（宗田　大）

参考文献

1) Bohnsack M, Meier F, Walter GF, et al.：Distribution of substance-P nerves inside the infrapatellar fat pad and the adjacent synovialtissue：a neurohistological approach to anterior knee pain syndrome. Arch Orthop Trauma Surg, 125：592-597, 2005.

2) von Engelhardt LV, Tokmakidis E, Lahner M, et al.：Hoffa's fat pad impingement treated arthroscopically：related findings on preoperative MRI in a case series of 62 patients. Arch Orthop Trauma Surg, 130：1041-1051, 2010.

3. 前十字靱帯（ACL）損傷

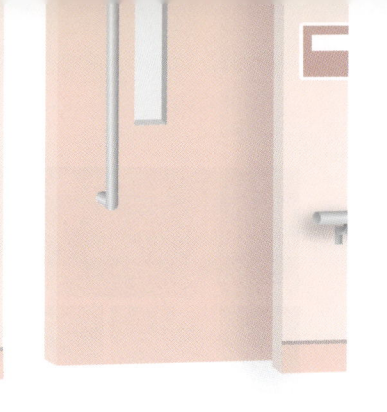

問診（臨床経過）

23歳男性．サッカーの試合中，ジャンプ着地時に膝関節をひねって受傷．直後から疼痛のために試合続行不能になった．アイシングで様子をみていたが，徐々に腫脹が生じ，疼痛も増強したため，救急外来を受診した．

> **ポイント**
> 膝関節のスポーツ外傷は，骨折，軟骨損傷，靱帯損傷，半月板損傷，膝蓋骨脱臼など多岐に及ぶ．他のプレーヤーとの接触による受傷（contact injury）では骨折，複合靱帯損傷などの重度損傷が多いが，「着地時に膝をひねった」等，自らの動作だけでもさまざまな外傷が生じる（non-contact injury）．特に「膝をひねって受傷し，その後腫脹が生じた」という場合にはACL損傷の可能性が最も高い．どのような肢位でどのように受傷したか，腫脹を伴ったかどうかなどが，その後の診断を進めるうえで重要な情報になる[1]．

視診

膝関節は軽度屈曲位を取り，高度の腫脹を認めた．膝関節およびその周囲に皮下出血などは認められなかった．

> **ポイント**
> 関節血症や関節水症など，関節内の液体貯留が生じると，関節全体の腫脹を認め，疼痛のために完全伸展ができなくなる．ただし，陳旧性靱帯損傷の再受傷の場合には，腫脹を伴わないこともある．関節外組織の外傷では，受傷部位に限局した腫脹を認めることが多い．また直達外力が加わって受傷した場合には，その部位に皮下出血を認めることもある．関節全体の腫脹を認めた場合には，関節内組織の損傷を疑いながら診断を進める．

身体所見

膝蓋跳動を認めた．可動域は20～100°で，これ以上の伸展と屈曲は疼痛のため不能であった．内外反不安定性と後方不安定性は認めなかった．Lachmanテストは陽性，前方引き出しテスト（anterior drawer test：ADS）は軽度陽性，pivot shift testは疼痛のために十分検出できなかった．McMurreyテストも疼痛のため検出できなかった．膝蓋大腿関節の不安定性を確認するapprehension testは陰性であった．

> **ポイント**
> 視診で認めた膝関節の腫脹が関節内の液体貯留であることを膝蓋跳動の有無で確認する．関節内の液体貯留があると疼痛のため可動域が制限され，腫脹の程度に伴って増強する．次に靱帯損傷の有無を確認するため，関節不安定性の徒手検査を行う．内外反不安定性と後方不安定性は認めなかったことから，内・外側側副靱帯（MCL, LCL），後十字靱帯（PCL）の損傷は否定的である．ACL損傷の有無はLachmanテスト（図1），ADS, pivot shift test（図2）で確認するが，急性期にはいずれも疼痛のために十分検出できないことがある[2]．疼痛による筋性の防御が生じないように徐々に力を加えながら徒手検査を進める．その他，半月板損傷の有無をMcMurreyテストで，膝蓋大腿関節の不安定性はapprehension testで確認するが，腫脹が強いと，これらも十分に検出できない．

診察室での検査

関節穿刺を行うと50 mLの血液を吸引した．油滴は認められなかった．単純X線検査では異常所見を認めなかった．

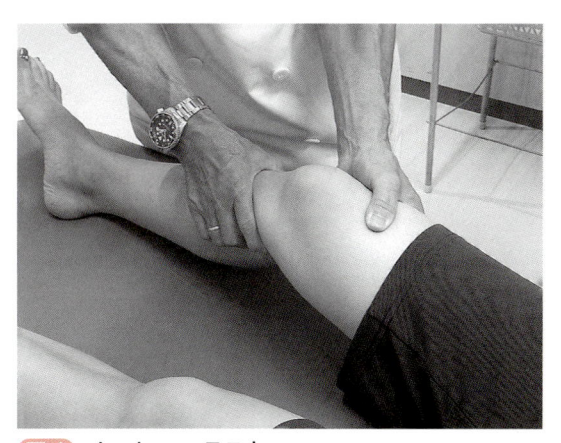

図1 Lachman テスト
新鮮 ACL 損傷では ADS や pivot shift test に比べて陽性率が高いといわれている.

図2 pivot shift test
ACL 損傷では pivot shift test は通常陽性となるが,新鮮例では腫脹や疼痛のために十分検出できないこともある.

> **ポイント**
> 関節内の液体貯留を認めた場合,これが血液(関節血症)なのか関節液(関節水症)なのかは診断に重要である.関節血症の場合には ACL や PCL などの関節内新鮮靱帯損傷,関節内骨折,骨軟骨骨折などが多く,関節水症の場合には陳旧性靱帯損傷の再受傷や半月板損傷が多い.血液中に脂肪滴を認める場合には骨髄からの出血の可能性が高いため,関節内骨折を疑うが,脂肪滴を認めない場合には軟部組織損傷,特に靱帯損傷の可能性が高い.
>
> 通常 ACL 損傷では単純 X 線検査で異常を認めない.ただし脛骨近位外側部に剥離様の骨陰影(Segond 骨折)を認めることがあり,その際には高率に ACL 損傷が存在する[3].

次回受診のプランニングと今後の治療方針

ACL 損傷用装具と松葉杖を処方して免荷歩行とした.免荷期間中は SLR などの筋力トレーニングと可能な範囲での可動域訓練を指示した.消炎鎮痛剤を処方し,MRI を予約した.MRI 所見が得られる約1週後に再診して,今後の治療方針を決定する予定である.

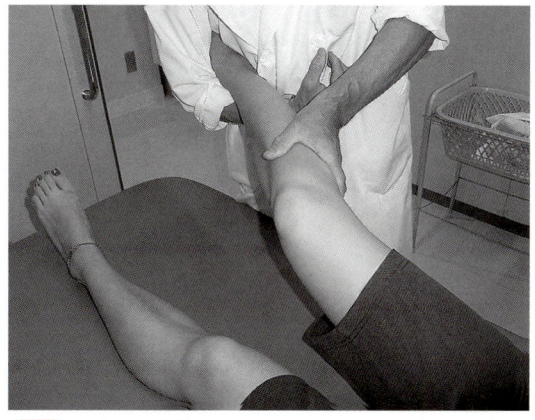

> **ポイント**
> 受傷直後は関節血症などにより腫脹が強いため,さらなる出血や炎症の悪化を防ぐため,松葉杖を処方し免荷とする.炎症の鎮静化に消炎鎮痛剤の投与も有効である.また損傷した ACL のさらなるダメージを防ぐため ACL 装具を装着する.しかし,漫然と急性期を過ごしていると,大腿四頭筋をはじめとする膝関節周囲筋の急激な萎縮や関節内の線維化による可動域制限を招くため,可能な限り早期から筋力トレーニングと可動域訓練を開始する.急性期には腫脹や疼痛が強く,臨床症状だけで,半月板損傷の合併などすべての病態を把握することは難しいため,MRI で確認する.
>
> ACL 損傷の手術適応は損傷程度や合併損傷の有無,年齢やスポーツ活動度,今後の生活様式など,さまざまな要素を考慮する必要があるため,すべての情報が揃った段階で,十分な IC を行って決定する.
>
> 手術時期は急性炎症症状が残っている時期に行うと関節内の線維化(arthrofibrosis)により可動域制限などをきたしやすいので,早くても炎症が鎮静化し,ある程度の可動域を確保した段階で行う.

(松本秀男)

参考文献

1) 松本秀男:膝関節における初期診断のピットフォール.臨床スポーツ医学,30:45-49,2013.
2) 吉矢晋一:膝診断のコツと pitfall 靱帯損傷.J MIOS,36:23-29,2005.
3) 大谷俊郎:Segond 骨折.松本秀男編:X 線像で診る下肢,第1版,p.82-83,南江堂,2011.

第3章 膝関節・下腿部の臨床診断各論

4. 後十字靱帯（PCL）損傷

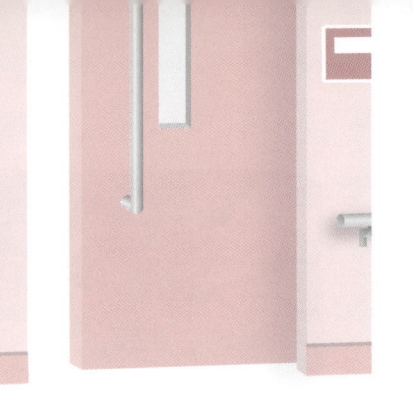

問診（臨床経過）

29歳男性．ラグビー試合中にスクラムが崩れて脛骨前面を強打して受傷．しばらく試合を続けようとしたが，疼痛のため続行不能になった．徐々に腫脹が生じ，疼痛も増強したため，試合終了後，整形外科外来を受診した．

> **ポイント**
> 前十字靱帯（ACL）損傷は「着地時に膝をひねって受傷した」など直接外力が加わらない non-contact injury が多い．一方，PCL損傷は脛骨前面に相手方プレーヤー，地面，器具などが直接当たり，脛骨を後方に押し込むことによって生じる dashboad injury が多い．また，ACL損傷は軽度屈曲位での受傷が多いが，PCL損傷は90°以上の屈曲位での受傷が多い．さらにACL損傷はほとんどの場合関節血症による腫脹を伴うが，PCL損傷は腫脹を認めないこともある．受傷肢位，腫脹の有無などが，その後の診断を進めるうえで重要な情報になる[1]．

視診

膝関節は軽度屈曲位をとり，軽度の腫脹を認めた．脛骨結節部に擦過傷を認めた．

> **ポイント**
> 疼痛が強いと膝関節は軟部組織の緊張が緩む軽度屈曲位をとる．特に関節血症や関節水症など，関節内の液体貯留が生じると，さらにその傾向は強くなる．PCL損傷では脛骨前面を直接強打して受傷することが多く，その際には同部位に擦過傷や皮下出血を認めることが多い．

身体所見

膝関節は全体に腫脹していたが，膝蓋跳動は明らかでなかった．可動域は0～100°で，深屈曲は疼痛のため不能であった．内外反不安定性，Lachmanテスト，前方引き出しテスト（ADS），pivot shift は明らかではなかった．posterior sugging を認め，後方引き出しテスト（PDS）は陽性で（図1），その際に膝関節後方部に疼痛を認めた．ダイヤルテストは陰性であった．

> **ポイント**
> 関節血症や関節水症を膝蓋跳動で確認するが，PCL損傷ではこれを伴わないことも多い．靱帯損傷の有無は徒手検査で確認する．内外反不安定性とLachmanテスト，ADS，pivot shift test が陰性であったことから，内・外側側副靱帯（MCL，LCL），前十字靱帯（ACL）の損傷は否定的である．PCL損傷の有無は posterior sugging と PDS で確認する[2]．いずれのテストも健側と比較することが大切である．急性期には後方引き出しに際して受傷部，すなわち膝関節後方

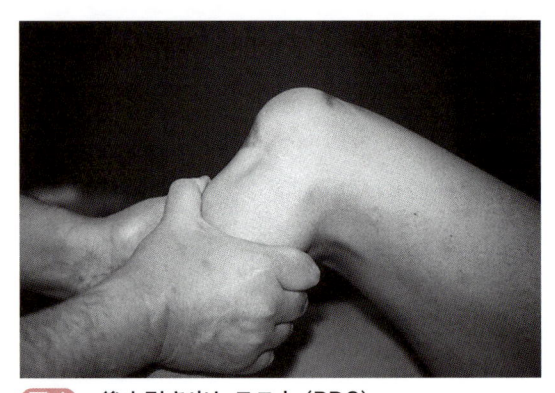

図1 後方引き出しテスト（PDS）
PCL損傷ではPDSが陽性となり，新鮮例では，その際に膝関節後方に疼痛を訴えることが多い．

142

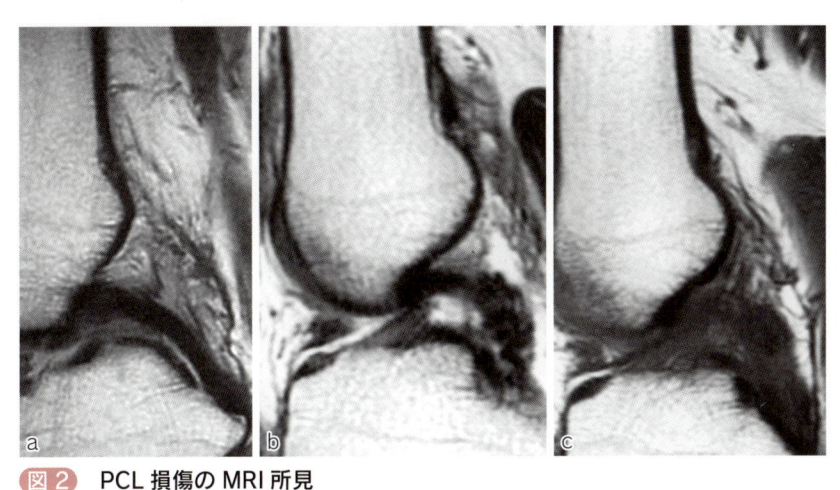

4. 後十字靱帯（PCL）損傷

図2 PCL 損傷の MRI 所見
a：正常 PCL，b：新鮮 PCL 損傷，c：陳旧性 PCL 損傷（受傷後 8 ヵ月）．

の PCL 周囲に疼痛を伴うことが多い．PCL 損傷では後外側支持機構（PLS）の損傷を合併することがあり，後外側回旋不安定性の有無をダイヤルテストで確認する．

初診時の検査

単純 X 線検査では異常所見を認めなかった．

ポイント PCL 損傷では通常単純 X 線検査では異常を認めない．ただし，成人でも PCL 脛骨付着部の剥離骨折が生じることがある[3]．その際には急性期に手術を要することもあるため，単純 X 線検査で確認することは重要である．

ポイント 受傷直後に腫脹が強い場合には，さらなる出血や炎症の悪化を防ぐため，松葉杖処方し免荷とする．炎症の鎮静化に消炎鎮痛剤の投与も有効である．また損傷した PCL のさらなるダメージを防ぐため PCL 装具を装着する．筋萎縮や可動域制限を防ぐため，可能な限り早期から大腿四頭筋をはじめとする筋力トレーニングと可動域訓練を開始する．靱帯の状態，半月板損傷などの病態を把握するため MRI を撮像する．PCL 損傷は ACL 損傷に比べて手術適応になることが少ないが，スポーツの種類やレベル，損傷程度によっては手術適応となる症例もあり，すべての情報が揃った段階で，十分な IC を行って決定する．手術時期は急性炎症症状が残っている時期に行うと関節内の線維化（arthrofibrosis）により可動域制限などをきたしやすいので，早くても炎症が鎮静化し，ある程度の可動域を確保した段階で行う．

（松本秀男）

次回受診のプランニングと今後の治療方針

PCL 損傷用装具と松葉杖を処方して免荷歩行とした．免荷期間中は SLR などの筋力トレーニングと可能な範囲での可動域訓練を指示した．消炎鎮痛剤を処方し，MRI を予約した．MRI 所見（図2）が得られる約 1 週後に再診して，今後の治療方針を決定する予定である．

参考文献

1) 松本秀男：膝関節における初期診断のピットフォール．臨床スポーツ医学，30：45-49，2013．
2) 吉矢晋一：膝診断のコツと pitfall．靱帯損傷．J MIOS，36：23-29，2005．
3) 野村栄貴：後十字靱帯（PCL）脛骨付着部剥離骨折．松本秀男編：X 線像で診る下肢，第1版，p.86-87，南江堂，2011．

5. 半月板単独損傷

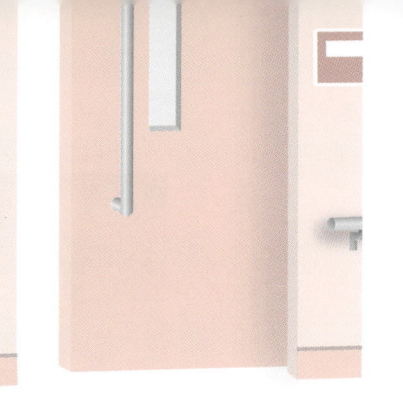

問診（臨床経過）

16歳男性．サッカー選手で小学校時代からサッカーを行っていた．利き足は右．数ヵ月前から右膝外側よりの違和感があったが，最近伸展時の痛みが強くなり，蹴り動作に支障が出るようになったため受診した．外傷の既往はなかった．

> **ポイント**
> サッカーなど蹴り動作を伴う運動や，軸足をひねる動作が多いスポーツでは半月板，特に外側半月板損傷を起こすことがまれではない．これらは外傷の既往がほとんどなく，あってもごく軽くひねったなどの軽微なものである．当初はそれほどの痛みではないのでプレーを続けられるが，徐々に疼痛が強くなり，軽度の可動域制限を感じるようになる．また，わが国では円板状半月板が数％存在するので，この損傷も考えなくてはならない．さらに年齢を考慮すると離断性骨軟骨炎も鑑別診断として考慮する．このまま放置すると損傷が大きくなるばかりでなく，関節軟骨の損傷が発生する恐れがあるため放置してはならない．

視診

軽度の跛行を認めた．これは軽度の伸展障害と伸展時痛のためであった．腫脹は視診では認められなかった．

> **ポイント**
> 入室時に歩容を注意深く観察すると，伸展障害の存在を疑えるようになる．

身体所見

仰臥位で軽度の膝蓋跳動を認めた．膝蓋骨のcompression test, apprehension testは陰性であった．Lachmanテストは陰性であった．内外反動揺性も認めなかった．McMurrayテストは陰性であった．Watson Jonesテストは陽性で外側関節裂隙前方に疼痛を訴えた．また同部に圧痛も認めた．HHD (heel height difference) で 28 mm の伸展障害を認めた．

> **ポイント**
> 伸展障害と外側の疼痛の存在からまず外側半月板損傷が最も考えられ，その検査のみを行ってしまうことをたびたびみかけるが，そのようなことをしてしまうと他の損傷を見逃してしまう可能性がある．すべての可能性を考慮して，スクリーニングとして行う徒手検査を決めて，どんな症例でも必ず施行するようにしなければならない．
> 軽度の伸展障害は仰臥位での検査ではわからないことが多い．腹臥位で膝下を診察台から出し踵の高さを健側と比較することで，容易に明らかになる．さらに測定に水準器の付いた rib hump 計を使うと，健側との差を正確に測定できる（図1）．

検査手順と次回受診のプランニング

X線検査は離断性骨軟骨炎の疑いがあるので通常の2方向の他に顆間窩撮影を行った．離断性骨軟骨炎は認めず，大腿骨外顆の扁平化も認められなかった．

MRIをオーダーし，撮影でき次第の外来受診を指示した．

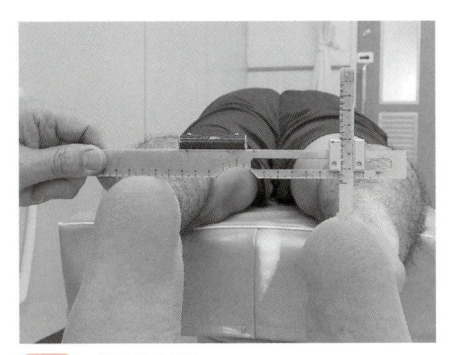

5. 半月板単独損傷

図1 HHD 測定
腹臥位で膝下を診察台から出し，踵の高さを健側と比較する．水準器付きの rib hump 計を用いて健側との差を正確に測定する．

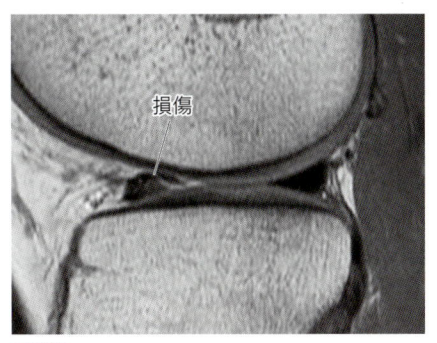

図2 MRI
外側半月板前節に縦断裂を認める．

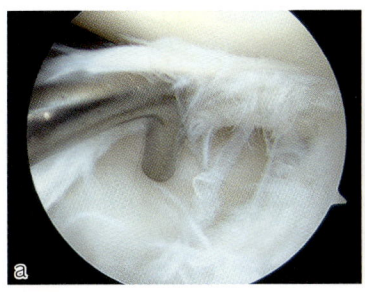

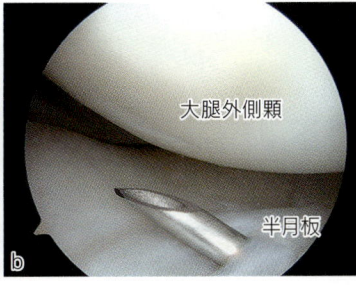

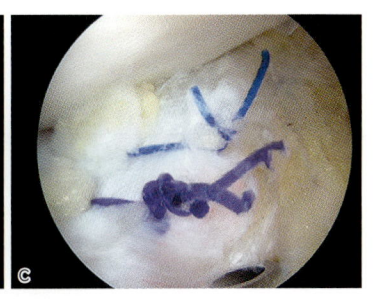

図3 関節鏡視下手術
a：前節に縦断裂を認める．b：outside in 法で縫合を行っている．c：縫合を完成した．

> **ポイント**
> 通常の 2 方向 X 線写真では離断性骨軟骨炎は見逃すことが多いので，青少年での膝痛の際には側面像を注意深く見るのみではなく，顆間窩撮影を行うべきである．大腿骨外側顆の扁平が認められたら，円板状半月板を考えなくてはならない．また両者が合併することも多いことも覚えておかなくてはならない．X 線検査で異常がなく，伸展障害がある場合は躊躇せず MRI を行うようにする．

> **ポイント**
> 青少年の微細な外傷後の疼痛では，まず円板状半月板損傷，離断性骨軟骨炎，半月板損傷を考えなくてはならない．前 2 者は X 線写真と MRI で比較的容易に診断が可能であるが，半月板単独損傷では MRI 診断に苦慮する損傷形態が多い．本症例のように前節の縦断裂を疑われるような場合は注意深い読影を要する．また徒手検査では軽度の伸展障害を見逃してはならない．そのためには腹臥位にして HHD をいつも確かめるようにすべきである．

（土屋明弘）

本症例の確定診断

MRI で外側前節の縦断列を認めた（図2）．自覚症状，他覚所見で前外側裂隙の圧痛，Watson Jones テスト陽性，伸展障害とすべての所見で外側半月板前節の損傷が症状を起こす原因であると考えられた．手術を施行し前外側の縦断裂を認め，outside in 法で縫合を行った（図3）．

参考文献

1) Thompson WO, Fu FH, Dye SF, et al.：Tibial meniscal dynamics using three-dimensional reconstruction of magnetic resonance images. Am J Sports Med, 19：215-216, 1991.
2) 土屋明弘：半月（板）縫合術②—外側半月（板）縫合術の実際—．関節外科，33：58-63, 2014.

6. 内側側副靱帯（MCL）損傷

問診（臨床経過）

17歳男性．スキーで転倒受傷した．膝は外反し，ボキボキと音がした．疼痛がひどく近医受診した．関節穿刺を行い，血症を認めてシーネ固定を受けた．松葉杖で当院紹介受診した．

> **ポイント**　受傷機転を知ることが重要である．受傷機転がわからない場合もよく見受けられるが，本症例では幸いなことに外反して受傷したことを覚えていた．そのため内側側副靱帯損傷（MCL損傷）が発生したことが予測される．さらにスキー中の受傷であり大きな外力が膝に加わったので他の靱帯損傷を合併していることが十分考えられる．また受傷時にPOPと呼ばれる音がしたことも何らかの靱帯損傷が起こった証拠となり得る．近医で関節血症を認めたので膝関節内に重大な損傷が起こっていることが明らかになった．

視診

膝関節に腫脹を認めた．疼痛が強く全荷重歩行は困難であった．皮下血腫は認めなかった．

> **ポイント**　脱臼となるような重度の靱帯損傷でない限り皮下出血が認められるようなことはないので，皮下出血の有無はMCL損傷の診断の決め手にはならない．関節の腫脹は合併する十字靱帯の存在を疑わせる．

身体所見

可動域は約5°～90°までと制限があった．膝蓋跳動を認めた．内反動揺性は5°屈曲位で健側と比し明らかに大きかった．完全伸展位での動揺性検査は疼痛のため不可能であった．Lachmanテストも陽性であった．圧痛点はMCLの直上であり，部位は関節裂隙から大腿骨付着部にかけて認めた．膝蓋骨の外側へのapprehension testは認めなかった．

> **ポイント**　疼痛を発生させるような徒手検査は，患者の恐怖をあおるだけでなく，下肢に力が入り徒手検査の精度も低下させるので最後に行うようにする．新鮮膝外傷ではまず診察台で仰臥位にさせ，自動運動をしてもらう．その角度を計測するとともに，今後の検査はこの角度内で行うことを伝え安心させ，力を抜き検査が正確にできるようにすることが大事である．
>
> まず膝蓋跳動の有無を診る．次に膝蓋骨の不安定性を検査し，膝蓋骨脱臼であったかを調べる．次いで軽度屈曲位でできるLachmanテストを行い前十字靱帯損傷の有無を調べる．これからは多少痛みの出る検査となる．内外反動揺性は伸展位をとるのが難しいことが多いので軽度屈曲位で行う．この際健側との差を診ることが重要である．軽い力で動揺性を認めれば靱帯損傷を中等度以上であることがわかるので，それ以上の力を加えなくともよい．最後に圧痛点を調べる．MCL全長でどの部位に圧痛があるかで損傷部位が把握できる．

検査手順と次回受診のプランニング

X線検査は通常の2方向に加え，軸写とRosenberg撮影を行った．疼痛を伴うストレスX線検査は行わなかった．関節穿刺はたまっている液体が血液であることを確かめなくとも診断が可能であるため行わなかった．腫脹のための疼痛

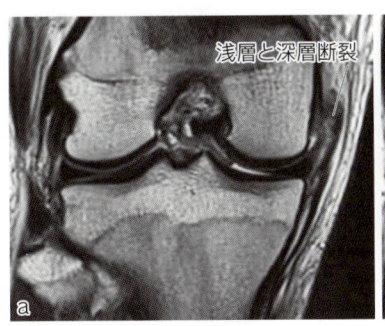

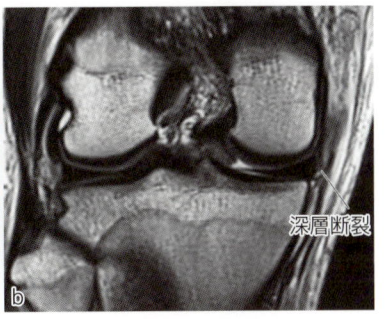

図1 MRI（T2強調画像）
a：MCLの大腿骨側で浅層と深層の断裂を認め、断端が離解している．
b：MCLの深層が脛骨付着部で断裂している．

や膨満感が強いなどの症状がなければ穿刺する必要はない．

MRIをオーダーした．MCL損傷が疑われるのでcoronal像を撮らなくてはならない．またT2強調画像と脂肪抑制画像がないとMCLの断裂部位，断裂形態を把握することができないので，これらの条件を入れるようにオーダーした．

疼痛が強いためニーブレースを装着した．1日に何度か取り外し，できる範囲の自動運動を行うように指導し，またシャワー浴は許可した．荷重はできる範囲でわずかでもよいので行わせた．2, 3日後のMRIが撮れ次第の受診を指示した．

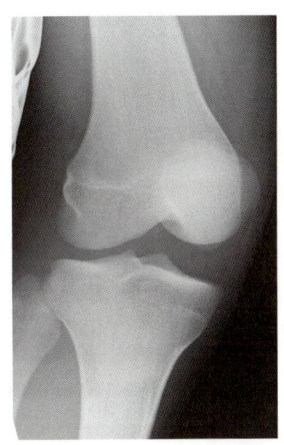

図2 全身麻酔下での外反ストレスX線写真
強い外反動揺性を認めた．

> **ポイント**
> 外反ストレスX線検査は新鮮時では疼痛が強いため行わず，手術時の全身麻酔下に確認する．
> MRIはスクリーニングに加え，損傷部位に合わせた追加のシークエンスを指示することが大事である．
> 疼痛が強い場合には固定は仕方がないが，ギプスは行わず，取り外しのできるニーブレースを用い，本症例のように1日に何度かできる範囲の自動運動を行わせる．また疼痛が軽減したらすぐ支柱付きサポーターに変更する．固定はどんなに長くとも2週間以内に留めるべきである．

本症例の確定診断

受傷機転，身体所見とMRIにより前十字靱帯損傷を伴ったMCL損傷と診断され，損傷部位は浅層と深層が大腿骨側，深層が脛骨付着部での損傷と診断した（図1）．まずMCLの一次修復術を行った．全身麻酔下で強い外反動揺性を認めた（図2）．断裂部位は診断どおりであった（図3）．線維を引き寄せすぎないように注意して一次縫合を行った．術後は支柱付きサポーターですぐ可動域訓練を開始し，可動域の回復を確認し6週間後に前十字靱帯再建術を行った．

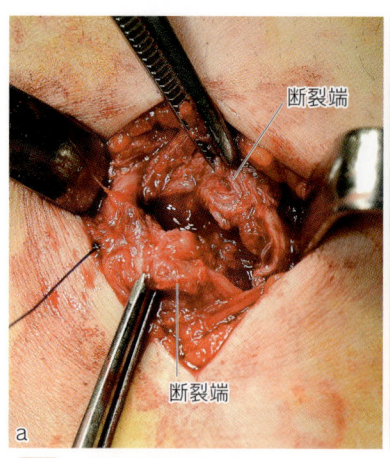

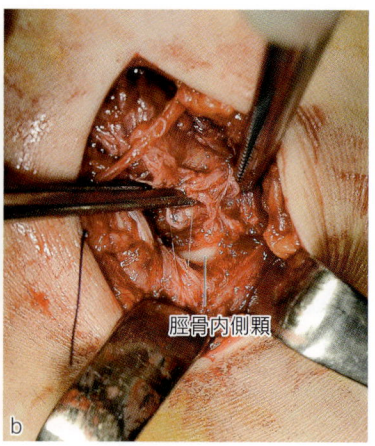

図3　観血的縫合時所見
a：MCLの大腿骨付着部で完全断裂を認める.
b：MCLの脛骨付着部で断裂を認める.

> **ポイント**
> MCL損傷は単独損傷では保存療法が主体となるが[1]，ACL損傷との合併では伸展位でも外反動揺を認める3度損傷が発生することはまれではない．MRIで損傷の程度と部位を確認し，適切な治療法を選択しなくてはならない[2]．

（土屋明弘）

参考文献

1) Indelicato PA：Non-operative treatment of complete tears of the medial collateral ligament of the knee. J Bone Joint Surg Am, 65：323-329, 1983.
2) Marchant Jr MH, et al：Management of medial-sided knee injury, Part 1. Am J Sports Med, 39：1102-1113, 2011.

7. 膝蓋骨脱臼

問診（臨床経過）

15歳男性．バスケット試合中に振り向いてパスしようとした際に，膝崩れとともに転倒した．膝痛とともに歩行困難となり自宅で安静にし様子をみていた．翌日に膝の腫れが強くなるとともに膝痛が非常に増強したため，ただちに受診となった．

> **ポイント** 突然の膝痛と膝関節の腫脹はさまざまな病態を考える必要がある．膝の腫脹は外傷性の出血の可能性を強く示唆する．鑑別疾患として，骨軟骨損傷，半月板の損傷とロッキング，前十字靱帯損傷，その他の靱帯損傷，膝蓋骨脱臼，骨折などを考えておく必要がある．

視診

膝関節は高度の腫脹があったが，発赤は伴っていなかった．疼痛のため歩行障害が認められた．

> **ポイント** 発赤を伴う腫脹は化膿性や痛風性腫脹を疑うが，本症例では発赤を伴っていない．転倒により，もし膝の前部や側方部を強くぶつけていた場合は，外傷性に腫れて発赤することはあるので，問診に十分注意を払う必要がある．

身体所見

膝関節は高度の腫脹が存在し，膝関節屈曲は90°以上は困難であった．腫脹は膝蓋骨跳動を伴い，関節内に関節液の貯留が考えられた．膝蓋骨内側縁と膝内側部の大腿骨上顆部付近に圧痛が認められた．膝関節前後方向の引き出しテストは陰性であったが，膝蓋骨外方異常可動性テストは陽性（図1）で，それに伴う高度の不安感を訴えた．

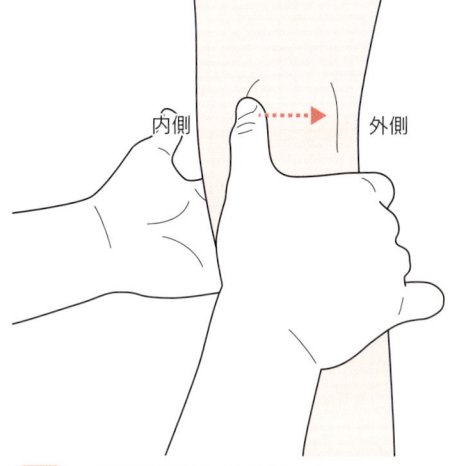

図1　膝蓋骨異常可動性テスト
膝蓋骨内側縁を外側に押して，膝蓋骨の異常可動性をみる．膝屈曲0°と20°で診るのが一般的である．その際に『はずれる不安感』がでる場合を不安徴候陽性と判断する．

> **ポイント** 膝蓋骨内側縁での圧痛は膝蓋骨内側部あるいは内側縁での骨軟骨損傷や，膝蓋骨内側縁に付着する膝蓋骨内側支持機構の損傷を考える．大腿骨内側部上顆の圧痛は内側側副靱帯損傷や内側膝蓋大腿靱帯損傷を疑う．関節内の関節液の性状が血性か否かで鑑別すべき疾患が大きく分かれる．

診察室での検査

膝関節穿刺を施行したところ，血性の関節液が40 mL排出できた．血性の関節液中には脂肪滴がみられた．

第3章 膝関節・下腿部の臨床診断各論

> **ポイント** 脂肪滴が混じる場合は骨髄からの出血を意味し、関節内の骨折や軟骨下骨に及ぶ骨軟骨骨折で生じる。脂肪滴入り血腫は、脛骨高原骨折、膝蓋骨骨折、膝蓋骨または大腿骨顆部の骨軟骨骨折を考える。純血性の血腫は前十字靱帯損傷、半月板辺縁部損傷、血友病、色素絨毛結節性滑膜炎などで起きる。

検査手順のプランニング

X線検査は通常の2方向撮影のほか、膝蓋骨軸射を含めて3方向を撮影した。正側のX線では異常がなかったが、膝蓋骨軸射像では膝蓋骨は外側への亜脱臼位をとり、膝蓋骨は内側関節面中心にわずかに関節面の不整がみられた（**図2**）。精査のためにMRI検査を指示した。

> **ポイント** 3方向のX線撮影しても正常で、血腫のみの場合は前十字靱帯損傷と診断してしまうことが多いので注意すべきである。MRI検査も冠状断撮影は特に指示しなければ含まないことが多いので、MRI検査では冠状断は少なくとも1条件だけでも普段から含めるようにしておくとよい。

本症例の確定診断

X線像で膝蓋骨亜脱臼位をとり、関節面の不整がみられたこと、膝蓋骨外方異常可動性が陽性であったことから膝蓋骨脱臼と診断できる。MRI検査で大きな膝蓋骨軟骨骨折が確認されたため、手術的治療を指示した。

> **ポイント** X線所見で膝蓋骨の亜脱臼と関節面の不整のみられない膝蓋骨脱臼も多いので、十分に注意する必要がある。膝蓋骨骨軟骨骨折の合併率は40〜76％であり関節血腫のない例もある[1]。関節血腫があれば、前十字靱帯・骨折などを含めて早急に確定診断や合併損傷の有無をみるためにMRI検査へと進むべきである。本例で

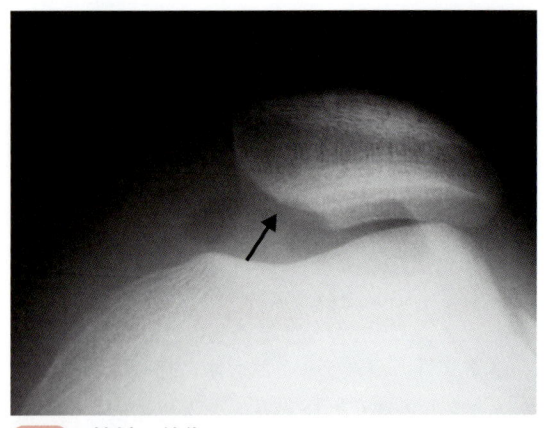

図2 軸射X線像
膝蓋骨は軽度外側への亜脱臼位をとる。矢印の膝蓋骨関節面は不整を呈し、同部の骨軟骨骨折を疑う。

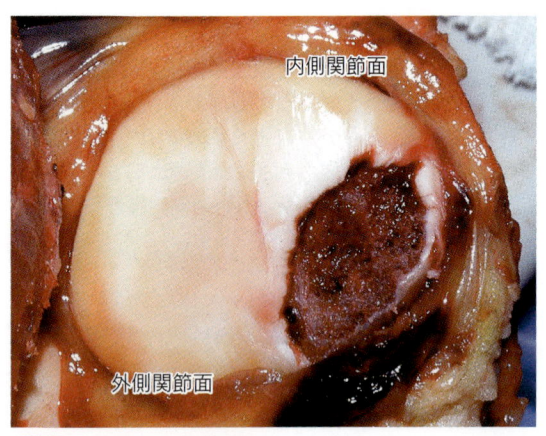

図3 膝蓋骨骨軟骨骨折
図2の症例の手術所見である。膝蓋骨内側関節面中央から遠位にかけて大きな骨軟骨欠損がみられる。欠損部の骨軟骨骨折片は関節内にあり、これを同部に整復し吸収ピンで固定した。

は膝蓋骨内側関節面に大きな骨軟骨骨折がみられ吸収性固定ピンで固定し（**図3**）、さらに内側膝蓋大腿靱帯再建術を施行した。

補 足

膝蓋骨脱臼では内側膝蓋大腿靱帯（medial patellofemoral ligament）がほぼ100％損傷する[2]。この靱帯は大腿骨内側上顆から膝蓋骨内側縁に走行しており、膝蓋骨脱臼を防ぐ最も重要な靱帯で

ある．膝蓋骨脱臼時には大腿骨付着部近傍で損傷することが多く，本例でも大腿骨内側上顆に圧痛がみられた．これは Bassett's sign と呼ばれる．内側側副靱帯の大腿骨付着部近傍であるので，同靱帯損傷と間違いやすいので注意する．

（野村栄貴）

参考文献

1) Nomura E, Inoue M, Kurimura M：Chondral and osteochondral injuries associated with acute patellar dislocation. Arthroscopy, 19(7)：213-216, 2003.
2) Nomura E, et al：Injured medial patellofemoral ligament in acute patellar dislocation. J Knee Surg, 17：40-46, 2004.

8. 脛骨疲労骨折

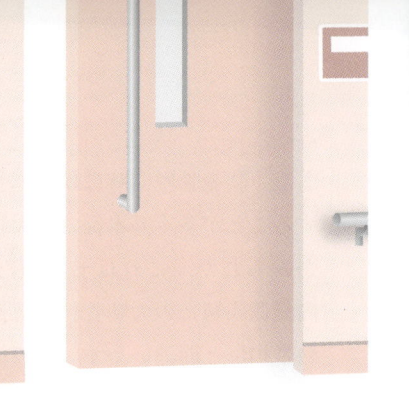

問診（臨床経過）

20歳男性．大学アメリカンフットボール部，ラインバッカー．シーズンイン2週間で左脛骨中下1/3に練習時の疼痛が発生するが，ADL上の疼痛なし．運動量を減少しても，階段昇降などADLでの疼痛も出現したため，疼痛出現から4週間で当院初診となった．

> **ポイント** 脛骨疲労骨折は，主に脛骨前方中1/3に発生する伸長ストレスによる骨吸収性の跳躍型と[1]，上中1/3と中下1/3に派生する疾走型があるため，スポーツ種目と練習量，および疼痛発生部位の問診は重要である．また，本疲労骨折の単純X線上の仮骨発現までには2〜4週間を要するため[2]，X線所見陰性でも経時的にX線再撮影するか，MRIを早急に撮像する必要がある．放置すると骨折にいたるケースがある[3]．また，脛骨骨幹端から脛骨内顆まで，あらゆる部位で発生しうるので，注意を要する[2]．

視診

疼痛部位に異常所見は認めなかった．

> **ポイント** 跳躍型では，疼痛部位に一致して脛骨前方の腫脹や脛骨の皮下膨隆がみられる．しかし，疾走型では後内側に仮骨形成が生じるため，腓腹筋に被覆されて視診による所見は乏しい．

身体所見

左脛骨中下1/3後内側に限局した圧痛あり．同部に骨性膨隆を触れた．

> **ポイント** 疲労骨折部の圧痛は跳躍型で前方に，疾走型で後内側に生じるが，骨性膨隆の触知は跳躍型に，足底からの叩打痛は疾走型にみられやすい．

検査手順のプランニング

単純X線4方向撮影を行い，内斜位で脛骨中下1/3後内側に仮骨形成がみられた（図1）．MRIでは，STIR撮像にて骨折部に一致して骨髄内および骨膜の浮腫（高輝度）がみられた（図2）．

> **ポイント** 跳躍型では脛骨前方に限局した骨改変（umbauzone）と呼ばれる横走する線上骨吸収像と，その近遠位の骨皮質硬化，肥厚がみられる（図3）．疾走型では脛骨上中1/3と中下1/3後内側に仮骨形成がみられ，仮骨が小さい初期には，内斜位でしか確認できない場合があるため，必ず4方向撮影を行う．また，仮骨形成には発症から2〜3週を要し，大西はX線陽性率を1週間目で51％，2週間目で81％と報告しており[2]，早期診断にはMRIが有効となる．MRIでは発症時からSTIR撮像で骨髄自体と周囲骨膜の浮腫（高輝度）がみられる．骨シンチグラフィは骨代謝の亢進をhot spotとして早期から捉えることができるが，早期に質的変化も同定できるMRIの普及，被曝の問題のため，その価値は薄れている．

本症例の確定診断

スポーツ選手で，多い練習量をこなして骨折部に疼痛がある経過と，単純X線およびMRIから診断は容易である．跳躍型では経過が長く難治性

8. 脛骨疲労骨折

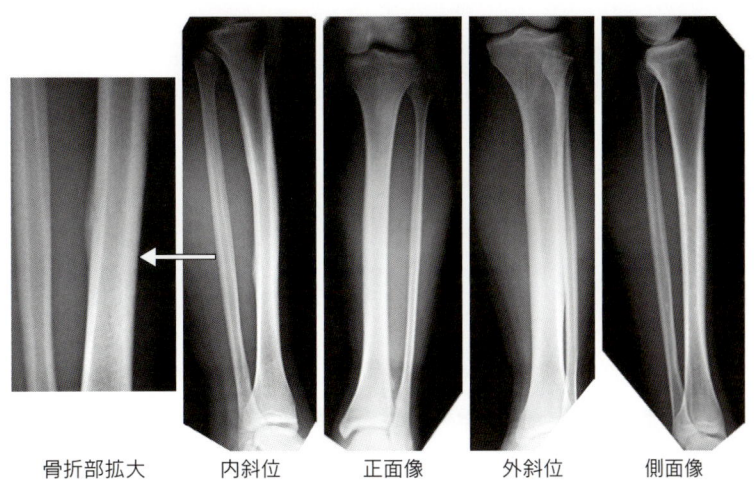

図1 脛骨疾走型疲労骨折　単純X線像
初期には内斜位のみで仮骨がみられる．

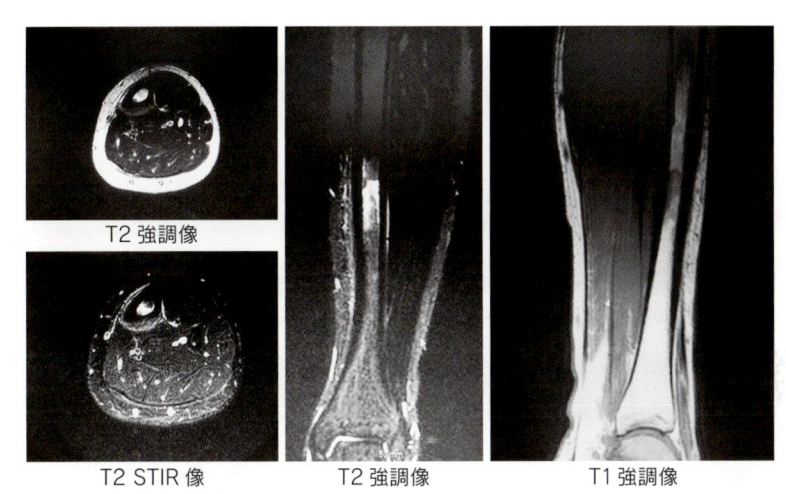

骨折部拡大　内斜位　正面像　外斜位　側面像

図2 脛骨疾走型疲労骨折 MRI像

T2強調像　T2 STIR像　T2強調像　T1強調像

で[1,4]，疾走型は2～4週程度の運動制限で骨癒合が得られることが多く[2]，鑑別が必要である．

（月村泰規）

参考文献

1) 内山英司，他：脛骨跳躍型疲労骨折．臨床スポーツ医学，27：1005-1013，2010．
2) 大西純二：脛骨疲労骨折の診断と治療．関節外科，30：95-102，2011．
3) 村上元庸，他：Vリーグ試合中に脛骨疲労骨折から完全開放骨折を来たしたバレーボール選手の一例．関西臨床スポーツ医・科学研究会誌，8：29-32，1998．
4) 池田　浩：トップアスリートの跳躍型脛骨疲労骨折に対する治療．Sportsmedicine，126：20-21，2010．

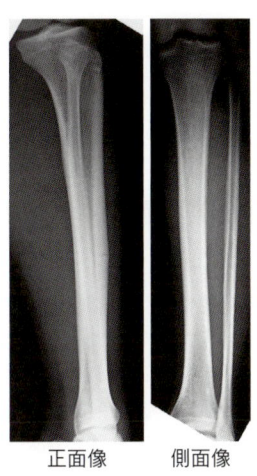

正面像　側面像

図3 脛骨疾走型疲労骨折　単純X線像

第3章　膝関節・下腿部の臨床診断各論

中・高齢期

1. 特発性骨壊死

問診（臨床経過）

70歳女性．以前より長時間の立ち仕事や歩行後，階段昇降時に膝の内側に鈍痛を感じていた．3日前，階段昇降時に膝内側部の激痛が出現，疼痛は夜間安静時にも強く，歩行困難な状態となり受診した．

> **ポイント** 膝の特発性骨壊死の病因については不明な点もあるが，現在では骨脆弱性を基盤とした軟骨下骨の微小骨折が有力と考えられている[1]．好発部位は大腿骨内側顆部でときに脛骨内側顆部にも発生する．特徴的な症状として膝の動作時痛のみならず安静時痛，特に夜間痛を訴える場合が多い．
> 鑑別診断には，急性の関節炎症状を呈する偽痛風性関節炎，化膿性関節炎や関節リウマチ（RA），もしくは変性半月板や遊離体による嵌頓（ロッキング）が考えられる．問診時に同様の症状の既往や過去の注射歴，合併疾患の有無を聞く必要がある．

視診

膝の自動運動は一応可能であるが，内側部の強い疼痛のため歩行が不可能であった．また，膝関節の高度の腫脹や発赤はみられなかった．

> **ポイント** 特発性骨壊死では関節炎症状はそれほど特徴的ではなく，高度の腫脹や発赤がみられることはまれである．一方，化膿性関節炎や偽痛風では高度の腫脹，発赤，熱感を生じることが多い．また，ロッキングの状態では膝関節の自動運動が不可能または高度に制限される．

身体所見

膝の内側関節裂隙を中心とした強い圧痛と自発痛があり，関節可動域は約10°の伸展制限と屈曲は120°に制限されていた．また，軽度の腫脹がみられたが熱感や発赤は認められなかった．

> **ポイント** 特発性骨壊死では，熱感，発赤，腫脹といった炎症症状が軽度である割に内側（病変部）の疼痛が強いことが特徴である．また，関節可動域は制限されるがロッキングと異なり自・他動運動は可能である．

診察室での検査

関節穿刺により黄色透明の関節液20 mLが吸引された．

> **ポイント** 特発性骨壊死では関節液の性状は黄色透明もしくは淡血性のことが多い．関節穿刺液が混濁，膿様，純血性，多量の浮遊片を含む場合には，関節液培養や結晶性物質の有無，その他の関節液の性状の検査を行う必要がある．

検査手順と次回受診のプランニング

炎症状態の評価のため血液検査にて，CRP，白血球数，分画，リウマチ反応（RF）の測定を行った．また，膝単純X線およびMRI撮像を施行した．

松葉杖歩行を含めた免荷と安静を指示し，NSAIDsの処方を行い，可能であれば2〜3日後，最大でも1週間後の受診を指示した．

1. 特発性骨壊死

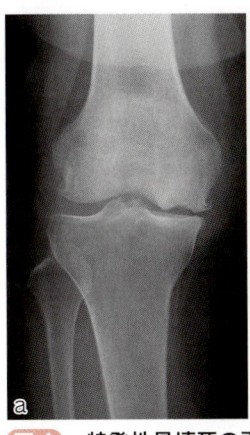

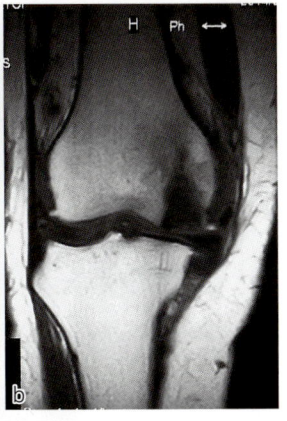

図1 特発性骨壊死の画像所見
a：単純X線像．大腿骨内側顆部関節面の陥凹と骨吸収像を認める．
b：MRI像．病変部および周囲の低輝度像を認める．

表1 特発性骨壊死のX線病期分類（腰野分類）

Stage 1	発症期：X線上病的所見なし
Stage 2	吸収期：内側顆荷重面（病変部）に骨吸収像出現
Stage 3	完成期：骨硬化陰影 sclerotic halo と石灰板 calcified plate 形成
Stage 4	変性期：骨棘形成，関節裂隙狭小化著明，calcified plate 消失

（文献2より改変）

> **ポイント** 特発性骨壊死の急性期では疼痛が強いため，局所の安静目的での免荷は必須である．これと並行して血液検査，関節液検査，画像検査を進める．画像検査では，初期には単純X線では所見に乏しい場合があり，MRI検査は必要である．

> **ポイント** 膝の特発性骨壊死症の確定診断は単純X線およびMRIの画像診断によるが，本症例は腰野分類でStage2と考えられる（**表1**）[2]．本症は，安静免荷により急性期の症状が改善した後も病変部の進行の有無を含めた長期の経過観察と適切な対応が必要となる[3]．

本症例の確定診断

血液検査および関節液検査から化膿性関節炎や偽痛風，RAが否定されたこと，単純X線およびMRIにて大腿骨内側顆部に骨壊死を示す所見が得られたことから，本症例は特発性骨壊死と診断した（**図1**）．

（大森　豪）

参考文献

1) Yamamoto T, Bullough PG：Spontaneous osteonecrosis of the knee：the result of subchondral insufficiency fracture. J Bone Joint Surg Am, 82：858-866, 2000.
2) 腰野富久：膝診療マニュアル，第4版，医歯薬出版，1992.
3) Motohashi M, Morii T, Koshino T：Clinical course and roentgenographic changes of osteonecrosis in the femoral condyle under conservative treatment. Clin Orthop Relat Res, 266：155-161, 1991.

第3章 膝関節・下腿部の臨床診断各論

2. 変形性膝関節症

問診（臨床経過）

65歳女性．1年前から起立歩行時や階段昇降時に膝内側部の痛みが生じていた．安静時痛や夜間痛はないが徐々に疼痛が増悪，正座が不可能となり，日常生活上の支障が大きくなったため受診した．

> **ポイント** 変形性膝関節症（以下，膝OA）は，関節軟骨の摩耗変性を主体とした関節構成体の退行性変性疾患である．膝OAの診断は症状の有無によらずX線でなされるが，有病率は40歳以降年齢とともに増大し，女性が男性の約1.5倍の頻度で多い[1]．膝OAの症状は膝の動作時痛，可動域制限や関節腫脹であり，いずれも慢性に経過することが多い．急性発症や安静時痛，熱感がみられる場合には，偽痛風や特発性骨壊死，化膿性膝関節炎，関節リウマチなどの炎症性疾患の可能性も考え，問診にてこれらの点を確認する必要がある．

視診

膝関節には内反変形を認め，疼痛のため軽度の跛行がみられ正座は不可能であった（**図1**）．また，軽度の腫脹を認めたが発赤や熱感はない．

> **ポイント** 日本人の膝OAでは90％以上が内側型となるため視診上内反変形を呈することが多い．また，膝の動作時痛が特徴的であるが，高度の変形例でない限り自立歩行や膝の屈伸は可能であることが多い．

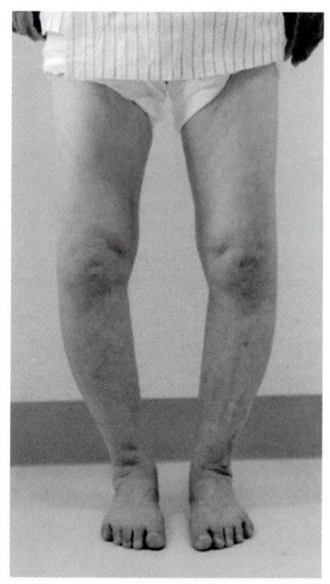

図1 内側型変形性膝関節症の内反膝変形

身体所見

膝の内側関節裂隙に圧痛を認め，膝の屈伸や起立にて同部に痛みがあるが安静時痛はない．関節可動域は約5°の伸展制限と屈曲は130°で正座は不可能．軽度の関節腫脹がみられたが熱感は認められなかった．

> **ポイント** 膝OAの主症状は，動作時痛，関節可動域制限，関節腫脹の3つである．安静時痛はなく，可動域制限は伸展（屈曲拘縮）と屈曲の両方に生じることが多い．関節腫脹は軽度～中等度で，熱感や発赤は通常伴わない．また，高度変形例では内反不安定性を認めることがある[2]．

診察室での検査

関節穿刺により黄色透明の関節液15 mLが吸引された．

> 膝 OA では関節液の性状は黄色透明であり，関節穿刺液が混濁，膿様，血性の場合には，関節液培養や結晶性物質の有無，その他の関節液成分の検査を行う必要がある．

検査手順と次回受診のプランニング

膝 X 線 3 方向（立位正面，臥位側面，膝蓋骨軸写像）にて膝 OA の状態を評価した．また，血液検査にて，CRP，白血球数，リウマチ反応（RF）の測定を行った．

日常生活における膝への負荷軽減を勧め，理学療法にて可動域訓練と大腿四頭筋訓練を指導した．また，患者本人の希望により NSAIDs を処方し，2 週間後の受診を指示した．

> 膝 OA の重症度は，臨床症状の強さと X 線所見（関節裂隙間狭小化，骨棘形成，軟骨下骨の骨硬化，内反変形）で評価される（図 2）．また，炎症性疾患の鑑別のために血液検査や関節液検査が必要となる．

本症例の確定診断

膝 X 線にて変形症性変化が認められ，血液検査および関節液検査から炎症性疾患が否定されたことより，本症例は内側型変形性膝関節症と診断した．

> 膝 OA は慢性疾患であり，一般的に進行は緩徐で軽快と増悪を繰り返すことが多い．したがって，保存療法（薬物療法，理学療法，装具療法）を第一選択とした治療を行い，一定期間の経過観察の後十分な効果が得られない場合には手術療法を検討する必要がある．

（大森　豪）

参考文献

1) 大森　豪：変形性膝関節症の疫学—日本における有病率，発症率と危険因子—，整・災外，55：1629-1636，2012.
2) 齋藤知行，高橋　晃：変形性膝関節症．越智隆弘編：最新整形外科学大系 17 膝関節・大腿，p.218-227，中山書店，2006.

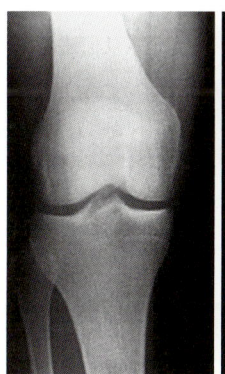

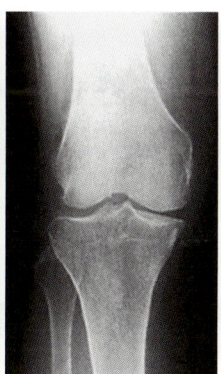

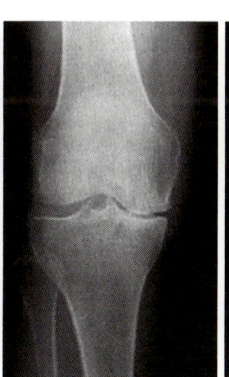

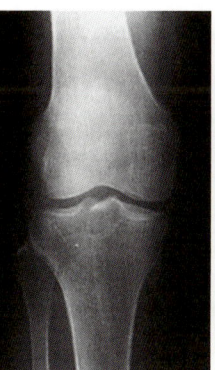

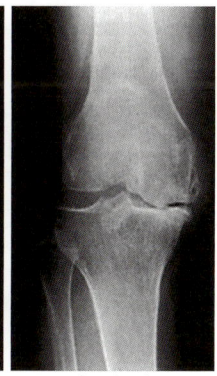

Grade 0　　Grade 1　　Grade 2　　Grade 3　　Grade 4

図 2　変形性膝関節症の X 線病期分類
Grade 2 以上を変形性膝関節症と診断する場合が多い．

第3章 膝関節・下腿部の臨床診断各論

3. 膝関節部（周囲）の軟部腫瘍

問診（臨床経過）

41歳男性．5ヵ月前より誘因なく膝関節内側に限局性の腫脹（腫瘤）を認めた．その後に同部に痛みを自覚して，増悪するため受診した．

ポイント 腫瘤はその増大の速度を知ることで，良性か悪性か炎症性病変かの推定ができる．良性ではゆっくりとしたものが多いため年単位で変化し，悪性では月単位の経過をとることが多い．一方，炎症性病変は数日前からというように日単位での経過が多い．
軟部腫瘍は良性，悪性を問わず痛みを伴わないことが多い．しかし例外的に，良性では血管腫などの血管性腫瘍と，悪性では滑膜肉腫が自発痛を伴うため，痛みがあればこれらを念頭に置くべきである[1]．

視診

膝の内側に腫瘤を認めた．

ポイント 膝関節周囲は筋肉量が少なく，腫瘤が発生すれば早い段階で腫瘤として目視できる．対側との比較も重要で，腫瘤が明らかとなることがある．

身体所見

膝内側に熱感を伴う弾性硬の腫瘍を認めた．7×7cm大で内側広筋より深部で境界は明瞭，軽度の圧痛があった（図1）．

ポイント 炎症所見，硬さ，サイズ，深さ，圧痛やTinel様徴候，境界の状態を判定する．悪性腫瘍では軽度の炎症所見を伴い，弾性硬のことが多い．弾性硬とは，つま先立ちの際の腓腹筋の硬さである．直径が5cmを超えるものや，脂肪織より深部に発生したもの（深部発生）は悪性を疑うべきである[2]．圧痛は血管性腫瘍や神経鞘腫に多く，特に叩打により末梢に放散する痛み（Tinel様徴候）は神経鞘腫に特徴的である[3]．

診察室での検査

超音波検査で腫瘍と判断した（図2）．

ポイント 超音波検査はベッドサイドで簡便に行えて，腫瘍を見逃すことがない．また，腫瘍類似疾患の囊胞性病変は後方エコーの増強が特徴的で，腫瘍との鑑別に有用である[2]．

検査手順のプランニング

X線検査は通常の2方向撮影を行い，石灰化や骨化や近傍の骨に異常のないことを確認して，MRIを行った（図3a）．

ポイント X線検査では小円形の静脈石を認めたときは，血管腫の確定診断となる．しかし，一般的に軟部腫瘍はX線検査で捉えにくいため，画像診断には超音波検査やMRIが必須となる．

本症例の確定診断

悪性軟部腫瘍が疑われたため，外来で針生検を

3. 膝関節部（周囲）の軟部腫瘍

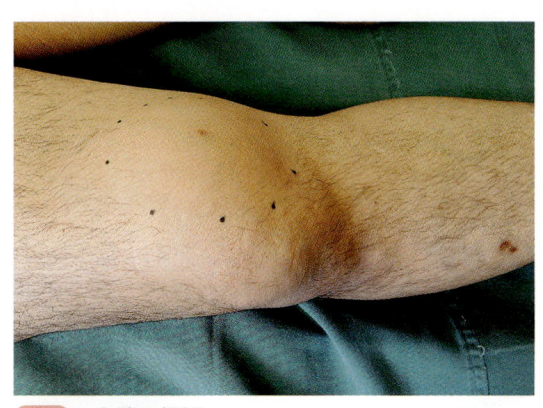

図1 右膝の概観
右膝内側の腫瘍．

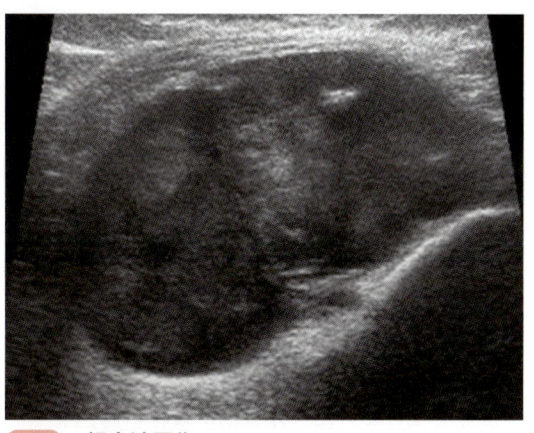

図2 超音波画像
内部不均一な低エコーの病変．

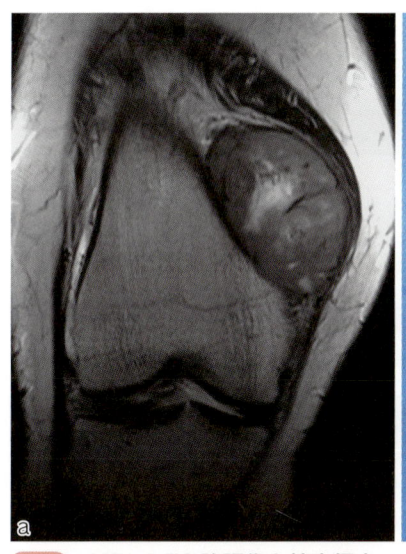

図3 MRIのT2強調像と摘出標本
a：大腿骨に接する高輝度で内部不均一な病変．
b：内部不均一な黄白色の腫瘍．

行い，滑膜肉腫と診断した．治療は抗がん剤による化学療法後に腫瘍の広範切除を行った（**図3b**）．

ポイント

膝関節周囲の腫瘍について，悪性では脂肪肉腫，悪性線維性組織球腫，滑膜肉腫，良性では神経鞘腫，血管腫，脂肪腫の頻度が高い．また，腫瘍類似疾患では嚢胞性病変が発生頻度が高い[2]．本症例のように，深部発生で5cmを超える弾性硬の腫瘍は悪性を疑い，さらに自発痛を伴うときは滑膜肉腫を念頭に置く必要がある．

（麸谷博之）

参考文献

1) 上田孝文：軟部腫瘍の診断の進め方．吉川秀樹編：整形外科臨床パサージュ6 軟部腫瘍プラクティカルガイド，中山書店，2010．
2) Damron TA, Sim FH：Soft-tissue tumors about the knee. J Am Acad Orthop Surg, 5(3)：141-152, 1997.
3) 日本整形外科学会診療ガイドライン委員会．軟部腫瘍診療ガイドライン，南江堂，2012．

第3章 膝関節・下腿部の臨床診断各論

4. 急性発症関節炎（偽痛風）

💬 問診（臨床経過）

70歳女性．以前より変形性膝関節症で，近医で加療を受けていた．昨日朝から特に誘因なく膝痛が増強，その後徐々に症状が増強し，歩行困難な状態で受診した．

> **ポイント** 変形性膝関節症患者において，急な関節腫脹と疼痛の増強があったとき，最も考えられる疾患は偽痛風，化膿性関節炎，特発性骨壊死の3つである．問診上，発症様式と経過において，偽痛風の場合は半日～1日程度で疼痛が増強するが，化膿性関節炎は比較的緩徐な経過をとるものもある．一方，特発性骨壊死は動作中に急に痛みが発生する，というものが典型的な病歴である．また既往に関しては，過去の急性関節炎（偽痛風），関節内注射（高齢者の化膿性関節炎は注射後数日で発生する場合がある）を聞く必要がある．

👁 視 診

膝関節に高度の腫脹があり，疼痛のため歩行障害が認められた．

> **ポイント** 化膿性関節炎では発赤を伴う高度の炎症所見の存在する例があるが，偽痛風や骨壊死では通常は発赤は認められない．ただ，高齢者など抵抗力の低下したいわゆるcompromised hostでは，感染の存在下でも著明な局所の炎症所見を認めない例がある．

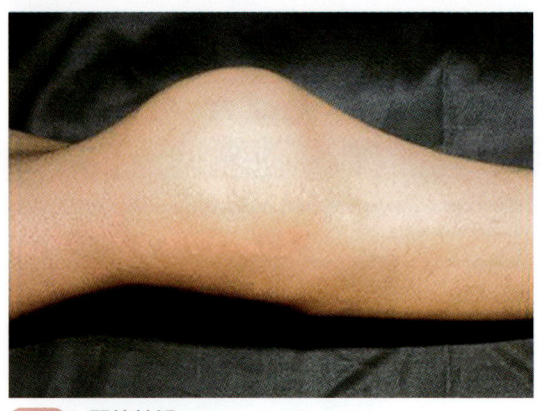

図1 関節外観
膝蓋跳動を伴った高度の腫脹が認められた．

🔍 身体所見

膝関節には熱感を伴う高度の腫脹が存在し，運動時痛のために伸展が軽度制限，屈曲は約90°と制限されていた．腫脹は膝蓋跳動を伴い，関節内の関節液の貯留が考えられた（**図1**）．特に限局した圧痛は認められなかった．

> **ポイント** 偽痛風と化膿性関節炎の局所所見は類似する．骨壊死は大腿骨内顆に好発するが，診察所見上，病巣部に限局した圧痛が存在するという特徴がある．
>
> またこれら3疾患はいずれも関節内の関節液貯留を伴う．関節液貯留の有無については膝蓋骨周囲の触診（膝蓋跳動の評価）が重要である（思春期・成人の診かた，p.104参照）．

4. 急性発症関節炎（偽痛風）

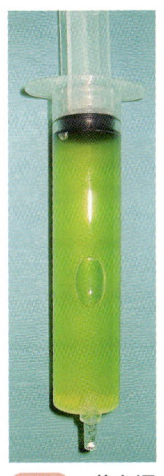

図2 黄色混濁した関節液

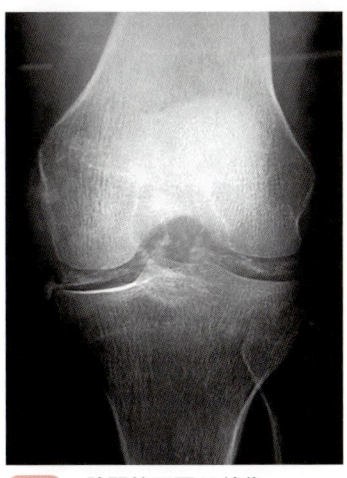

図3 膝関節正面X線像
関節軟骨，半月板へのカルシウム沈着を示す所見が認められる．

診察室での検査

膝関節穿刺を行うと，黄色混濁した関節液40 mLが得られた（図2）．関節液中のdebris（フィブリン片などの浮遊）は認められなかった．

> **ポイント**
> 関節液の性状は，骨壊死では黄色透明であるが，偽痛風，化膿性関節炎，リウマチ性疾患など高度の炎症の存在下では混濁する．また化膿性関節炎やリウマチ性疾患では混濁の程度が強く，白色のdebrisが関節液とともに吸引されることがある（思春期・成人の診かた，p.112参照）．

検査手順と次回受診のプランニング

X線検査は，通常の2方向撮影を行った．また得られた関節液を，顕微鏡下観察，微生物検査に提出した．さらに血液検査でCRP，白血球数・分画の測定を行った．

急性発症のため，2～3日後（症状変化時は翌日）の受診を指示した．

> **ポイント**
> このような例で可及的早期の診断・処置を要するのは，化膿性関節炎である[1]．微生物検査には日数を要するが，グラム染色による塗抹検査で，より早期の評価が可能である．偽痛風の場合，偏光顕微鏡下でのピロリン酸カルシウム結晶の同定が診断の根拠となりうるが，偽痛風でない変形性関節症の関節液でも同結晶を認めることがある，とされており[2]，注意を要する．血液検査上は，偽痛風，化膿性関節炎ともにCRP値は上昇する．白血球（好中球）数の増加は後者（感染）で，より著明に認められる．

本症例の確定診断

臨床経過と身体所見，関節液の性状，X線像で軟骨へのカルシウム沈着が認められたこと（図3）などから，偽痛風と考え，NSAIDs処方，安静・冷却の指示を行った．2日後の再診時，炎症は明らかな改善傾向を示し，偽痛風と診断した．

> **ポイント**
> 可及的早期の処置（関節鏡下デブリドマンなど）を要する化膿性関節炎との鑑別が最も重要であるが，感染の存在が否定できない場合は，偽痛風の疑いもある場合でも，化膿性関節炎と仮診断したうえでの早期の処置も許容される．

〈吉矢晋一〉

参考文献

1) Daniel D, et al.：Lavage of septic joints in rabbits：Effects of chondrolysis. J Bone Joint Surg. 58：393-395, 1976.
2) Derfus BA, et al.：The high prevalence of pathologic calcium crystals in preoperative knees. J Rheumatol. 29：570-574, 2002.

5. 特発性膝関節血症

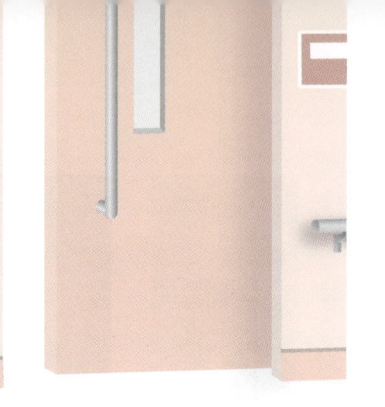

問診（臨床経過）

71歳男性．数年前から膝痛があった．半年ほど前に膝の痛みが増したため近医を初めて受診し，変形性膝関節症との診断を受けた．ヒアルロン酸製剤の関節内注射などにて，症状の軽減が得られ，通院は中止としていた．2ヵ月前に突然，強い疼痛と腫脹が出現し歩行が困難となり，近医を再受診した．関節穿刺を受け，血性関節液が50 mL穿刺された．穿刺により症状の軽減が得られ，翌日には独歩可能となった．それから1ヵ月後に同様の症状が出現し，再度血性関節液が穿刺された．翌週にも同様のエピソードが生じた．精査加療目的に当院に紹介受診となった．

> **ポイント**
> 高齢者に誘因がなく急激に発症する膝関節血症は特発性膝関節血症と呼ばれ，1959年にWilsonが報告した[1]．「特発性」という診断名ではあるが，著者らはその大半が，外側半月板の変性断裂に起因する関節血症であることを明らかにし，外側半月板が原因の場合をmeniscogenic recurrent spontaneous haemarthrosis（MRH），原因が明らかとならない場合をspontaneous recurrent spontaneous haemarthrosis（SRH）と称することを提唱した[2]．頻度の高い疾患ではないが，他の関節血症を生じる疾患との鑑別を要する．

視診・触診

急性期には膝関節の腫脹は高度であり，緊満した関節を触知する．また，腫脹・疼痛により強い可動域制限を呈する．

> **ポイント**
> 急性期には軽度の熱感を伴うこともある．関節穿刺を施行することで，膝の疼痛の軽減や可動域の改善が得られる．

身体所見

当院受診時には急性期ではなかったこともあり，膝関節の腫脹は軽度であった．膝蓋跳動は陽性であったが，可動域を大きく制限するほどではなかった．外側の関節裂隙に圧痛を認めた．

> **ポイント**
> 外側関節裂隙の圧痛や軋音の触知など，外側半月板損傷を疑わせる所見がみられることが多い．ただし，急性期には疼痛は膝関節のさまざまな場所に生じる．

診察室での検査

関節穿刺を施行すると淡血性の関節液が20 mL引けた．前医から持参したX線所見では外側型の変形性膝関節症であり，内側コンパートメントや膝蓋大腿関節には所見を認めなかった（図1）．

> **ポイント**
> ① SRHの画像的特徴としては，X線で膝蓋大腿関節に関節症が存在すること挙げられている[1]．よって，X線検査では必ずskyline view撮影も施行することが必要である．
> ② 既往歴や内服薬の確認も必須である．高血圧症はSRHのリスクファクターとの報告がある[2]．また，血液凝固系に影響する薬剤服用の有無などを確認する．

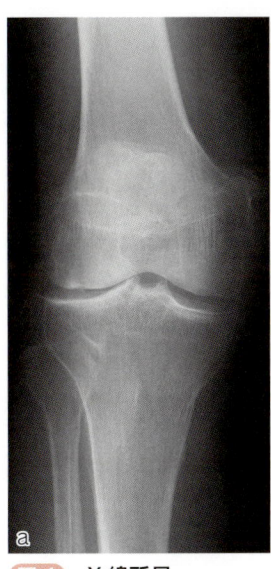

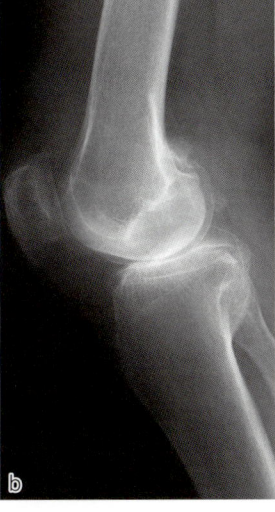

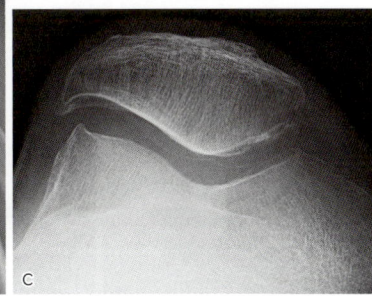

5. 特発性膝関節血症

図1 X線所見
a：正面像，b：側面像，c：膝蓋大腿関節
外側関節裂隙の狭小化（a）と骨棘の形成を認める．内側や膝蓋大腿関節にも軽度の関節症性の変化が存在したが（c），外側優位の関節症である．

検査手順のプランニング

MRI検査を施行することとした．MRIは関節血症を生ずる他の疾患との鑑別を目的とする．代表的な疾患は色素性絨毛結節性滑膜炎 pigmented villo-nodular synovitis（PVS）である．本症例では外側半月板の変性断裂を認め（図2），MRHが強く疑われた．

> **ポイント** 結節性の病変が関節内に存在する場合にはPVSを強く疑わせる．関節血症を繰り返している場合には滑膜炎が必発のため，滑膜炎の存在のみでは鑑別は困難である．PVSが疑われた場合にはガドリニウム造影MRIを施行することで病変の広がりが把握できる．

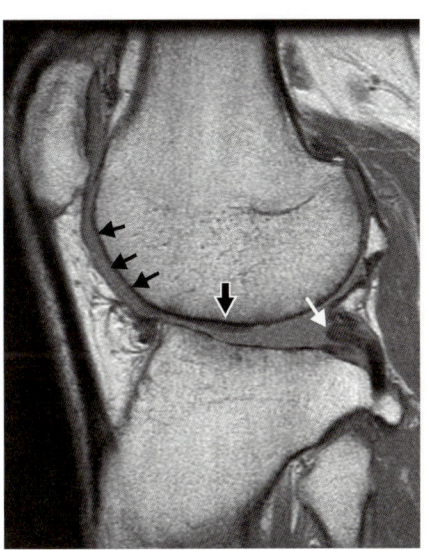

図2 MRI所見　プロトン密度強調画像矢状断像
外側半月板の変性断裂（白矢印）を認めた．膝蓋大腿関節の軟骨は残存しているが（黒矢印），外側コンパートメントの一部には軟骨の残存を認めるのみで（白フチ矢印），大半の軟骨は消失していた．

本症例の確定診断

X線およびMRI所見からMRHの可能性が高いと判断した．保存療法が基本ではあるが，本例では関節血症を繰り返していたことから，関節鏡手術を施行した．外側半月板のデブリードマンと止血操作を施行した（図3）．滑膜は病理検査に提出し，非特異的滑膜炎との結果であり，PVSは否定された．

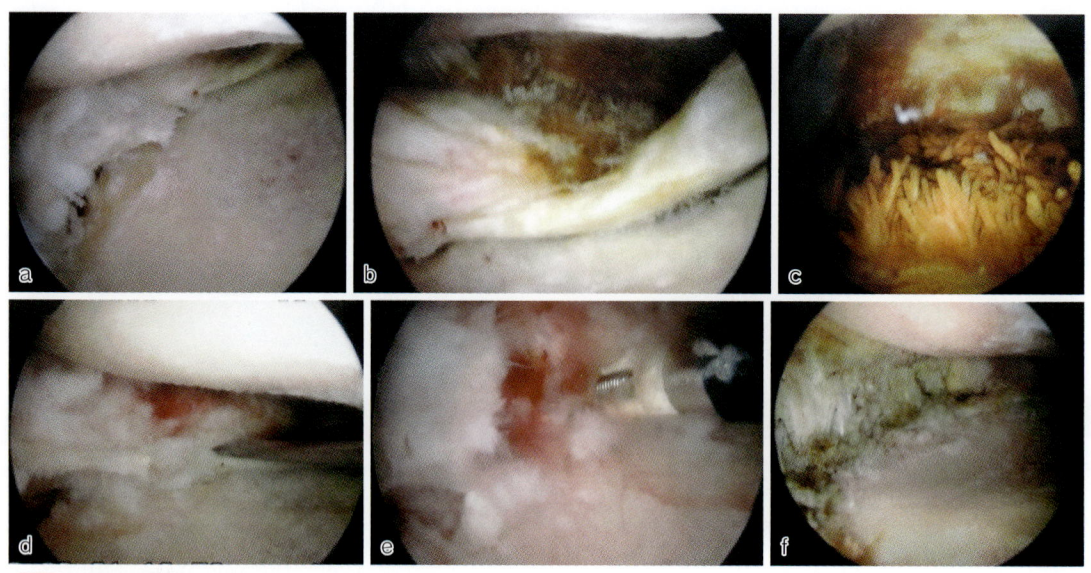

図3　関節鏡所見
a：外側コンパートメントの軟骨は大腿骨側，脛骨側とも消失していた．
b：半月板の後節は変性断裂しており，褐色の滑膜が膝窩筋腱に接する部位の外側半月板をおおっていた．
c：膝上嚢にも褐色の滑膜の増生を認め，出血後の二次性滑膜炎の像であった．
d：変性断裂した半月板はプロービングにて容易に出血した．
e：半月板の切除と止血操作を施行し，
f：半月板は亜全切除した．

ポイント
PVSとの鑑別は最終的には病理検査による．また，特発性膝関節血症の中には非常にまれではあるが，後天性血友病が含まれている可能性のあることは考慮する必要がある．後天性血友病AではAPTTが低下するため，術前検査などで発見される可能性はあるが，後天性血友病ⅩⅢは第13因子の欠損であり，APTTが低下しないので注意を要する．

（佐粧孝久）

参考文献
1) Wilson JN：Spontaneous haemarthrosis in osteoarthritis of knee-A report of five cases. Br Med J, 1：1327-1328, 1959.
2) Sasho T, Ogino S, Tsuruoka H, et al.：Spontaneous recurrent hemarthrosis of the knee in the elderly：arthroscopic treatment and etiology. Arthroscopy, 24(9)：1027-1033, 2008.

III編　足関節・足部

第1章

足関節・足部の解剖とバイオメカニクス

第1章 足関節・足部の解剖とバイオメカニクス

解剖と機能

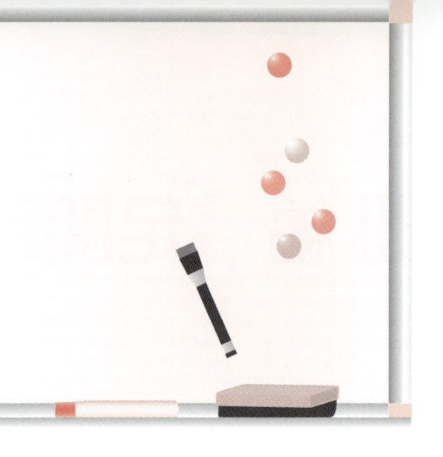

I. 表面・基本解剖

　足は皮下組織が薄く，体表から観察するだけで多くの情報を得ることができる．便宜上，足根中足関節（Lisfranc関節）と横足根関節（Chopart関節）を境にして，前足部，中足部，後足部に分けられる（図1）．しかし，体表からは視診のみではそれぞれの関節は同定することは難しい．前者は足の内側で第1中足骨を触れ，その近位の隆起部を触診し，関節を動かすことで内側縁を同定する．外側は第5中足骨基部の結節が良い指標になる（図2）．また，Chopart関節は舟状骨内側の結節を触れ，その近位で関節を動かすことにより同定する．想像するよりも近位にあることがわかる．

1. 前足部

　足趾部と中足骨から成り，骨格をみると手と同様に母趾に2つ，それ以外の足趾にはそれぞれ3つの趾節骨がある．また5つの中足骨は先端が扇形に広がっており，遠位はなだらかな弧状の形状をしている．

　外観上まず母趾の爪の形態を観察する．足趾に荷重がかかっていないと爪が弯曲することが知られている．母趾は手と同様に末節骨と基節骨の2節からなり，母趾以外の各趾は末節骨，中節骨，基節骨からなる．近位にはそれぞれ第1～5中足骨があり，それぞれの基節骨との間で，第1～5中足趾節（MTP）関節を形成している．趾先を把持し，底背屈することで関節の位置を同定する．趾節間関節（DIP関節，PIP関節）では主に屈曲（底屈），中足趾節間関節（MTP関節）では伸展（背屈）する．踏み返しのときには第1～5のMTP関節でそろって背屈するため，大抵の靴でもこの部分は弯曲できる構造になっている．靴の用語から，この関節をball joint呼ぶこともある．また，第

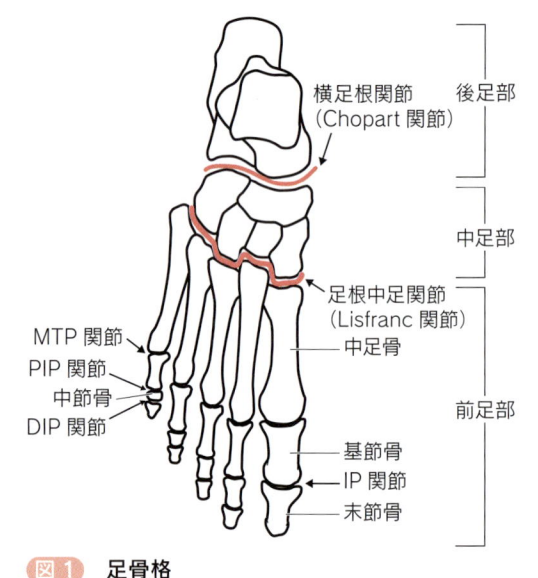

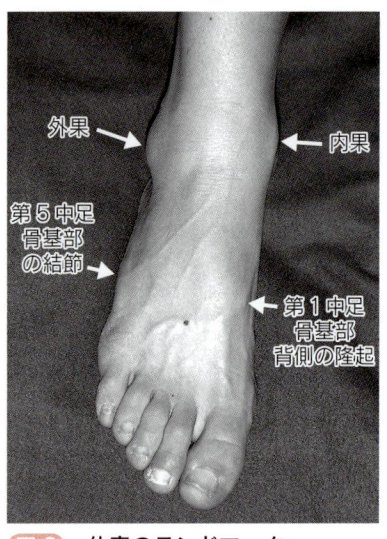

図1　足骨格

図2　体表のランドマーク

166

2〜5趾は lesser toe と呼ばれる．

2. 中足部

舟状骨結節と第5中足骨基部の結節がランドマークになり，この間の領域を指す．内側，中間，外側の3つの楔状骨と立方骨，舟状骨からなる．

3. 後足部

脛骨・腓骨と距骨で形づくられる足関節（距腿関節）と，距骨と踵骨からなる距骨下関節（距踵関節）が重要である．内果と外果で骨性に支えられた関節であり，丁度ほぞとほぞ継ぎの関係に例えられる．距骨下関節は，踵骨の上に距骨が交差して乗っている関節であり，前，中，後距踵関節の3ヵ所存在する．距踵間の主要な靱帯は骨間距踵靱帯だが，踵腓靱帯なども距骨下関節の安定性に関与している．複雑な運動をするが，回内外の可動域が大きく臨床的にも重要である．内果，外果とアキレス腱の停止している踵骨隆起がランドマークになる．また，足関節を他動的に底背屈することで関節の位置を触知することができる．

II. 血管と神経の解剖

1. 血管

膝窩動脈はヒラメ筋腱弓部で前脛骨動脈と後脛骨動脈に分かれ，後者は腓骨動脈を分枝する（図3）．下腿で前脛骨動脈，後脛骨動脈，腓骨動脈に分岐する．前脛骨動脈は足背動脈となり，足背の中央で脈を触れることができる．また，後脛骨動脈は内果の後方を回り，踵骨枝を分岐させた後，内・外側足底動脈に分枝する．拍動は内果の後方で触れることができる．腓骨動脈は脛骨遠位後面で後脛骨動脈に枝を出し，最終は外側踵骨動脈となる．静脈は，3動脈と伴走する深静脈ならびに表層部を走る大伏在静脈，小伏在静脈の皮静脈がある．大伏在静脈は内果前方から下腿内側を上行し，伏在神経に伴走する静脈である．

2. 神経

足は主に坐骨神経から分岐した脛骨神経と腓骨神経により支配されている．脛骨神経は下腿三頭筋，後脛骨筋，長趾屈筋，長母趾屈筋の運動を司り，腓骨神経は浅腓骨神経と深腓骨神経に分岐した後，前者は長・短腓骨筋，後者は前脛骨筋，長趾伸筋，長母趾伸筋の運動を司る．感覚に関しては，足底は脛骨神経の終末枝である，内側足底神経と外側足底神経，ならびに後方は踵骨枝が司っている．外果から足背外側にかけての感覚は脛骨神経と腓骨神経から神経線維をうけた腓腹神経が司り，内果周辺の感覚は大腿神経の終末枝である伏在神経が司る（図4）．

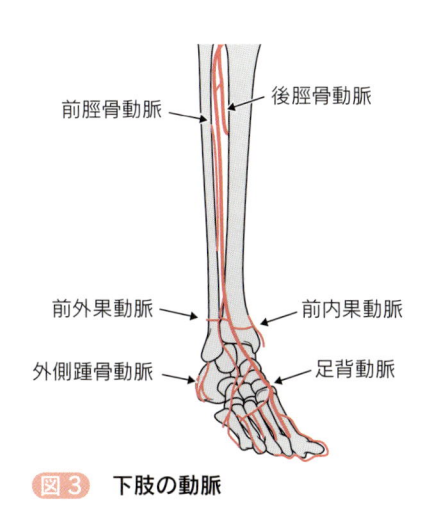

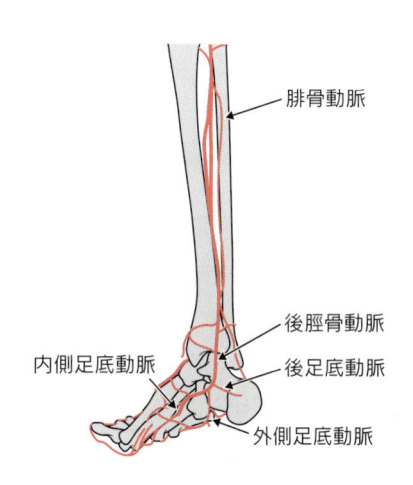

図3 下肢の動脈

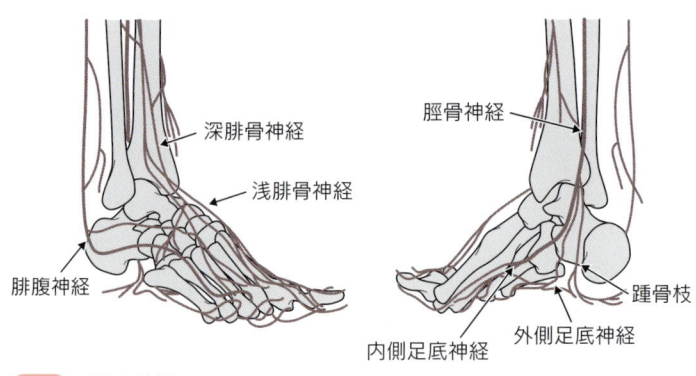

図4　足の神経

III. 機能解剖とバイオメカニクス

足部には28個の骨があり，それぞれが組み合わさり，一見複雑な構造をしている．このことにより，どのような地表面においても足底が適切に接地できるようなしなやかさと，足に全体重が乗っても大丈夫なような強靭さという，相反する機能を可能にしている．

まずヒトに特徴的な構造としてアーチ構造があり，内・外側の縦アーチと横アーチが存在する．

この構造は，踵部から接地し足趾で蹴り出す一連の動作を行うときに重要である．骨がアーチ状に配列することで大変安定した構造になっている．丁度縦アーチを弓にたとえると，足底腱膜は弦に相当し，中足趾節（MTP）関節が背屈すると足底腱膜が緊張し，縦アーチは上昇する．この動きは巻き上げ機現象 windlass mechanism（図5）と呼ばれ，力をためることで推進力をもたらす．また横アーチも図6のように存在するが，荷重時には中足骨頭レベルでは消失することが知られている．

1. 前足部

中足趾節（MTP）関節は蝶番関節であるが，手の中手指節関節と異なり背屈方向への可動域が大きい．足趾の中では母趾にかかる荷重が最も大きく，足趾全体の40％を占める．第1MTP関節底側には2つの種子骨があり，基節骨の基部から起こる線維軟骨の蹠側板の中にはまり込む形で種子骨複合体を形成している（図7）．母趾の蹴り出

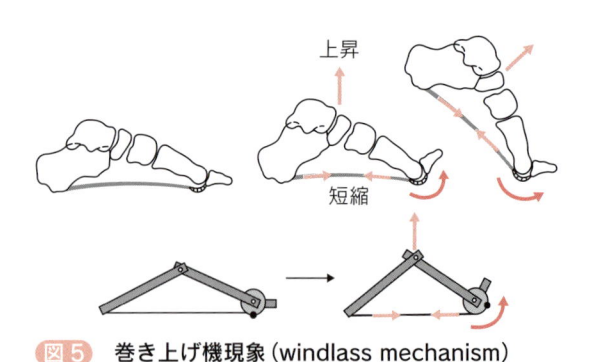

図5　巻き上げ機現象（windlass mechanism）

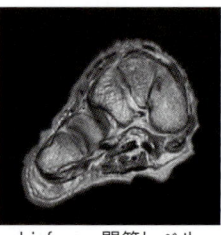

舟状骨レベル　　Lisfranc関節レベル　　中足骨レベル　　中足骨頭レベル

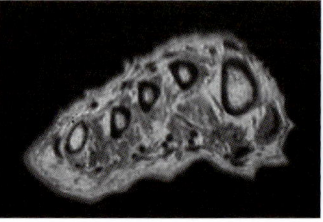

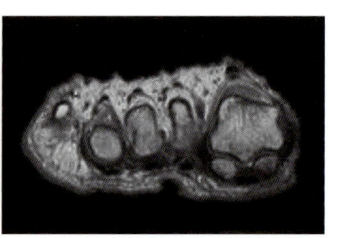

図6　足横アーチ

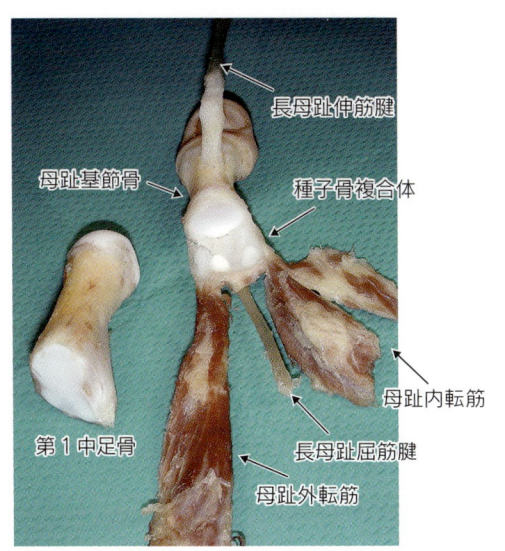

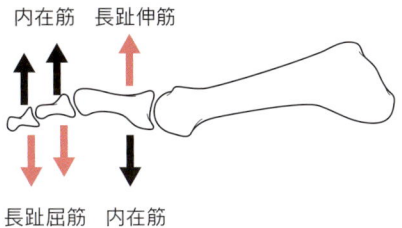

図7 母趾種子骨複合体

図8 足趾内在筋の作用

し時に効率よく力を伝える働きをしている．

　足趾の運動には，長母趾伸筋，長趾伸筋，長母趾屈筋，長趾屈筋などの外在筋が関与しているが，内在筋も重要な働きをしている．手と同様に骨間筋や虫様筋は足趾のMTP関節を屈曲し，PIP関節，DIP関節を伸展させる（図8）．母趾外転筋は母趾を，小趾外転筋は小趾を外転させる．

2. 中足部

　Lisfranc関節には蹴り出し時に大きな力がかかり，第2中足骨近位が3つの楔状骨で形成されたほぞ穴の中に入り込んでいることで関節全体の安定性に寄与している．Chopart関節は，球状関節である距舟関節と鞍状関節である踵立方関節から成りたっている．内側は，強靱な底側距舟靱帯（バネ靱帯）が距舟関節を下部から支え，足内側縦アーチの形成に大きく関与している（図9）．バネ靱帯線維軟骨複合体と舟状骨の関節面，踵骨の前・中距踵関節面が合わさり，距骨頭がはまり込む足臼蓋を形成している．

3. 後足部

　足関節では距骨滑車が足関節窩の中に入り込んだ形態をして，内果と外果の先端を通る機能軸を中心として底背屈方向の動きを司る．一方距骨下関節は距骨頭の背内側面から入り，踵骨後方の底外側に至る機能軸を中心として，内外反方向に動く（図10）．ここで重要な働きをするのは距骨で，腱の停止が一つもなく，丁度ベアリングのボールのような役割をする．底背屈方向に動く足関節と内外反方向に動く距骨下関節の動きが合わさり，どのような方向にも動くことが可能な自在継ぎ手universal jointを形成している（図11）．

　足関節の機能軸より前方を通過する腱は背屈筋で，後方を通過する腱は底屈筋である（図12）．

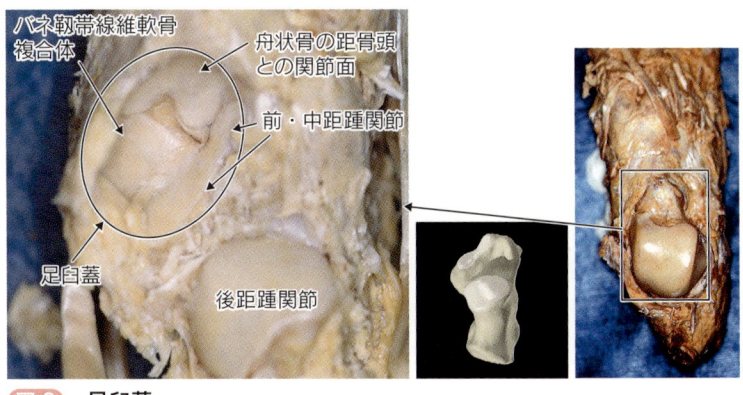

図9 足臼蓋

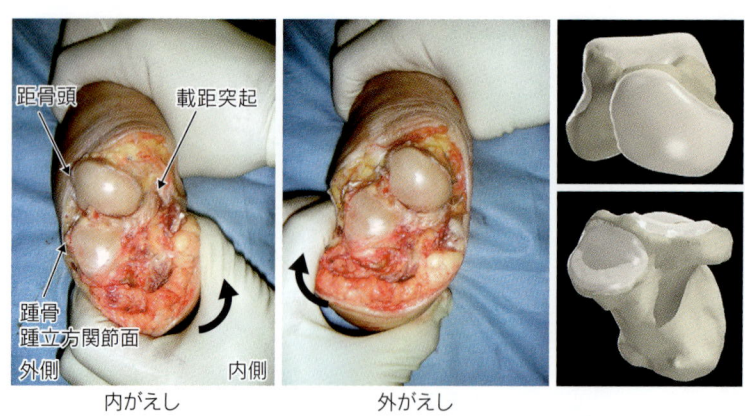

第1章 足関節・足部の解剖とバイオメカニクス

図10 距骨下関節の動き

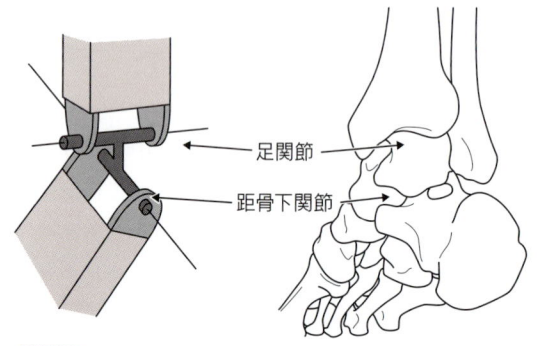

図11 足関節と距骨下関節による全方向への動き

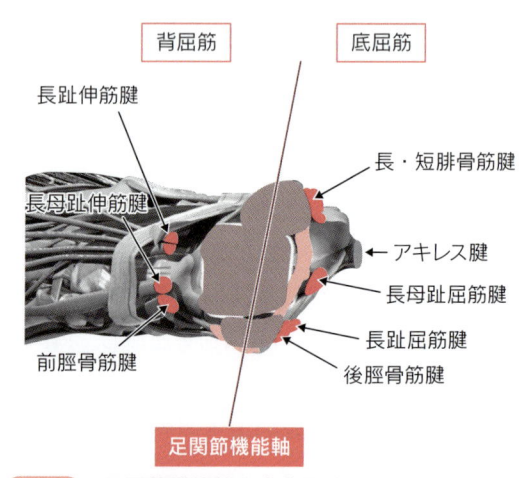

図12 足関節機能軸と底背屈筋との関係

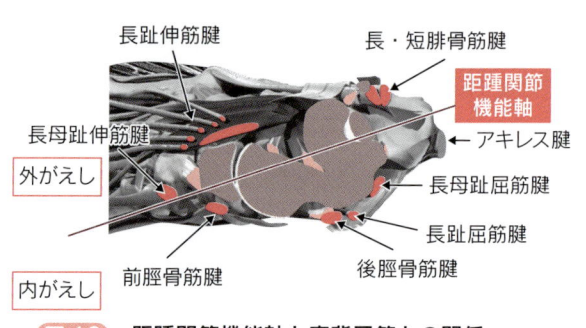

図13 距踵関節機能軸と底背屈筋との関係

また，距骨下関節の機能軸の内側を通過する腱は内がえし筋であり，外側を通過する腱は外がえし筋である（図13）．作用としては機能軸より遠くて太い腱が強力であることから，背屈には前脛骨筋が主に作用し，底屈筋としてはなんと言っても人体最大の腱であるアキレス腱を有する下腿三頭筋（腓腹筋とヒラメ筋）である．また，主な内がえし筋は後脛骨筋で，外がえし筋は長・短腓骨筋腱である．足縦アーチの保持には後脛骨筋が重要な役割をしている．

足関節のアライメントに関しては，脛骨下端関節面はわずかに内反しており，足関節正面X線像にて脛骨軸と脛骨下端関節面のなす角である正面天蓋角（TAS角）の正常例の平均は87.9°であると報告されている[1]．側面像では，脛骨下端関節面は10°程度前方に開いている．また，脛骨は20〜30°外捻していることが知られており，外果は足関節の後方寄りに位置する[2]．一方，距骨下関節のアライメントに関しては，前額面で後距踵関節は脛骨に対してほぼ垂直に荷重を受けている．

足関節周辺には多くの靱帯が存在し，それぞれ重要な働きをしている．脛腓間を結合する遠位脛腓関節は，前・後脛腓靱帯，骨間靱帯からなるが，

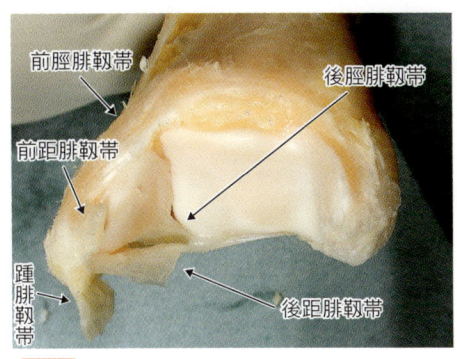

図14 遠位脛腓靱帯

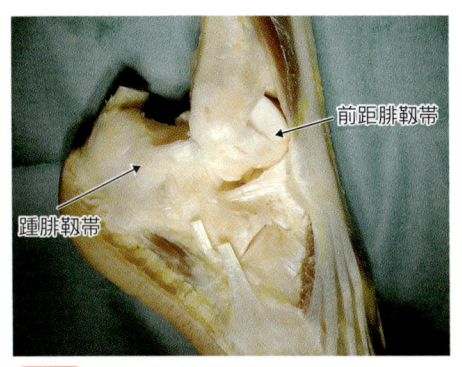

図15 足関節外側靱帯

前2者は，外果から脛骨遠位端の前・後結節に停止し，線維は外側下方から内側上方に走行する（図14）．これらの線維の方向は足関節の運動にとって重要な意味をもつ．距骨滑車は後方よりも前方の幅が広く，足関節背屈位では幅の広い滑車が関節内に入ってくることになる．そのとき腓骨は上方に移動し，線維の方向から前・後脛腓靱帯はゆるみ，外果は外側に移動する．つまり，果間関節窩は距骨滑車の形状に合わせるように形態を変える．逆に，底屈時には外果は降下し，脛腓靱帯により内方へ牽引されて，幅の狭い距骨滑車の後方の形態と適合するようになる[3]．遠位脛腓関節の動きはわずかであるが，このように足関節の動きに対する緩衝作用として重要な働きをもっている．

足関節内側には浅層と深層に分かれる三角靱帯が存在し，前者は主に内果前丘から起始し，後者は内果後丘ならびに丘間溝から起始する[4]．浅層には，前方から脛舟靱帯，脛踵靱帯，浅脛距靱帯があり，それぞれ長く幅広であるが厚さは薄い．一方，深層の三角靱帯は短く太いため強靱である．その中でも後丘や丘間溝から起始し距骨体部内後方に停止する深後脛距靱帯は，三角靱帯の中で最も強靱である．

足関節外側靱帯は，前距腓靱帯，踵腓靱帯，後距腓靱帯からなり（図15），前・後距腓靱帯は関節包と接するが，踵腓靱帯は関節包外に存在する．前距腓靱帯は平坦な靱帯で，外果遠位前方から起始し距骨滑車体部外側に停止する．この靱帯は2本あることが多く，上方の靱帯が主で下方の靱帯は細く補助的な役割を担っていると考えられる．3つの中で最も強靱なものは踵腓靱帯で，外果遠位前方の前距腓靱帯起始部の下方から起こり，後下方に走行する．長・短腓骨筋腱の下を通り，距踵関節を横切って踵骨外側壁の後上方に停止する．後距腓靱帯は，外果遠位内側面の外果圧痕から起始し距骨後方突起の外側結節に停止する．前距腓靱帯は底屈・内がえしで，踵腓靱帯は底屈・外がえしで緊張する．また後距腓靱帯は背屈位で緊張する．

（田中康仁）

参考文献

1) 杉本和也他：足関節外側側副靱帯損傷の慢性化因子について．整形外科，41：1631-1638，1990．
2) Eckhoff DG, Johnson KK：Three-dimensional computed tomography reconstruction of tibial torsion. Clin Orthop, 302：42-46, 1994.
3) 秋山晃一他：レーザー偏位測定装置を用いた脛腓関節の動きの計測．日足外会誌，18：69-73，1997．
4) Sarrafian SK：Syndesmology. In Anatomy of the Foot and Ankle, 2nd ed, pp.159-217, J.B. Lippincott Company, 1993.

第2章

足関節・足部の臨床診断総論

第2章 足関節・足部の臨床診断総論

小児の診かた

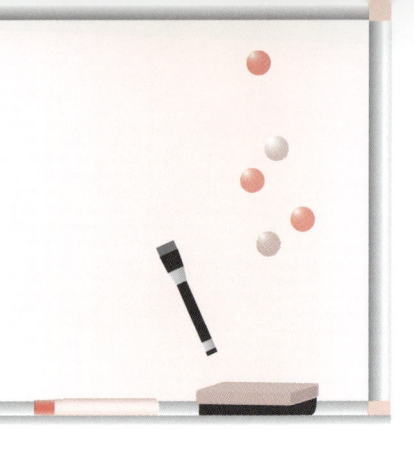

近年の少子化により，初期研修医，専攻医はもとより，一般整形外科医が小児を診察する機会は少ない．足関節・足部に限らず，小児整形外科領域の臨床診断は下記の2点で，青壮年者や高齢者とは異なるので注意を要する．

すなわち①症状や障害，経過を本人が正確に話せることが少なく，指示が通じない．幼児では泣いたり，抵抗して暴れるなど正確な所見を得難く，診察が難しい．②診断において，発育・発達段階によって形態と機能の正常像が異なり，また個体によりその段階の進む速さが異なるので注意が必要である．小児の診療ではこれらを常に念頭に置いて診断，治療を進めていかなければならない．

I. 問診票の準備と記入

小児では本人から正確に症状，障害を聞き出すことは難しいので，必要な情報は保護者や同伴者から得ることが多い．しかし小児は長時間の診察に耐えられないので，適切な問診票を準備して必要な情報をあらかじめ入手し，できるだけ自然な状態で診察が行えるようにする[1]．

問診票に必要な項目としては名前，性別，誕生日，両親の年齢，保護者が異なる場合その名前などの情報，症状とその部位，経過，前医の有無，これまでに受けた治療内容，出生状況〔在胎週数，生下時体重，出生順位，胎位，自然分娩・帝王切開の別，母の出産時年齢，血族結婚の有無，妊娠経過（服薬歴を含む）〕，既往歴，合併症，家族歴，発達の進行度などである．女子で思春期が近ければ初潮の有無，時期，生理周期が必要になる．

若い両親などは子育ての経験も少なく，働いていると疾患などの情報も少ないことが多いので，問診票を保護者に渡して記入してもらうだけでは，情報が得られないこともある．Ⅳ.病歴聴取に述べることを参考に，看護師などがあらかじめ問診するのも効果的である．

II. 入 室

患児と家族の比較的自然な様子をよく知ることができるのは待合室や，病院のエントランスなどである．常にその機会を得ることは難しいが，努めて診察室以外で患児を観察する機会をつくるとよい．幼児は歩くようにいっても，すぐ一人で歩くことはないので入室と退室時は歩容の観察の好機である．また，靴は障害の原因となることがあるので，その形態，動きを観察する．その他，保護者の子どもの取扱い方の上手・下手，慣れ，付添者との関係などを観察する．

III. 歩 容

幼児はもちろん学童でも子どもが指示に従って，すぐ一人で歩くことは少ないので，保護者に手を引いてもらって歩かせる．冷たく硬い診察室の床を歩かせず，長いマットなどを用意し，その上を歩かせる．子どもが親しみを感じるぬいぐるみや，おもちゃを置いておくと，多くの場合それに向かって歩いていく．荷重時痛があるときは，その様子を観察して，無理には歩かせない．

足関節・足部の異常に由来する歩容異常としては疼痛回避歩行 antalgic gait（患側の立脚期が短い），硬性墜下（落）性跛行（脚長不等により短縮側荷重時に，荷重側の骨盤が下がる），内曲（うちわ）歩行 toe-in gait（つま先が内側を向く），そとわ歩行 toe-out gait（つま先が外を向く），knee in gait（膝が内側を向く），knee out gait（膝が外側を向く），痙直性跛行 spastic gait，鶏歩 steppage gait，踵歩行 heel gait（後足部を背屈して踵に荷重して歩く），尖足位で前足部にのみ荷重する歩行 toe gait などがある．

あわせて靴の適合性は足および趾の変形や胼胝発生の原因になるので，これを判定する．

IV. 病歴聴取

診察にあたっては患児が怖がったり，興奮しないように，落ち着いた雰囲気をつくるように配慮する．まず保護者，同伴者と医療者が良い関係をつくれるよう温かい眼差し，表情，言葉，動作を心がける．

前頁のI.で述べたように，小児本人が正確に症状を述べられないことが多く，保護者など周囲の人の表現から病状を知ることが多い．

主訴の主なものは痛み，変形，異常な動き，音，腫脹，発赤などである．痛いと表現しなくとも不動（化膿性関節炎に伴う仮性麻痺），歩けない，立てない，足をつけないなどの訴えも痛みに準じて評価する．下肢に荷重できないときは必ず下肢または体幹のどこかに異常があると考えるべきで，回外位，回内位，尖足での歩行も痛みに準じて扱う．足底の知覚異常は脊髄の障害を示していることがあり，注意が必要である．

その他，症状の発現部位，発症時期，またその発症形式（急性か，緩徐か，外傷を伴うかなど），受傷時の様子，主訴以外の症状，誘因の有無，夜間と昼間の違い，前医の有無，これまで受けた治療の内容と結果などを聞く．保護者だけでなく，祖父母など近親者，同居者などからの情報も有意義なことが多い．足関節・足部は軽微な外傷を受ける機会が多いが，これを契機にいわゆる外傷以外の腫瘍，先天性疾患，麻痺が基盤にあることが判明することも少なくない．外傷以前の症状など，外傷にとらわれない情報収集も必要なときがある．

出生状況は問診票を確認し，足りないところを追加して聞く．

既往歴では骨折の有無，整形外科以外の内科的疾患などの既往を確認する．保護者は整形外科以外の疾患は関連性がないと思って申告しないことがある．

家族歴では3～4親等以内に同じ症状の人がいないか聞く．遺伝性疾患では子が親に恨みをもつことのないよう注意する

発達の進行度は頸定12週，這い這い36～40週，つかまり立ち9～10ヵ月，処女歩行11～18週などを確認し，発達面の問題を抱えていないか確認する．

V. 視　診

整形外科診察の基本として裸にして全身を観察する．

幼少であるほど時間がかかるとおとなしくできない．体が冷えると生命・健康に問題が生じるので，時間配分に注意が必要である．幼児では興奮しないように雰囲気に注意し，興味を示しそうなおもちゃなどを見せてあやす．

年長児であれば立位，歩行から観察するほうが患児も落ち着き，円滑に診察が進む．O脚，X脚の有無と程度，下腿の弯曲，尖足と踵接地の有無，踵の内反・外反，凹足・扁平足の有無，回内・回外足の有無，前足部の内転・外転角度，開張足の有無，母趾・小趾の内反・外反変形，内反趾，ハンマー趾，鉤爪趾，多趾，合趾の有無などを観察する．

仰臥位では，患部から遠い頭部から左右を比較しながら上肢，体幹，下肢と診察を進めるが，患児が幼若で抵抗するときは最も問題が生じている

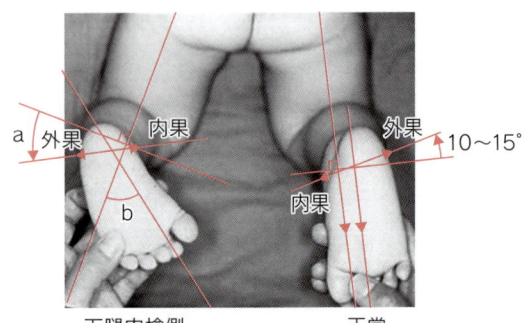

図1　下腿の内・外捻と足部の内・外旋の診かた

伏臥位で股関節伸展位，膝90°屈曲位とし，大腿軸に直角な軸に対する，内外果を結ぶ軸 trans malleolar axis の角度(a)および足趾の内外旋角度 thigh-foot angle (b)を観察する．
通常，大腿軸に直角な軸に対し内外果を結ぶ軸は10〜15°外旋位にある（外果は内果より後方にある）が，踵から第2趾を結ぶ足軸は大腿骨の軸と平行である．下腿内捻では外果が通常より前方に存在し，足が内側を向く．

部位から診察する．顔貌，頭頸部の向き，姿位，四肢の太さ・長さの左右差，上肢長（正常では指尖の位置が大転子の高さ），カフェオレ斑，血管腫の有無などを観察する．患児が診察に慣れたら患部を観察する．色調，発赤，腫脹，皮疹の有無，肢位，変形，運動を観察する．

伏臥位で足底の胼胝・潰瘍形成の部位，程度を観察する．伏臥位で背側からの観察は下肢の回旋アライメントの評価に適しており，股関節伸展0°，膝屈曲90°，足関節中間位で，大腿軸に直角な軸に対する，内外果を結ぶ軸 trans malleolar axis の角度や足部の軸（踵から第2趾を通る）の内外旋角度 thigh-foot angle で評価する（**図1**）[2]．Chopart 関節や Lisfranc 関節での内反・外反変形，回内・回外変形の評価から変形の生じている部位を推測する．

VI. 触　診

足関節と足部は約30個の骨と関節がつくる複合体である．構成する主な組織は骨，軟骨，滑膜，関節包，靱帯，筋，筋膜，腱，神経，血管，皮膚，皮下組織，爪の13種類で，そのいずれかに疾患，外傷，障害の病態が存在する．足関節と足は足底以外は皮下組織が薄いので，足底の一部を除けばこれらの構造物を触れることができ，病的な部位を指摘しやすい．

腫脹，腫瘤形成，知覚，皮膚温，足趾の色調・循環，動脈（足背，後脛骨）の拍動，神経（脛骨神経，足根管，腓腹神経，内側・中間足背皮神経）の圧痛，Tinel 徴候を診る．各骨，関節裂隙，上記構造物の形態，圧痛を検索する．適宜，左右を比較する．

VII. 身体所見

1. 可動域

足関節，足部の計測においては，過去には変形を表す言葉と，運動を表す言葉に混乱があった．日本足の外科学会ではこれを整理し，2012年に新しい変形と運動方向に関する用語を改訂した．詳細については「足の外科学用語集第2版，Ⅱ．変形を表す用語一覧，Ⅲ．足関節，足部，趾の運動に関する用語」[3]に掲載されている．左右の比較が重要である．

足関節の背屈角度は腓腹筋が膝をまたぐ2関節筋のため，膝伸展位と屈曲位で比較し，腓腹筋とヒラメ筋それぞれの関与を評価する．また，後足部の底背屈運動は足関節と距骨下関節の複合運動なので，足関節の背屈可動域を測定するときは後足部を内がえしとし，距骨下関節の動きをロックしてその運動を止めて測定し，外がえし位で測定しないようにする[4]．

内旋歩行が問題になっていれば伏臥位で股関節伸展位，膝90°屈曲位で股関節の内旋角度を測定する．

2. 長さ

下肢長，下腿長，下腿周径，足長を計測する．長さの評価でも左右の比較が重要である．

3. 筋力評価

基本的には徒手筋力テストによるが，幼児では指示に従って力を入れられることは少なく，年長

児でも痛ければ動かさない．抵抗を加えた運動で動かさないようにして検査を行ったり，瞬間的にでも力が入るか，動かせるかなどにより評価し，その評価時の条件，状況を附記する．

4. 神経学的検査

下肢腱反射，病的反射，知覚障害を検索する．幼児の知覚障害検索では，患児が驚いて下肢を動かすと検査器具が刺さるなど傷害の原因になるので，助手や看護師が足を押さえておくなど細かい配慮が必要である．足部の症状は高次中枢以下の神経系の異常に由来する可能性があることを念頭に置く．

5. 関節不安定性（靱帯機能不全）の評価

▶ 足関節ストレステスト

外側靱帯不全の診断では内がえしストレステストと前方引き出しストレステストが必須である．内がえしストレステストは，片手で下腿を保持し，対側の手で足関節底屈20°で内がえしストレスをかける．前方引き出しストレス撮影は片手で足関節側面像の肢位に下腿を保持し，対側の手で20°底屈位で踵を前方に引く．距骨滑車の動きに触れ，健側と比較して評価する[5]．距骨下関節の不安定性による痛みを訴える例は多くはないが，前方引き出しストレステストで強い痛みを訴える例では距骨下関節の不安定が存在する場合がある[6]．

内側靱帯不全が疑われるときは外側靱帯に準じて，外がえしストレステストを行ったり，外旋ストレステストを行う[7]．

VIII. 診察室での検査・処置

足部の変形とそれによる足底の胼胝，潰瘍が疑われるときは足底を観察できるピドスコープが有用である．足底の荷重分布を知ることができる（**図2**）．

足関節の腫脹が著しいとき，成人では穿刺の同意を得やすいが，小児では診療の初期段階で穿刺など侵襲的な検査を行うと，その後の協力を得られないので極力侵襲的な検査は控える．侵襲的な

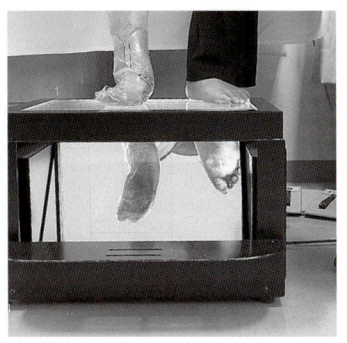

図2 ピドスコープ
足底の荷重時圧分布を知るのに有用である．

検査に比べ，超音波診断装置は侵襲が少なく，痛みを感じることなく，被曝がなく，繰り返しの検査が可能で，動的な観察も可能なことから，病態の評価に有用である．超音波診断装置で評価できるのは骨・軟骨・筋・腱・靱帯の形態，骨・筋・腱の動き，筋・腱・皮下組織など軟部組織の性状，液体の貯留などである[8]．

液体の貯留が足関節に認められたとき，炎症症状が強ければ穿刺を行う．骨，軟骨，筋，腱，靱帯などの損傷が軽微でありながら関節の腫脹が高度なときも穿刺の適応がある．

IX. その後の検査や次回受診のプランニング

1. 初診後の検査の選択

診察で得られた情報から，その後の検査・診療の計画を立てることになる．

異常が存在すると考えられる部位についてX線撮影を行うが，必要に応じて下肢全長正面像などにより他の部位の異常の有無を診断する．X線撮影は基本的には直行する2つの軸に沿って2方向撮影を行うが，足部では多くの骨が重なって読影が難しい．このため後足部背底像は前方に30°傾けた照射軸で撮影し（**図3**），その他適宜斜位像を撮影する．X線画像診断において，小児の骨・関節はかなりの部分が軟骨でできており，画像に

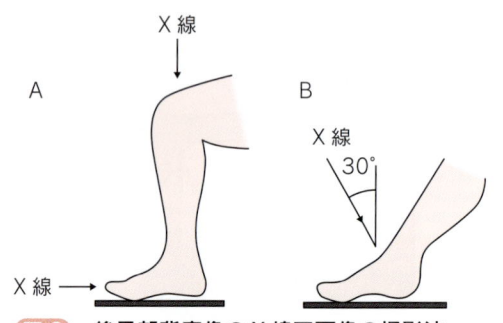

図3 後足部背底像のX線正面像の撮影法
管球を前方に30°傾けた照射軸で撮影する．
（北　純：小児の整形外科疾患　単純X線撮影，CT，MRI検査．小児科診療 vol.69（No9）：1258，2006 より転載）

写っていない部分を推測して診断する必要がある．

成人に比べX線画像が診断に期待できる部分が少ないので，小児ではMRIは骨，骨髄，軟骨，軟部組織の病態の診断にきわめて有用である．多くの骨が集合し，それらが隣接する骨と関節をなし，さらに筋・腱・靱帯，関節包・滑膜が存在する中・後足部では，MRIは小児に限らず病巣の存在範囲を知るのにきわめて有用である．感染症では造影を行うことにより病巣の局在が骨，関節，軟部組織のいずれかにとどまるのか，または複数の組織にまたがるのかなどが明確になる．しかし，鎮静が必要なのでそのメリット，デメリットを予想される病態との関係でよく考えて実施するか否かを判断する必要がある．

CTはX線を用いるので限界はあるが，関節内遊離体の局在，大きな距骨後突起に隠れた三角骨，足根骨癒合症の診断などに有用である．また multidetector-row CT（MDCT）では，組織の吸収値の差を利用して抽出したい腱の周囲の構造をカッティングし，volume rendaring 法によって腱の輪郭を描出できる．同じく volume rendaring 法を用いて作製した骨の3D画像と重ねあわせると脱臼，断裂などを診断できる．

骨シンチグラフィは病巣の局在を知るのには有効だが，多数の骨・関節からなる足部では一般に病巣の局在を知ることが難しい．SPECT-CTでは同一体位で撮影した骨シンチグラフィとCTの画像を重ねあわせることで病巣の局在を正確に知り，かつ病勢の程度を知ることができる．

血液検査は感染症が疑われるときは全身麻酔，手術を想定して検査を行い，抗菌薬投与前に血液培養を行う．その他，全身性炎症性疾患，骨腫瘍，白血病などの診断，鑑別にも行う．繰り返す足関節血腫では血友病など血液疾患も想定して検査を行う．

2. 次回受診について指示

外傷，感染症などが疑われるときは数日で診断確定を目指す．必要に応じて外固定を行う．骨折では新生児では1週，それ以上年長では2週で仮骨が形成されるので，その前に転位を防ぎつつ診断を行う必要がある．

保護者が働いている場合はその日程を考慮しながら，次の診断，治療の機会を探していく．

診断が確定せず，経過観察を要する場合は安易に「様子を見ましょう」ということなく，何時受診するのか，またはどの症状について，どのような基準で判断して再受診するのかを明確にして保護者に話さなければならない．

（北　　純）

参考文献

1) 藤井敏男：藤井敏男編：小児整形外科の実際，初版，p.1-6，南山堂，2008．
2) Staheli LT：Torsional deformity. Pediatric Clin North Am, 33：1373-1383, 1986.
3) 日本足の外科学会用語委員会：足の外科学用語集第2版，p.193-199，南山堂，2012．
4) 藤原憲太：足部痛・足関節部痛を訴える患者の診察法．木下光雄編：整形外科臨床パサージュ9 足の痛みクリニカルプラクティス，初版，p.32-37，中山書店，2011．
5) 磯本慎二：足関節不安定症．木下光雄編：整形外科臨床パサージュ9 足の痛みクリニカルプラクティス，初版，p.234-247，中山書店，2011．
6) 宇佐見則夫：距骨下関節不安定症，足関節不安定症．木下光雄編：整形外科臨床パサージュ9 足の痛みクリニカルプラクティス，初版，p.248-253，中山書店，2011．
7) 磯本慎二：足関節不安定症．木下光雄編：整形外科臨床パサージュ9足の痛みクリニカルプラクティス，初版，p.234-247，中山書店，2011．
8) 皆川洋至：超音波でわかる運動器疾患　診断のテクニック，第1版，p.12-20，メジカルビュー社，2010．

思春期・成人の診かた

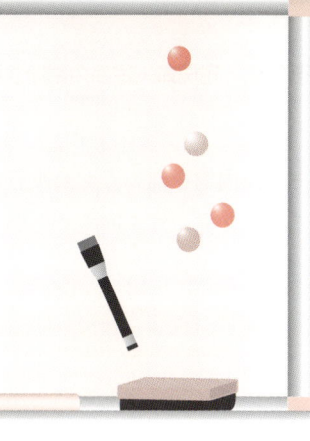

　思春期はスポーツ活動が盛んな時期であり，それによる傷害が多い．また，運動量が増える時期であり，わずかな足部変形であっても疼痛の原因になる．青年期は比較的足の障害が少ない時期であるが，働き盛りであるために靴による障害が多い．足は28個の骨が複雑に組み合わされ，多くの関節を形成している．それにあわせて病態も多岐に及ぶために，診察を行う際に重要なことは，まず足にはどのような疾患や外傷があるかを知っていることである．患者の主訴に合わせて的確に鑑別診断を考えながら診察する必要がある．思春期・成人の足部疾患一覧を表1に示す．

I. 歩容

　急性外傷では車椅子やストレッチャーで来院されることもあるが，独歩できる場合には入室の際の跛行の存在の有無など，歩容の観察が重要である．疼痛のため患肢をかばい，患側の立脚期が短くなる疼痛逃避歩行は，多くの外傷や疼痛性疾患で認められる[1]．痙性麻痺があるときには，内反尖足位で，突っ張ったような痙性歩行になる．足関節の底屈拘縮がある場合には，伸び上がり歩行になるが，時に膝関節の反張を認めることもある．腓骨神経麻痺などで下垂足を伴う場合には，膝を高く上げ足を前方に投げ出すように歩行する鶏歩になる．また，内反足の遺残変形があるときはつ

表1 思春期・青年期における足・足関節の外傷と疾病

前足部	Turf toe　趾節骨骨折　中足骨骨折 母趾種子骨障害　母趾IP関節種子骨障害 中足骨疲労骨折　母趾基節骨疲労骨折 Jones骨折　母趾種子骨疲労骨折 外反母趾　内反小趾　Freiberg病　陥入爪　槌趾 Morton病　関節リウマチ
中足部	Lisfranc靱帯損傷　Lisfranc関節脱臼骨折　足根骨骨折 外脛骨障害　舟状骨疲労骨折　Os peroneum障害 足根骨癒合症（踵舟間癒合・舟状骨第一楔状骨癒合） 回内足　思春期扁平足　麻痺足　凹足　前足根管症候群
後足部	足関節外側靱帯損傷　二分靱帯損傷　遠位脛腓靱帯損傷 外傷性腓骨筋腱脱臼　アキレス腱断裂 距骨滑車骨軟骨損傷　果部骨折　距骨骨折（体部，頚部，後方突起，外側突起） 踵骨骨折　踵骨疲労骨折　脛骨内果疲労骨折 長母趾屈筋腱鞘炎　前方・後方インピンジメント症候群　Os subtibiale障害 Os subfibulare障害　アキレス腱滑液包炎　アキレス腱症　足底筋膜炎 アキレス腱周囲炎　距踵間癒合症　足根管症候群 変形性足関節症　関節リウマチ

第2章　足関節・足部の臨床診断総論

ま先が内側を向くうちわ歩行になり，扁平足では逆につま先が外を向くそとわ歩行になる．

II. 病歴聴取

外傷では受傷状況を聞き出すことは重要で，患者が覚えていないことも多いが，受傷肢位により傷害の部位や程度の推測が可能である．疾病の中には好発年齢，性別，発症部位が決まっているものも多く，鑑別診断を念頭に浮かべながら問診する．痛みが主訴である場合，疼痛が限局してあるのか，足全体に生じているのかの判断を行う．しびれを伴っている場合には下腿から腰部にかけての疾患との鑑別が必要になることがある．また疾病は外傷を契機に発症することも多く，外傷歴やスポーツ歴の聴取は忘れてはならない．また職業や家庭環境を聴取することは治療計画を立てるうえで重要である．疼痛の程度は著しい安静時痛があるものから，スポーツ時など高い活動レベルの時に疼痛を感じる程度のものまでさまざまである．疼痛を生じる状況や肢位を十分聞き出す必要があり，特徴的な疼痛の訴え方をすることもある．足底腱膜炎では朝起きたときの一歩目が痛いと訴えることが多く，関節疾患では動き始めの一歩が痛いと訴える．

III. 視　診

1. 色調と腫脹

まず皮膚の色調や腫脹の評価を行う．足は皮下組織が薄く，わずかな腫脹でもわかりやすい（図1）．腫れている部位をチェックするだけで鑑別診断を挙げることができる．わかりにくいときは左右を比較することで明確になる．また，靱帯損傷や骨折を伴う外傷では，皮下出血を伴うために，それらの所見を見逃してはならない（図2）．

2. 変　形

特徴的な変形をみるだけで診断がつくことも多

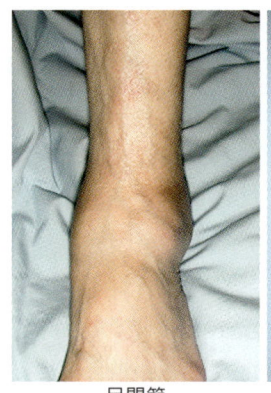

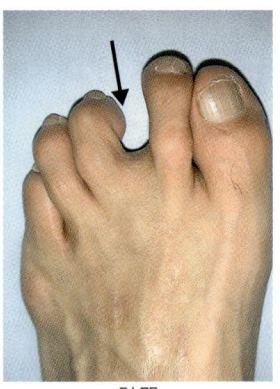

足関節　　　　　　趾間

図1　腫脹
趾間部の腫脹（矢印）を認めた場合は，中足骨頭滑液包炎の腫脹であることが多く，関節リウマチを疑う．

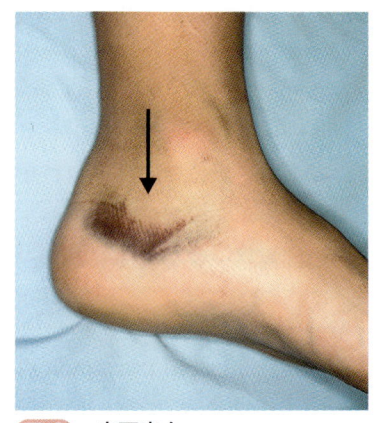

図2　皮下出血
皮下出血（矢印）の部位と傷害部位は必ずしも一致しないが，内部に重大な傷害があることを示唆するため注目する必要がある．

い[2]．扁平足をみれば内がえし筋である後脛骨筋の筋力低下か外がえし筋である腓骨筋の緊張を疑う（図3）．凹足があれば逆に外がえし筋である腓骨筋の筋力低下または後脛骨筋の緊張を考える．後足部の内外反の評価は足全体のアライメントをみるうえで大変重要であり，立位の状態で後方から観察する（図4）．荷重をすることで軽度の変形も評価が可能となる．また，外脛骨（図5）や距踵間癒合症（図6），アキレス腱滑液包炎など特徴的な骨性隆起があればそれだけで診断がつくこともある．前足部では足趾一つひとつをみるのではなく，全体の変形が連動していることが

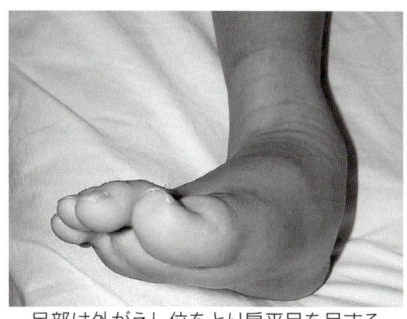

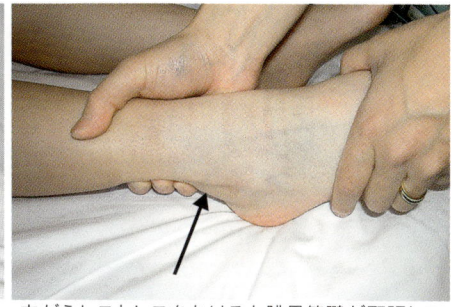

足部は外がえし位をとり扁平足を呈する

内がえしストレスをかけると腓骨筋腱が緊張しているために腱のレリーフが浮き出る（矢印）

図3 腓骨筋痙性扁平足

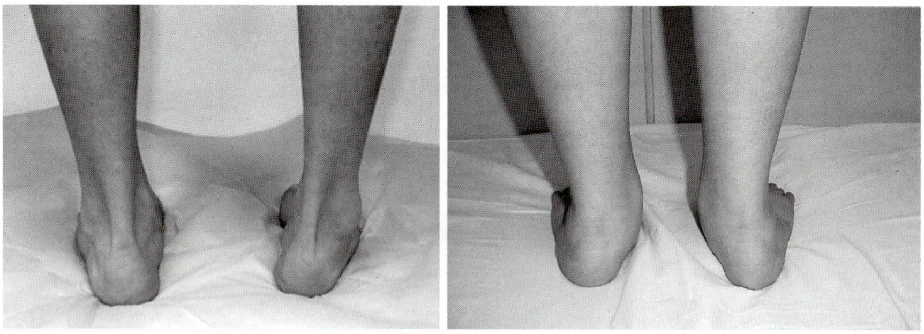

右踵部内反

両踵部外反

図4 立位後方からの後足部アライメントの診察

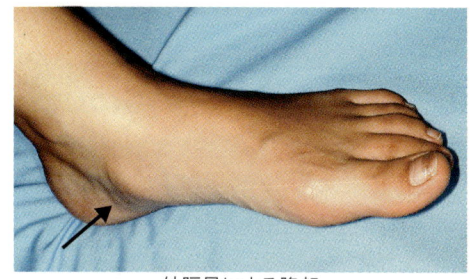

外脛骨による隆起

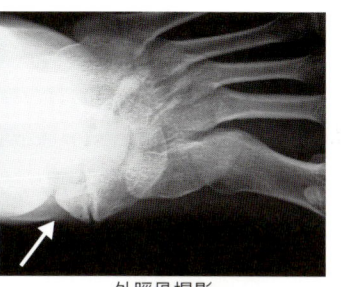

外脛骨撮影

図5 骨性隆起（外脛骨）

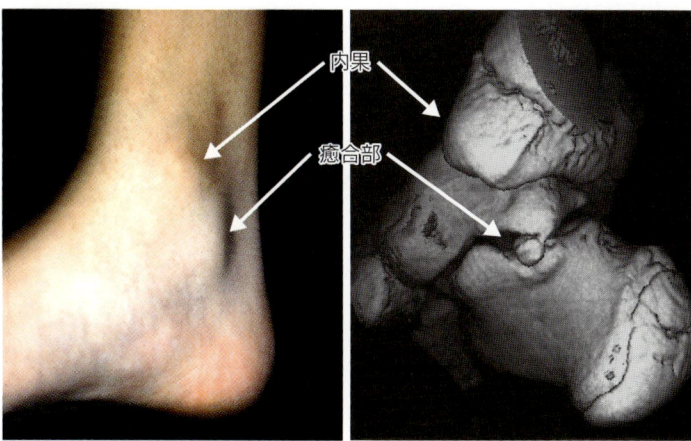

内果

癒合部

距踵間癒合症による隆起

3D-CT

図6 骨性隆起（距踵間癒合症）

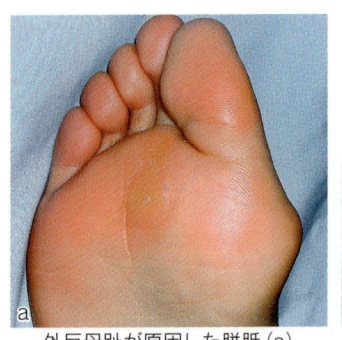

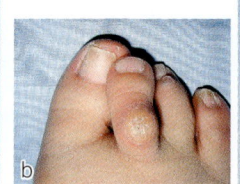

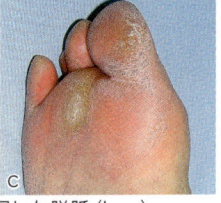

第2章 足関節・足部の臨床診断総論

外反母趾が原因した胼胝（a）　　ハンマートウが原因した胼胝（b, c）
図7　中足骨頭底の胼胝形成

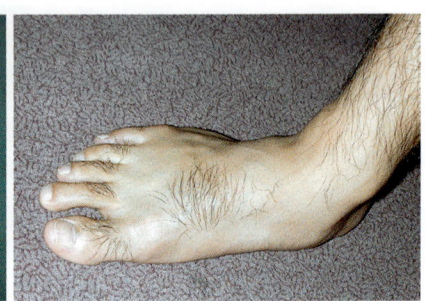

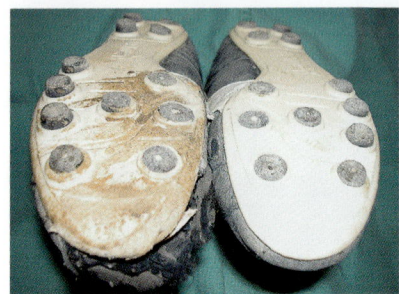

内側のスタッドの摩耗が著しい　　　　扁平足
図8　靴底の診察

あり，たとえば外反母趾変形をみれば第2〜5趾における屈趾症等の変形にも注意を払う必要がある．

また，立位における下肢全体のアライメントの評価も重要である．膝の内反を距骨下関節の外反で代償していることも多い．

急性外傷で，骨折や脱臼で変形を生じている場合には，当然それだけで異常を察知できる．またアキレス腱断裂では断裂部の陥凹を認めることがある．

3. 胼胝

ストレスが繰り返し皮膚に掛かると胼胝を生じる．その位置をしっかり診ることにより足の置かれている環境を理解することができるため，見逃してはならない．中足骨の骨頭底面にできる胼胝では，なぜこの部分に荷重が集中するのかを考えながら診察を行う．一般的に外反母趾など母趾の機能不全やハンマートウ変形やMTP関節の脱臼など当該足趾の機能不全が存在する（図7）．

4. 靴の診察

靴も疾患についての重要な情報を教えてくれるため，足を診察するのと同時に靴も観察する．時に使い古した靴を持参するように依頼することも大切で，ソールのすり減り具合やアッパーの変形を評価する．そうすることで治療する際不可欠な，靴に対するアドバイスも行いやすくなる．扁平足であればソールの内側が摩耗しやすく（図8），逆に軽度の凹足であれば外側が摩耗する．

IV. 触診

足部は皮下組織が薄いことから，多くの場合において皮膚の上から病変部を触知可能である．圧痛点を丁寧に調べることにより，診断がつく場合が多い（図9, 10）．関節の部位がわかりにくい場合には，関節を動かすことにより動きを触知して

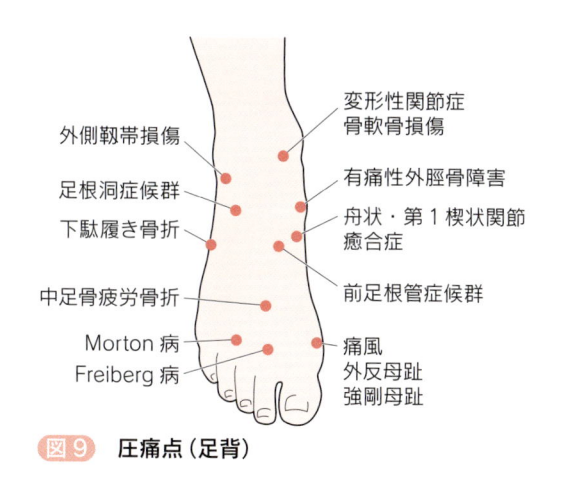

図9 圧痛点（足背）

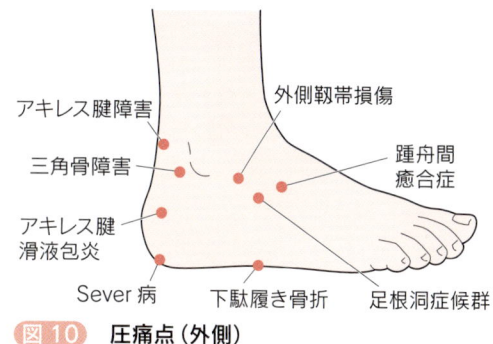

図10 圧痛点（外側）

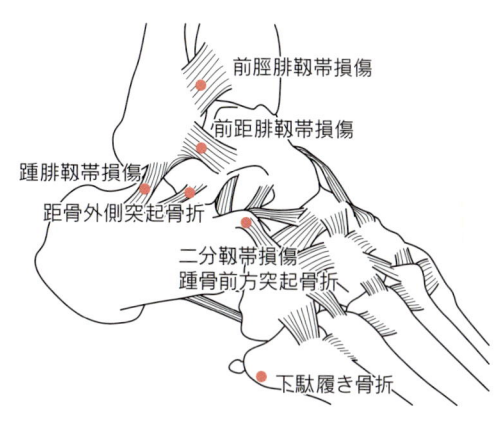

図11 内がえし捻挫時の傷害部位
圧痛点を一つずつ丁寧に触診していく

同定する．健側と比較するとよくわかることも多い．骨性指標としては，内果や外果，踵骨後方隆起，腓骨筋腱滑車などの隆起部が良い指標になる．これらを手がかりに解剖学的位置関係を頭に浮かべながら触診していくと，靱帯や腱，神経なども同定できる．丁寧に触知することで浅腓骨神経，足背趾神経，総足底趾神経（**動画15**）などはよく触れる．足根管症候群（脛骨神経）や前足根管症候群（深腓骨神経）ではTinel徴候を認める．また，外傷後では腫脹を伴っていることも多いが，圧痛点を丁寧に触知することにより損傷部位を同定できる．**図11**は内がえし捻挫時に損傷される可能性のある靱帯ならびに剥離骨折が生じる可能性のある部位であるが，傷害を見落とさないように，順番を決めて触診していく（**動画16**）．

V. 身体所見

足の形態や生理的な弛緩性は個人差が大きい．特に男性と女性では大きく異なる．そのことに念頭に置いて評価する必要がある．また，荷重時と非荷重時では形態が異なることも多い．

1. 関節可動域

可動域の計測と評価は角度計を用いて行うが，10°以下の範囲になると正確な再現性は期待できず，客観評価は難しい．足関節の可動域は膝関節を屈曲させた状態で，足関節を最大限背屈させた状態（**図12**）と最大限底屈させた状態で，下腿長軸と足底面とのなす角で評価する．これは多くの関節の動きが合わさった複合運動であるために，足関節だけの真の動きを評価するためには，足部を内反に保ち足根骨間関節をロックさせた状態で可動域を評価する．さらに各関節の動きをより正確に評価するためには，X線像などの画像診断を利用する必要がある．足の動きの定義は，後足部と前足部の内がえし・外がえしという呼称で最近統一され，内反，外反という言葉は変形を示す言葉であるために動きの表現としては用いられなくなったので注意する[3]．

外傷後に関節拘縮を起こすことが多いが，可動域低下は足部の病態として重要である．拘縮の原因が関節内か関節外のどちらにあるのか評価する

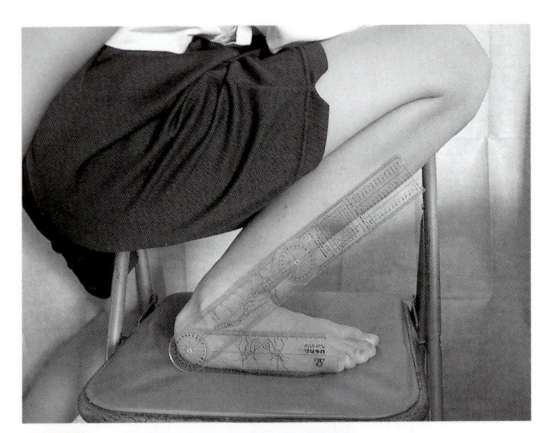

図12 足関節可動域計測（背屈）

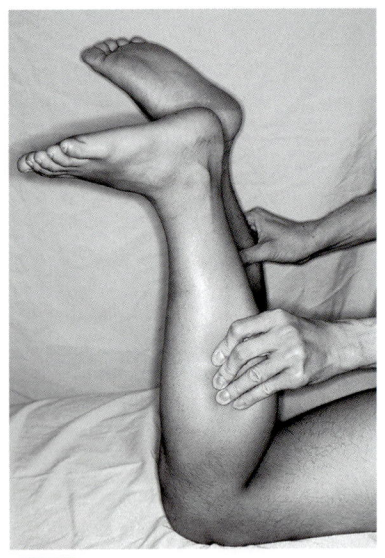

図13 Thompson テスト
アキレス腱が断裂していると下腿三頭筋を把持しても足関節は底屈しない（右側）．

必要がある．関節内に原因がある場合には，膝関節や足関節の肢位により可動範囲は大きく変化しないが，筋拘縮がある場合には，関節の肢位により可動域が異なる．下腿三頭筋の拘縮による足関節の可動制限を生じる場合でも，膝関節屈曲位で背屈可動域が増加する場合は腓腹筋の拘縮であり，増加しない場合にはヒラメ筋の拘縮であることが分かる（**動画17**）．また，拘縮の原因が関節内と関節外の両方にある場合も多い．

関節可動域制限は，日常生活動作に影響を与えるだけでなく，関節が硬ければ歩行時にかかる足部への応力を効率よく分散させることができずに，さまざまな疼痛の原因にもなる．踵骨骨折後などで距骨下関節の動きが回復してくれば，疼痛が改善することはよく経験することである．スポーツ傷害にはオーバーユースによるものが多く，わずかな制限でもさまざまなところにストレスがかかり疼痛を生じる．たとえば足関節の背屈制限がある場合には中足痛を生じることがある．

2. 筋力ならびに筋の萎縮・柔軟性

徒手筋力テストにより筋力を評価する．特に腱損傷や神経麻痺があるような状態では筋力低下は重要な所見である．アキレス腱断裂では完全に断裂していても長母趾屈筋腱など屈筋腱が残存しているために足関節は自動で底屈でき，歩行も可能な場合が多い．しかし，つま先立ちは不可能で，トンプソン徴候（Thompson テスト）が陽性になる（**図13**）．

筋萎縮は視診のところでも触れたが，麻痺がない場合でも疼痛などにより日頃十分下肢を使えていないという証拠になる．また，最近では足趾の筋力が注目されており，各種計測機器も開発されている．

3. 関節不安定性

関節不安定性を評価するためには，関節安定性に大きくかかわっている靱帯を緊張させるようにストレスをかけるのが基本である．最も一般的な足関節外側靱帯の不安定性に対しては，前距腓靱帯部を触知しながら内反ならびに前方引き出しストレスをかけて靱帯の緊張の程度を評価する．また前方引き出しストレスにより距骨の前方移動が生じる場合には外果前方の皮膚に陥凹が生じる（**図14**）．評価には筋緊張を除去してから評価することが重要である．

また，Lisfranc 靱帯損傷や外反母趾で第1足根中足関節の不安定性をみるためには，足部中央と第1中足骨を持ち，上下に関節をスライドさせる

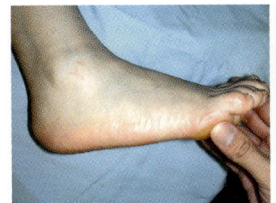

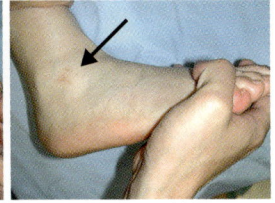

図14 前方引き出しテスト
下腿を支え前足部を引き出すことにより，足関節不安定性がある場合には皮膚の陥凹（矢印）が生じる．

ことにより底側足根中足靱帯の緊張を確認する．母趾MTP関節の背屈捻挫であるturf toeでは，底側板の損傷を伴いLackmanテストにて不安定性を評価する．これは片方の手で第1中足骨，もう一方の手で母趾基節骨を把持し，母趾を下腿と平行に上下にストレスをかけることにより不安定性を評価する方法である．

4. 疼痛の誘発試験

圧痛が明らかでない場合は，時には疼痛を誘発することで診断がつくこともある．母趾の種子骨障害では，種子骨を抑えながら母趾MTP関節を他動的に底背屈することにより疼痛を誘発する（gliding test，動画18）．また足関節後方インピンジメント症候群では，足関節の過底屈ストレスをかけると疼痛が誘発される．Morton病におけるMulder徴候は骨頭間滑液包炎の存在を疑わせる（動画19）．

VI. 診察室での検査・処置

1. 超音波検査

最近では超音波診断装置の性能が飛躍的に向上し，外来で手軽に施行できるために，普及している施設も多い．特に足・足関節の領域では皮膚が薄いために大変有用である．腱障害などの軟部組織病変はもとより，疲労骨折や剥離骨折などX線では評価しにくい病変に対しても威力を発揮する．

2. 単純X線検査

現在でもゴールドスタンダードとして初診時に行われるために，この項に含める．急性足部外傷では，足正面，斜位X線像，足関節では正面・側面像を撮影する．足斜位像は足根骨間関節の配列の評価や，微細な骨折の描出に有用である．慢性疾患に対しては，荷重時で撮影する．足アーチを評価するためには横倉法の条件で足側面像を撮影する必要がある．

3. 関節，腱鞘穿刺ならびに薬剤注入

足関節に関節内血腫や関節液貯留を認める場合，関節穿刺を行い穿刺液の性状をみる．外傷後であれば血性であることも多いが，慢性期には漿液性になる．関節液が混濁している場合には，痛風，偽痛風，関節リウマチ，感染症などを疑う．エコーガイド下で穿刺することで，正確に穿刺を行うことができる．足の領域では疼痛の原因を診断すべく，キシロカインテストが頻用される．神経ブロックや腱鞘内注入，足根骨間関節注入など，さまざまな場所に施行されるが，エコーガイドを用いることで診断精度が格段に上昇する．

4. 外固定処置や装具の処方

足・足関節外傷の急性期では，今でもギプス固定を行うことが多い．しかし，スポーツ傷害では，できるだけシーネまたは装具による安静を図る．また，足・足関節疾患はアライメント異常が原因になっていることが多いために，足底挿板が著効を示すことがある．扁平足に対してはアーチサポート付き足底挿板を，脛骨下端関節面の内反を伴った陳旧性足関節外側靱帯損傷に対しては外側くさび付き足底挿板を処方する．

VII. その後の検査や次回受診のプランニング

1. 初診後の検査の選択

単純X線像にて，骨折線が関節内に及んでいたり，骨折形態の詳細な評価が必要な場合には

CTをオーダーする．最近では即日に撮像できる施設も多い．骨や石灰沈着など硬組織の評価に特に有用で，足根骨骨折やアライメント異常などの単純X線像で評価しづらい病変の描出に優れている．足は多くの骨が複雑に組み合わされているので，3D構築像は有用である．

また，MRIは腱障害など軟部組織傷害の評価や関節水腫ならびに骨髄浮腫の描出に優れている．初期の疲労骨折や距骨骨軟骨損傷では骨髄浮腫を伴うが，単純X線像でわかりにくいことも多く，そのような場合に威力を発揮する．また，麻痺足などの筋肉の変性の評価にも用いられる．MRIの普及により，骨シンチグラフィをオーダーする機会は減少してきている．

関節リウマチや痛風，細菌感染などを疑う場合には血液検査を行う．特に前足部は関節リウマチの初発部位として重要で，原因不明の中足痛がある場合には必ず血液検査で関節リウマチの有無を確認する．また診察室での穿刺検査で関節（穿刺）液が得られ，性状が混濁している場合には細菌学的検査や偏光顕微鏡により結晶（尿酸やピロリン酸カルシウム）観察を行う．

2．次回受診についての指示

疾患により異なるが，急性外傷でギプス固定を行った場合は，しびれ，圧迫感，色調，足趾の運動などを十分自分で観察するように指導し，異常があればすぐに来院していただく．また静脈血栓の予防のために，足趾や膝関節は十分動かすように話をする．慢性疾患に対して足底挿板や装具を処方した場合は，完成時にチェックが必要であるので，それに合わせて来院いただく．また，しばらく装着してからの微調整も必須であるので，2～4週間あけて必ず再診いただく．保存治療を続けるのか，手術治療も含めた治療法の変更か必要かの判断は疾患によって異なるため，病状に合わせて判断する．

（田中康仁）

参考文献

1) 橋本健史：正常歩行と異常歩行．木下光雄編：足の痛みクリニカルプラクティス，p.44-52，中山書店，2011．
2) 高倉義典他編：図説・足の臨床，第3版，メジカルビュー社，2010．
3) 日本足の外科学会編：足の外科用語集，第2版，日本足の外科学会，2012．

中・高齢者の診かた

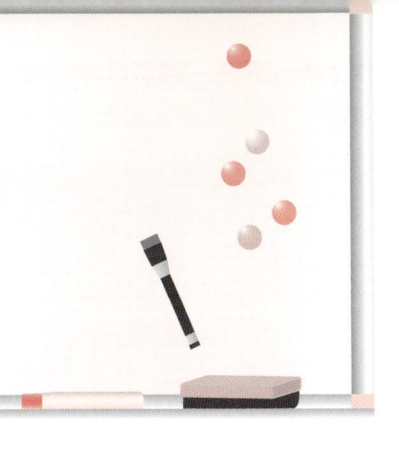

　足部・足関節の臨床診断は，局所の診察は当然であるが，下肢全体の診察を進めていくことが重要である．骨盤帯，股関節，膝関節も同時に診ることも必要となる．足部・足関節疾患では，まず歩行に大きな影響を与え，立位姿勢などにも反映されるため，診察室を十分に活用して診察することを心がける．中・高齢者では，脊椎疾患などの合併もあるため，総合的な診療が求められ，まったくの初診患者や救急患者では，さまざまな情報を収集し，それら得られた情報から論理的に構築して診断に結びつけるスキルが必要である[1]．

I. 問診票

　通常多くの医療機関で問診票を診察前に書いてもらうことが多い．ここからも多くの情報が得られることは言うまでもないが，得られやすいような問診票を準備するとよい．既往歴や外傷歴の有無は必須であり，何歳時にどこの医療機関でどのような治療をしたかも記入していただく．中・高齢者では，付添の家族が記入することも多いが，できる限り正確に書いていただくようにする．いつからどのような症状があり，その症状がいつ頃から増悪してきたか，また何らかの引き金になりうる事象がなかったかどうか，などの項目があると，実際の問診もスムーズになる．

　ただ問診票は多くの診療機関で一枚であることが多く，それは簡潔でかつ最も重要な情報を得られるように作成されている．

II. 入室，歩容

　診察室に呼び入れた際に，患者がどのように入室するかは大きな情報である．通常歩行，T字杖歩行でどちらに杖を持っているか，松葉杖歩行，歩行器や車椅子などカルテに必ず記載する．その後の症状の変化をみるために重要である．また支持脚をどちらに置いているか，すなわち，どちらの下肢で優位に荷重しているかどうかを診てとる．また患者の疼痛表現は入室直後から始まるため，表情や動作はみておき，第一声の状況も大事な情報の一つである．

　小児診察には歩容が最も重要であり，廊下を歩かせたり，走らせたりすることもあるが，中・高齢者では診察室内での3，4mの歩行も注意深く観察する（図1）．両側とも関節症変化などがある場合には，左右どちらが支持脚となっているか，どちらに疼痛が強いかなどを聞き，疼痛軽減のための体全体の姿勢も観察する．腰痛や下肢痛につながる過度の側弯などの異常がないかどうかを観察する．

III. 問診，病歴聴取

　問診票に記載されていることを参考にすることは当然であるが，やはり実際の問診が重要である．どちらの足部・足関節のどの部分が，いつごろからどのような症状が出てきたか，症状のある部位が変化してきたか，また経過中捻挫や転倒などで増悪したことがあったかどうかなど，まず詳細に問診する．患者によってはその説明のために靴と

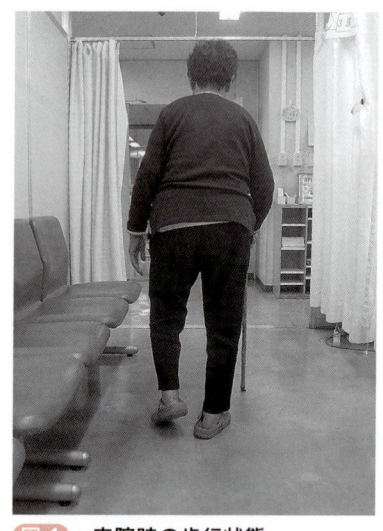

図1 来院時の歩行状態
歩行器を利用して，足部痛のためにサンダルを履いて来院している．
T字杖歩行では母趾側への荷重を回避して，外側荷重を行っている．

靴下を脱いで，指し示しながら説明することがあるが，その場合にはベッドに端坐位をとらせるか，足台の上に患側をのせてもらうかする．問診票に記載されていないことで足部・足関節に関する外傷や治療歴が，幼少時期にもなかったかを確認する．足部にはもともと副骨や種子骨が多く存在するため，外傷歴の有無の問診は重要である．X線をみてから聞くよりも先に聴取すると，X線検査を最小限にできる．

職歴の詳細の聴取が重要であり，たとえば立位または跪坐姿勢が多い，正座が多い仕事か，しゃがみ込んでする仕事か，重量物作業の有無，不整地での作業有無と仕事中の履物などを聞き，今までの転職なども聴取する．

スポーツ歴も小学生時から聴取し，外傷の有無，現在のスポーツ状況とそのポジション，ランニングやウォーキングならば何千歩かなども確認する．場合によってはその時に装着しているシューズを次回予約時に持参させることもある．スポーツではその競技特性について理解し，そのポジションではパフォーマンスが大きく異なるため，

その情報は重要である．

診察室にはスロープや階段がないため，昇降のどちらで症状が強いかなど状況も聞いておく．また歩行で症状が増悪する場合には，間欠性跛行などの脊椎疾患や血管性疾患の症状との鑑別のためにも問診を進める．

家族歴の聴取は特に重要であり，遺伝性疾患の麻痺足や遺伝的な背景が考えられている扁平足や外反母趾，凹足などがある．

その他では感染症や関節リウマチなどの膠原病などに関してもその兆候がないかどうかなども聴取が必要である．感染症に関しては先行感染や海外渡航歴，結核の既往や家族歴，患部に関する外傷の有無，田畑作業や裸足での作業の有無なども聞き，膠原病では手指の症状や家族歴などがキーポイントにもなる．

IV. 診察姿勢，肢位

診察室の患者用椅子に座らせて，足台に患肢をのせてもらうか，診察医自身の膝に足を置いてもらうかして，足の診察に入る．ただ高齢者では，この診察肢位自体でバランスを崩す可能性があるため，診察用ベッドに端坐位で同様の肢位をとってもらうと安全である．診察医は足を内外側から両手で覆うような状態にすると診察しやすい（**図2**）．電動で上下する診察ベッドが望ましいが，できない場合は診察医の椅子を上下させるか，違う低い椅子を利用すればよい．患者には下腿筋を弛緩させることができるようにリラックスして，端坐位をとらせる．腰椎や股関節，膝関節の診察には必要に応じて仰臥位あるいは腹臥位や側臥位をとってもらう．診察医と患肢との位置関係は，手術時の距離が一番診察しやすい距離である[2]．

その後に立位での足関節，足の状態を観察する．裸足になってもらい，診察室の床にディスポーザブルの敷布の上に立たせて，前後，内外側から観察する．後方からは，heel-leg angle や too many

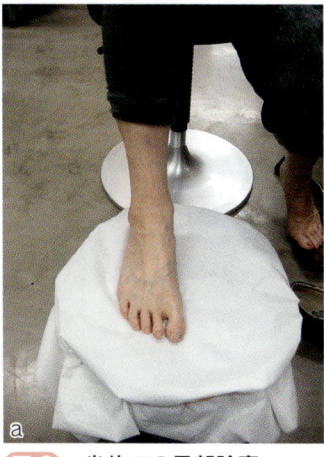

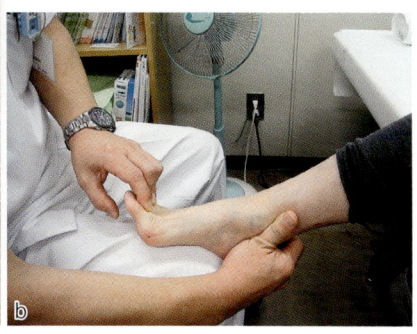

図2 坐位での足部診察
a：足台の上に足を置かせて，視診および触診する．足台のカバーは患者ごとに交換する．
b：診察医の膝に足を置かせて診察すると，足関節から足趾まで診察しやすい．

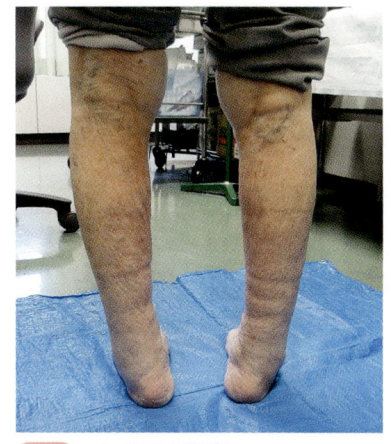

図3 立位での観察
内反型変形性足関節症の患者で，内反位で外側荷重となっている．

toes sign，内側からは扁平足，凹足や足部回内の程度などが視診可能である（**図3**）．場合によっては，患側片脚起立の状態も観察する．
このように足部・足関節の診察肢位は，坐位と臥位および立位であり，それぞれから得られた情報を総合的に判断して診断へとつなげていく．

V. 視診・触診

まず端坐位で下腿からリラックスさせ両足を裸足にして，視診を開始する．色調，浮腫，腫脹，外傷後の瘢痕，感染や血栓症を疑わせるsunny skinの有無などは視診で確認できる．その後まず患者にどこが一番痛いポイントなのかを示してもらう．その際に「このあたり全体に」と言われた場合には，さらに患者自身で触診させて，最大の疼痛のポイントと圧痛点を示させる（**図4**）．これは医師自身が先に圧痛点を順に確認すると，患者だけでなく診察する医師までもが先入観に捉われることを回避するためである．

足部・足関節の診察では表層で触知できることが多いため，触診で得られる情報は大きい．足部に走行する主たる神経は，注意深く観察すれば脛骨神経以外の腓腹神経，浅および深腓骨神経，伏在神経は触知できる．これらは足関節手術で用いられるアンクルブロックで必要な知識となる．その他においても関節や骨の隆起，腱，靱帯などもその走行を熟知しておけば触知でき，圧痛や運動時痛のポイントを絞ることができることは，足部・足関節診察の特徴である．

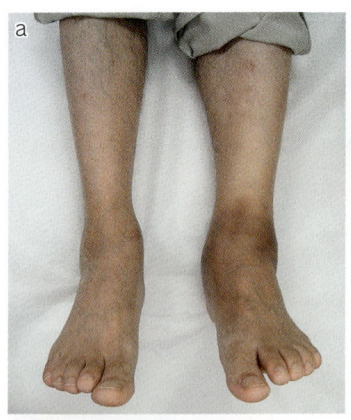

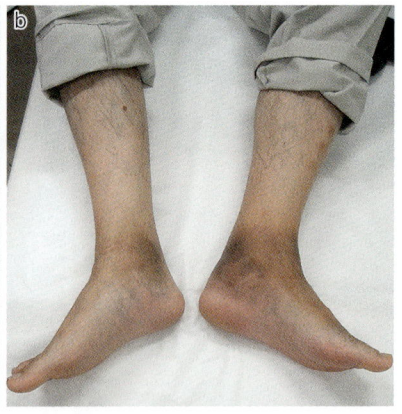

図4　臥位での観察
両側足部・足関節を正面 a と内側部 b を比較して，視診できる．左変形性足関節症で著明な腫脹がみられ，sunny skin 徴候もある．

また麻痺足，外傷後足趾変形などで前足部荷重ができない患者では，爪の視診も重要である．末節部で荷重していない場合には，巻き爪や爪自体の栄養状態が悪く，爪白癬などの合併も多くなる．

VI. 身体所見

理学的検査で重要なことは，個々の患者によって下肢アライメントや関節弛緩性などが異なるため，原則として健側との比較は重要であり，X線検査なども両側撮影を基本とすべきである．また足部・足関節の動き方とその可動域表示は，他の関節と異なり，やや煩雑であるため，その用語を熟知して診療録に記載しなければいけない．

1. 関節可動域

足部・足関節の可動域表示と計測は，2012年の日本足の外科学会編集のもとに作成された＜足関節・足部・趾の関節可動域表示ならびに測定法＞に準じて，行うものとする[3]．

足関節では背屈・底屈，後足部での内がえし・外がえし，外旋・内旋，足部では前足部での内がえし・外がえし，中・前足部での内転・外転がある．足趾では，伸展・屈曲で表現するが，その角度計測の基本面は矢状面であり，基本軸は中足骨や基節骨の長軸である．

用語なども含めて詳細は参考文献である足の外科学用語集を利用するとよい．

可動域計測のなかでも，内がえし・外がえしはやや熟練を要する．疾患としては距骨下関節症や踵骨骨折後の可動域制限では，経過をみていくうえで重要なポイントであるため，習熟すべきである．

2. 筋力

筋力評価は，一般的な徒手筋力テストで行う．腰椎疾患などで行うように仰臥位でリラックスさせた後に，前脛骨筋，下腿三頭筋，後脛骨筋，長母趾伸筋・屈筋，長趾伸筋・屈筋，短趾伸筋・屈筋，母趾外転筋，小趾外転筋などを評価する．その他の足内筋は複合運動となるため，単独での評価は困難であるが，萎縮の有無などを調べるには，必要な検査となる．

外反母趾変形に対する保存治療として利用される母趾外転筋運動は，母趾外転筋の評価と足内筋の評価方法である[4]．80％以上の患者が指導したのちに母趾外転筋運動が可能になるが，運動不能でしびれなどが伴う場合には足根管症候群だけでなく，腰椎椎間板ヘルニアなどの脊椎疾患も鑑別診断に列挙しなければいけない（図5）．

また明らかな筋力低下と知覚障害，さらにアキ

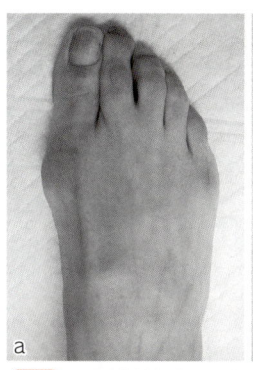

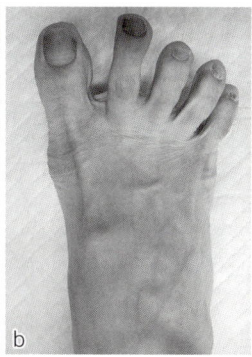

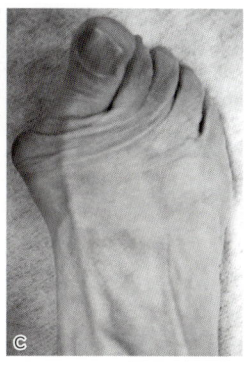

図5　母趾外転筋運動の状態
a：中等度外反母趾変形が認められる．
b：母趾が伸展位を保持し，母趾と第2趾に5mm以上の間隙ができ，十分な運動ができている．
c：重度外反母趾変形のために母趾をまったく外転できない．

レス腱反射の低下などを認める場合には，ギランバレー症候群も念頭に神経内科とも連携を図ることもありうる．

3. 関節不安定性の評価

足関節不安定検査である前方引き出しテストだけでなく，足部・足関節・足趾の不安定検査は，他の関節よりも比較的容易に習熟できるものと考えられる．それは関節自体を触知できることと不安定性の原因となる靱帯部分を触知しながら評価できることにある．足関節から足趾DIP関節まで検査して不安定性を評価する．

① 足関節

前方引き出しテストと内反ストレステストを行う．これらはストレスX線として行われ，角度計測で表示することが一般的であるが，徒手的前方引き出しテスト（manual anterior drawer test）は簡便であり，視診と触診の両者で評価する（**動画20, 21**）．ベッドに仰臥位または端坐位にさせ，膝関節90°屈曲位で，足関節をまずリラックスさせる．右足ならば右手で脛骨遠位を保持固定し，左手で踵部を覆いこむように把持する．足関節は中間位として右手を固定した状態で，踵部を把持した左手で前方へ引き出す．脛骨遠位前方から距骨が前方へ引き出され，ときに亜脱臼することを

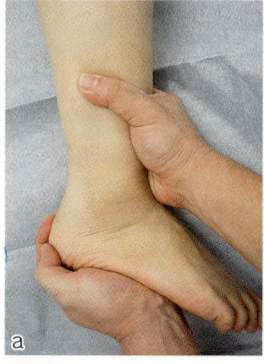

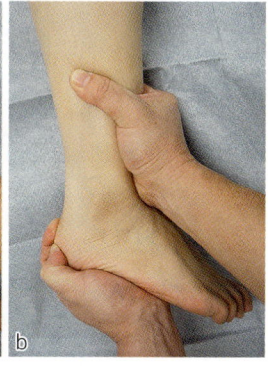

図6　足関節の徒手的前方ストレステスト
a：足関節を中間位で保持した状態．
b：前方に引き出すと，腓骨遠位前下方部が，わずかに陥凹することが，視診で確認できる．

両手で評価し，さらに，腓骨遠位前下方部がわずかに陥凹することを視診で確認する（**図6**）．新鮮損傷においては，腫脹と疼痛のために評価困難なときもあるが，van Dijkら[5]が示したいわゆるdelayed diagnosis（受傷後5〜7日）では，十分に評価可能となる．陳旧例では，疼痛がないために評価は容易で，ストレスX線での予測もある程度可能となる．

内反ストレステストは，新鮮例では疼痛のため評価は困難といえる．陳旧例での手技としては重要で，前方引き出しと同様に腓骨前下方の陥凹と

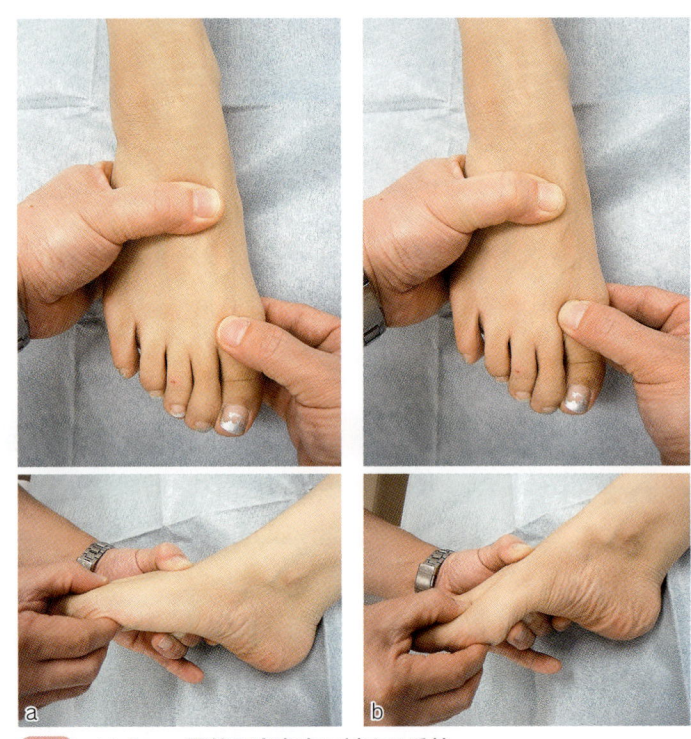

図7 Lisfranc関節不安定症に対する手技
a：両手で保持して，第1足根中足関節で伸展させる．
b：両手で保持して，第1足根中足関節で屈曲させる．不安定性が認められる．

腓骨下端と距骨，腓骨下端と踵骨の距離が明らかに拡大する．

前方引き出しテストと内反ストレステストは，必ず健側も評価し，両側ともに不安定性を認める場合には，健側とされる足関節の外傷歴を再度確認する必要がある．また女性で関節弛緩性を認める場合には，全身の関節弛緩性も検査することも必要となる．またこのテストでは，足関節だけでなく，距骨下関節不安定症も合併している例が陳旧例では特に多く，ストレスX線検査の両関節の評価も必要である．

② Lisfranc関節

Lisfranc関節脱臼骨折，靱帯損傷後や関節症の結果，同関節の不安定症が残存した場合に評価する．第4, 5足根中足関節では，もともと可動性が大きく，不安定性の評価は難しい．左右差が明らかなときには所見として捉える．母趾，第2, 3足根中足関節の不安定の評価が中心となる[2]．

右足の場合，内側および中間楔状骨を左母指で背外側から，他指を足底から把持して固定する．右手の母指と示指でそれぞれの中足骨頭を底背屈させて，矢状面での不安定性を評価する（**図7**）．母趾に関しては比較的容易であるが，第2, 3足根中足関節は経験を要する．正常では強固な関節であるため，可動性はほとんど触知できない．

③ **中足趾節間関節（MTP関節），近位および遠位趾節間関節（PIP関節，DIP関節）**

関節リウマチなどで関節での滑膜炎の結果，靱帯の菲薄化や消失で，内外反の不安定性，矢状面での亜脱臼や脱臼などを起こした場合には，その程度を評価する．矢状面での脱臼では徒手整復が可能であるかどうか，内外反では何度の関節不安定性があるか評価する．

4. 神経障害の評価

足部の絞扼性神経障害には，足根管症候群，前足根管症候群やMorton病などがあるが，知覚障害領域の評価を詳細に行う．この際にも健側との比較が重要である．Tinel徴候は神経障害では，外傷性も含めて，そのポイントの絞り込みを行う．Morton病では，前足部で内外側から中足骨頭を圧迫するMulderテスト[6]で，疼痛などの症状が再現される．ただし特異的なテストではなく，知覚障害領域を確認し，MRIなどの画像も必要である．

最近では糖尿病患者の増加により，糖尿病性末梢神経障害を有する患者の診察が増加している．糖尿病足（diabetic foot）の診察では，知覚障害だけでなく，深部知覚の低下が特徴的であるため，踵部の音叉による評価も行う．

5. 足部の血行障害

足部・足関節で拍動の触知可能な動脈は，後脛骨動脈と足背動脈がある．後脛骨動脈は足関節内果後下方の足根管部に触知できる．一方，足背動脈は足関節内外果中央と第1, 2中足骨基部とを結ぶ線上に走行する．その間で触知できる．

血行障害を疑うときには両動脈の検査をすることは当然であるが，他疾患を疑う場合や外傷などでも，常にこの動脈拍動を触知する動作を癖のごとくにしておくことが，今後の診療に役立つこととなる．

6. 主な疾患別身体所見

① 後脛骨筋腱機能不全

片脚起立つま先立ち（single heel rising test）は，後脛骨筋腱機能不全での重要な身体所見であり，これはアキレス腱断裂後の評価にも有用な検査である．また立位で後方から観察すると踵部が下腿に対して外反して，さらに前足部が外転するために足趾が外側に観察されるtoo many toes signが陽性となる[7]（図8）．

いわゆる成人期扁平足の病態の中心は，後脛骨筋腱機能不全であることが多く，進行するにつれて変形は不可逆性となり，骨性の手術加療を要す

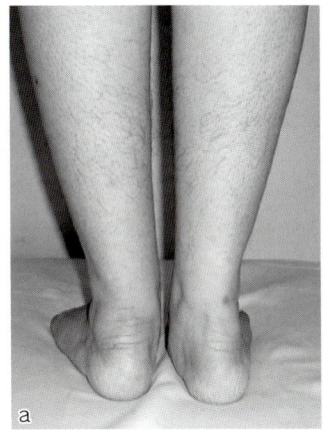

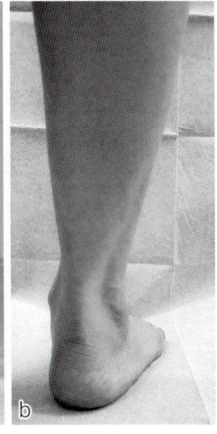

図8　後脛骨筋腱機能不全における too many toes sign
a：左足（PTTD stage Ⅲ），b：右足（PTTD stage Ⅱ）．扁平足が認められ，heel-leg angleも大きく，後方から第3, 4, 5趾基部が見える．

ることもある．後足部外反や前足部外転，足関節底背屈などflexibleであるかrigidとなっているかの評価が必要である．

② アキレス腱断裂

受傷後直後は，断裂部に陥凹を触れ，また時に視診も可能である．それらとともに診断にはThompsonテストが陽性であれば，確定する．Thompsonテストは，患者を腹臥位とし，膝関節90°屈曲位で下腿三頭筋の筋腹をつかむ（squeeze）と健側では底屈するが，患側では底屈しない．連続性が絶たれた証明であり，底屈しないことを陽性とする（p.184 図13参照）．

ただし歩行して受診することもあり，受傷時の問診も診断に重要である．後ろから蹴られた，ボールが当たった，叩かれたなどという訴えがあれば，本症の診断ともいえるほどである．ただし捻挫した，階段を踏み外したなどの情報が問診に含まれると，靱帯損傷としての治療を開始して，陳旧性アキレス腱断裂となり，治療に難渋することがあるので注意を要する．

③ Morton病に対するMulderテスト（図9）

Morton病では，前足部で内外側から中足骨頭を圧迫すると，疼痛などの症状が再現される．ク

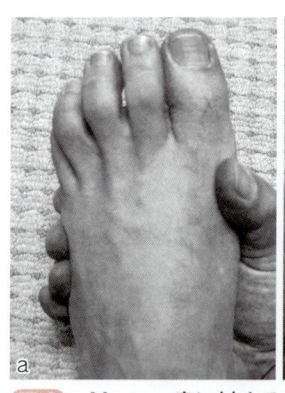

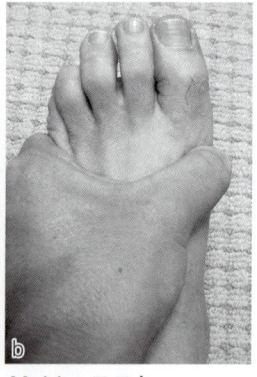

図9 Morton病に対するMulderテスト
a：足底から母趾，第5趾中足骨頭を圧迫する．
b：足背から母趾，第5趾中足骨頭を圧迫する．足底から圧迫する方法が原法であるが，足背からでも行ってもよい．

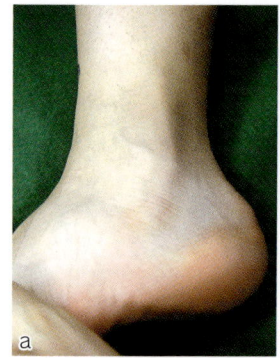

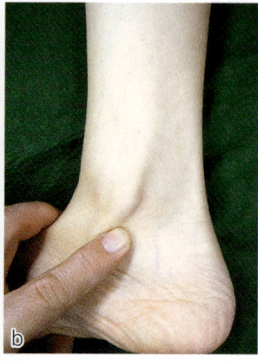

図10 腓骨筋腱脱臼の再現
a：腓骨筋腱は正常な位置にある．
b：底屈内反位から背屈させるとともに指で長腓骨筋腱を前上方へ押し上げると脱臼する．

リックを検査する手に感じることがある．これは神経腫が中足骨間靱帯との間でのクリックとされたこともあるが，実際には母趾種子骨と中足骨頭が擦れあう，または第4，5中足骨頭が矢状面で擦れあうことにより発生するもので注意を要する．Morton病は確定診断に難渋することが多く，知覚障害などの感覚障害，MRIなどの画像所見，局所ブロックの効果，疼痛の状態などを十分に吟味して診断を行う．

④ 陳旧性腓骨筋腱脱臼

患者自身が再現できる場合には，実際に脱臼を再現させて診断できるが，疼痛を伴うために脱臼肢位をとらないようにしていることが多い．半側臥位でリラックスさせ，足関節底屈位でやや内反位から背屈させていくと同時に，診断医の指で腓骨遠位後方から長腓骨筋腱を前方へ押し出すと腱脱臼を再現することができる（**図10**，動画22）．

⑤ 足底筋膜炎

足底筋膜炎は中・高齢者では比較的多い疾患であり，踵部痛を主訴として受診する．ただし踵部痛にもさまざまな病態があり，踵部脂肪褥炎や外傷による筋起始部の断裂などがあり，鑑別が必要である．足底筋膜起始部の同定は，足趾をMTP関節で最大伸展させて足底筋膜が緊張し，足部の縦アーチができるwindlass現象を利用する．足底筋膜のレリーフ

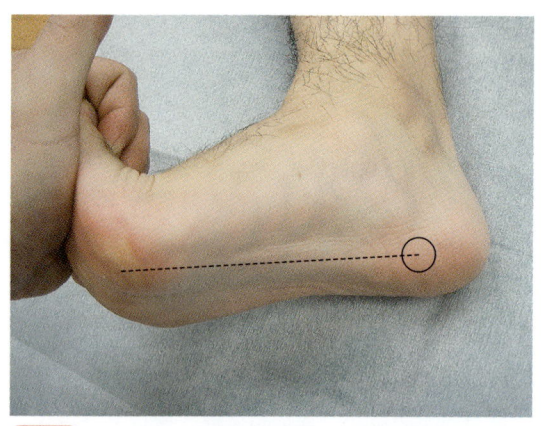

図11 windlass現象を利用した足底筋膜の同定
点線のように足底筋膜のレリーフがみられ，また触知できる．その延長線上で踵骨にあたる部分が，起始部である（○印）．

が正確に触知でき，その近位部に付着部があり，踵部のやや内側にあることが確認できる（**図11**）．

VII. 診察室で行える検査

1. 関節穿刺，関節液採取

足関節で明らかな関節水腫が認められる場合には，前内側から穿刺して，関節液を採取する．膝関節液と同様に採取した液の性状を観察することで，診断上有用な情報を得ることができる．

脂肪滴を伴う血性である場合には，骨折や骨軟骨損傷などの外傷である可能性が高い．黄色透明

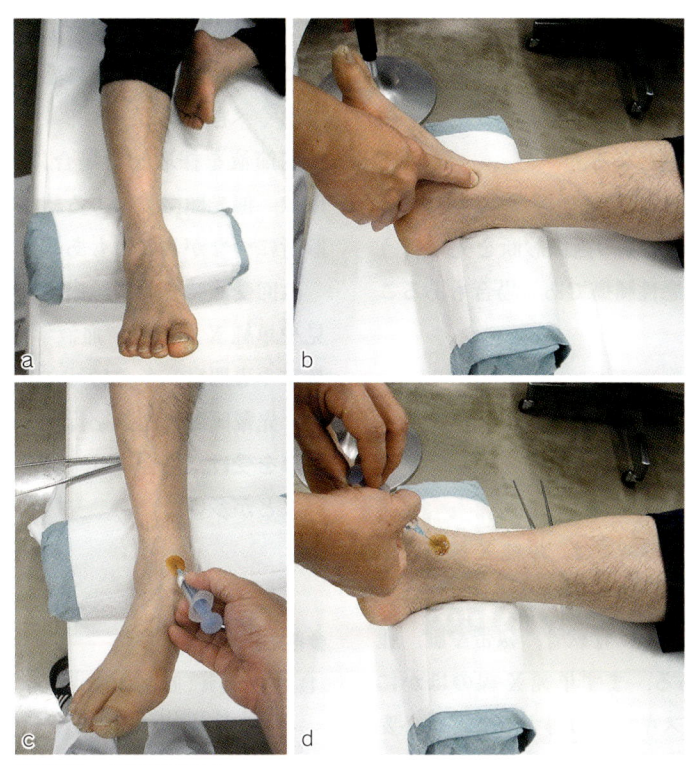

図12 足関節穿刺
a：ベッド上で仰臥位にさせ，足関節を安定させるために枕を置く．
b：足関節前内側の刺入点を決定する．
c：やや遠位内側から刺入すると，足関節に穿刺しやすい．
d：針先を片手で十分に固定して，吸引や注入を行う．

な液では，変形性関節症や骨軟骨障害などを疑う．混濁を伴う際には関節リウマチ，痛風や偽痛風，感染を疑い，結核菌をターゲットにしたPCR検査も含めて細菌検査や結晶分析を行うべきである（図12）．

外傷の既往もなく，血性である場合には，色素性絨毛結節性滑膜炎など腫瘍性病変の可能性があるため，穿刺前にMRIなどの画像評価をしておくことが必要な場合もある．

2．キシロカインテスト

原因となる関節や部位が診断困難な場合には，時に少量のステロイド剤を含めた関節内または局所のブロックが有用なことがある．感染を否定したうえで，足関節内や距骨下関節，足根洞部，足根管部などに行う．ブロック後の効果と効果持続期間などを次回受診時に聴取する．広範囲に疼痛の訴えがあるときや画像診断と合致しにくい場合などに有用である．ただし特異的な検査ではないことを理解し，総合的な診断を慎重にすすめることが大切である．

3．ガングリオン，滑液包穿刺

足部・足関節にはガングリオンや滑液包炎による水腫などはよくみられるが，穿刺には注意を要する．腫瘤の性状（弾性や硬度など），皮膚や周囲組織との癒着の有無などを慎重に触診する．穿刺をする際には，神経の走行を熟知しておく必要性があり，それにより神経損傷を起こす可能性がある．特に足関節前外側の滑液包穿刺では，腓骨神経が滑液包の表面を走行することもあり，細心の注意を要する．

足根管部のガングリオンは，穿刺は避けることが望ましい．脛骨神経がガングリオンよりも浅層に押し上げられていることが手術所見などからも

第3章 足関節・足部の臨床診断各論　　小児期

1. 小児期扁平足

問診（臨床経過）

2歳女児．39週3,124 gで出生，周産期異常はなし．運動発達はやや遅れ，1歳時に伝い歩き，1歳9ヵ月時に始歩となった．立位で「足の裏がちゃんと着かず小趾側が浮いている」と両親が気づき受診した．

> **ポイント**　足の変形は「内側に倒れている」「外側を向いている」などと訴えられるため，実際に子どもを裸足で立たせて保護者と話しながら内容を理解するよう努めるべきである．幼児の診察では視診が最も重要で，泣いてしまわないよう両親にズボン，靴下を脱がしてもらい，医師から少し離れた位置におもちゃを用意して立たせることから始める．視診は背面から行うが，不用意に触診を試みると拒否されて診察できなくなるので注意する．

視診

立位では下腿軸より外方に偏位するほど踵骨は外反し（図1a），前足部は両側とも強く外転していた（図1b）．内側縦アーチは低下・消失，さらに足部内側縁は凸状に変形して突出した距骨頭が床面に接触していた（図1c）．荷重立位で外反した足部は坐位での非荷重位では回復して自然なアーチ構造を呈し，扁平足が可撓性であることが観察された．

> **ポイント**　距骨下関節は荷重軸に対して傾斜しているため，扁平足では踵骨外反と前足部外転，前足部回内が伴う．小児期の扁平足で最も可能性が高い可撓性扁平足flexible flatfoot（FFF）は後脛骨筋が未発達なため舟状骨を支えきれないことが主な病態である．一方，アキレス腱の短縮性の拘縮を一次的な病態とする過動性扁平足hypermobile flatfoot with short tendo-Achilles（HFF-STA）[1]も存在するが，立位での視診上はこれらの足部変形に大きな違いは認められない．また，荷重に関係なく変形したものは強剛性扁平足rigid flatfootであり先天性多発性関節拘縮症や垂直距骨などでみられる．

身体所見

歩容はやや動揺性を伴うもののバランス反応は良好で正常範囲内と考えられた．膝蓋腱反射，アキレス腱反射は正常で，アキレス腱の短縮も認められなかった．Carterの5徴[2]は全項目陽性で全身性関節弛緩症傾向を示した．

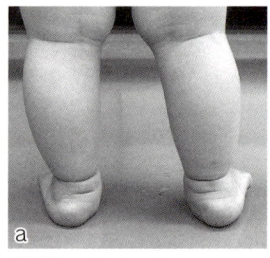

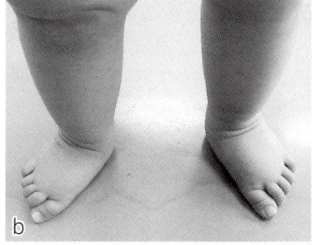

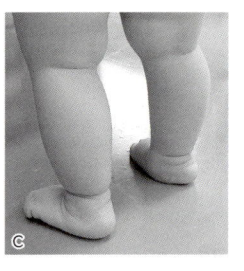

図1　立位足部
踵骨外反と前足部外転，内側縦アーチの低下が認められた．

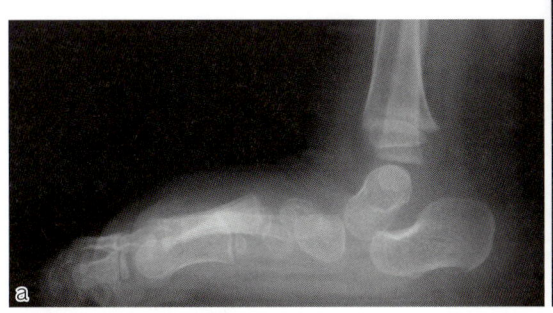

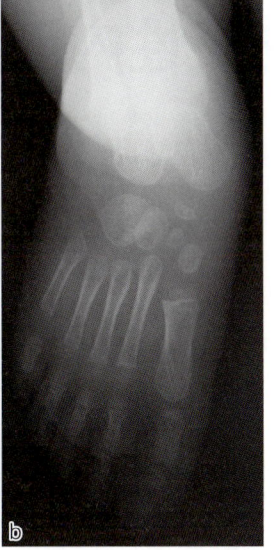

図2 立位足部X線像
縦アーチの破綻と距骨底屈内転位が認められた．

> **ポイント**
> 小児期の扁平足では症候性扁平足を除外してからFFFの診断に至る．鑑別診断では神経筋疾患を除外するが，脳性麻痺などの神経疾患ではバランス反応の低下や深部反射の亢進，下腿三頭筋や腓骨筋の筋緊張増加などが認められる．筋ジストロフィー，ミオパチーなどの筋疾患では床からの立ち上がりやしゃがみ込みが困難，深部反射の低下などが診断の手掛かりとなる．

検査手順のプランニング

X線検査は荷重立位での足部2方向撮影を行った．側面像では縦アーチの破綻と距骨底屈位（図2a），背底像では距骨内転と前足部外転位（図2b）を認めた．

> **ポイント**
> X線検査では骨性扁平足を鑑別するが，距骨や舟状骨など骨化遅延があれば多発性骨端異形成症などを念頭に置く．扁平足の骨形態計測は，側面像では踵骨背屈角，距骨底屈角，側面距骨第1中足骨角が，背底像では背底距踵角，背底第1中足骨角が参考になる．

本症例の確定診断

視診と身体所見，X線像などから全身性関節弛緩症傾向を伴う可撓性扁平足と診断した．アーチサポートを処方し使用を指示したところ，就学までに全身性関節弛緩症傾向と扁平足の改善が得られた．

> **ポイント**
> 神経筋疾患と骨性扁平足が鑑別診断として重要で，これらが否定的な場合にいわゆるFFFと診断される．特に著しい扁平足を呈する例では全身性関節弛緩症傾向を伴う可撓性扁平足 flexible flatfoot with generalized joint luxity（FFF-GJL）[3]に当てはまることが多く，アーチサポートの治療適応となる．

（落合達宏）

参考文献

1) Harris RI, Beath T：Hypermobile flat-foot with short tendo achillis. J Bone Joint Surg Am, 30A：116-140, 1948.
2) Carter C, Wilkinson J：Persistent joint laxity and congenital dislocation of the hip. J Bone Joint Surg Br, 46B：40-45, 1964.
3) 落合達宏：こどもの扁平足：柔らかい扁平足．MB Orthop, 26：15-23, 2013.

2. 先天性内反足

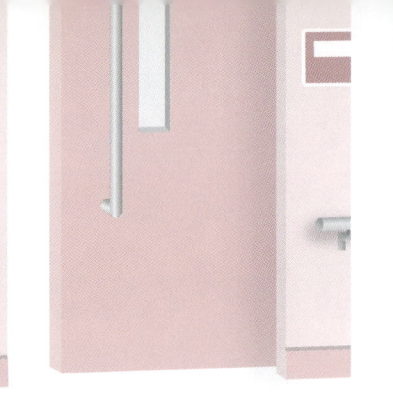

問診（臨床経過）

生後14日男児．39週3,082g自然分娩で出生，周産期異常はなし．生下時より右足部の内向きに捻じれたような変形に気づかれ，当科へ紹介となった．

> **ポイント** 先天性の外表変形であるため，出生後に産科医・新生児科医に気づかれることが多い．妊娠中や周産期の情報は症候性内反足との鑑別の手がかりになるため，母子手帳と併せて確認する．

視診

仰臥位では，右足部は内転80°・内旋80°の変形と内側足部の深い皮皺を認めた（**図1a**）．下肢を開排すると下腿に対する足底面の捻じれが明らかとなり，内がえし80°の変形を示した（**図1b**）．腹臥位では，足底外側縁は強く弯曲し，足関節後方に深い皮皺を認めた（**図2a**）．外方から観察すると尖足が明らかとなり，底屈90°の尖足変形を示した（**図2b**）．

> **ポイント** 内反足は三次元的な変形であり，水平面では内転内旋，矢状面では底屈，前頭面では内がえしを示す．これは距骨下関節の傾斜がもたらす後足部変形であるが，加えてChopart関節での前足部の内転・回外変形を伴う．尖足は視診だけでの判別は難しく，一見すると踵骨と思える踵部の隆起も触診すると空虚な場合が多い．

身体所見

内反足の徒手矯正は困難であった．足背や足底を触って動きを誘発すると，足趾の内外転や屈伸とともにそれぞれの分離運動が観察された．膝の自動運動や腱反射は正常だったが，アキレス腱は短縮性に拘縮し足関節背屈制限を認めた．肛門の収縮は良好であったが，尾骨部にピンホール状のディンプルを認めた．

> **ポイント** 身体所見では主に神経筋疾患を除外する．足趾の観察は重要で，鷲爪趾変形からは二分脊椎などの足内在筋麻痺を，分離運動性の低下からは脳性麻痺を想起しやすい．仙骨部のディンプルや異常発毛，血管腫などの皮膚異常は脊髄脂肪腫や脊髄終糸肥厚に関連する場合もあるので，MRIで確認する．

検査手順のプランニング

X線検査は可及的背屈位での足部2方向撮影を行った．現時点では距骨核は未出現で，正面像では前足部の内転変形（**図3a**）を，側面像では凹足変形と尖足変形を認めた（**図3b**）．後日，脊髄MRIを予約した．

> **ポイント** X線像の骨形態計測では背底距踵角・側面距踵角がよく知られているが，新生児では豆状で小さく，計測線が曖昧になりやすい．したがって，内反足としての重症度は臨床所見から判断されることが多い[1,2]．

2. 先天性内反足

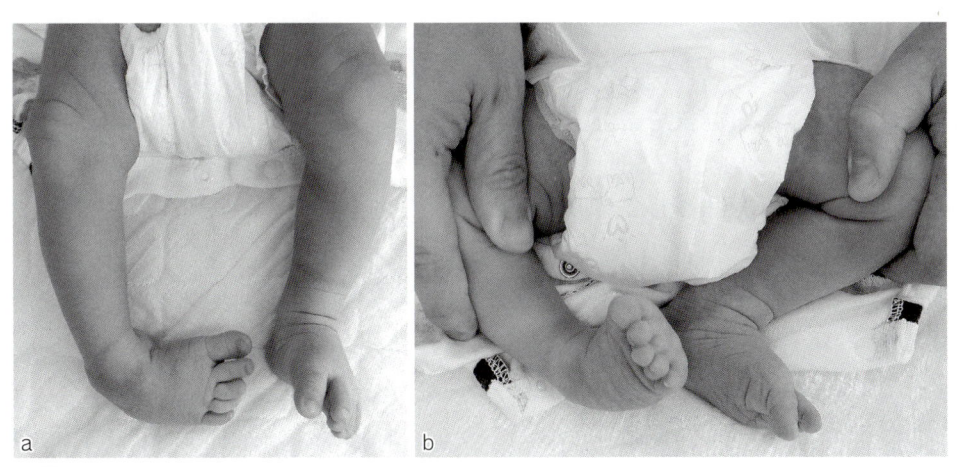

図1 仰臥位足部
右足の内転内旋内がえし位と内側の皮皺が認められた.

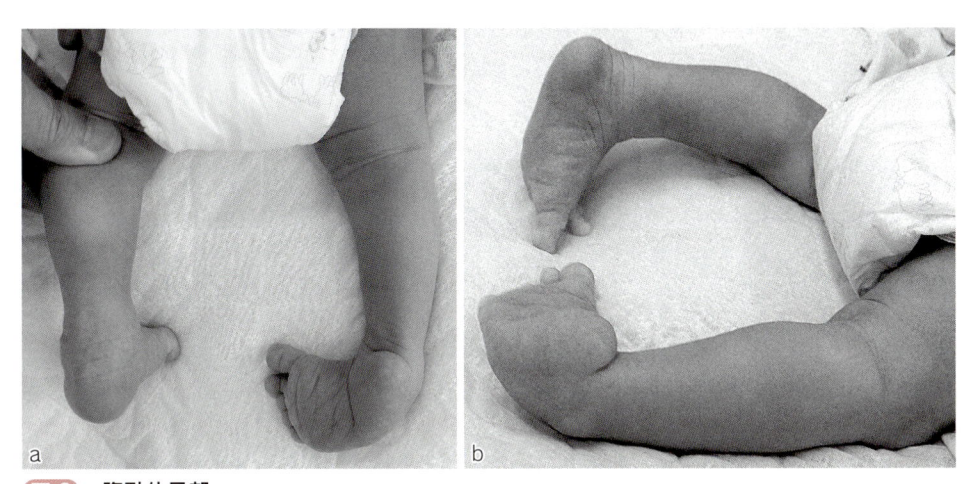

図2 腹臥位足部
右足の尖足位と足底外側縁の弯曲, 足関節後方の皮皺が認められた.

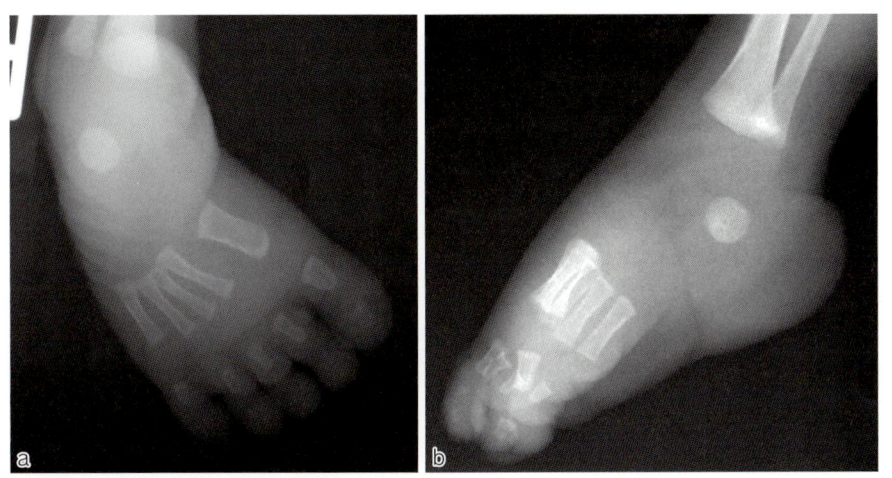

図3 可及的背屈位足部X線像
尖足位と前足部内転位が認められた.

本症例の確定診断

視診，身体所見から神経筋疾患を鑑別し，いわゆる先天性内反足（特発性内反尖足 idiopathic talipes equinovarus；ITEV）と診断した．即日Ponseti法による徒手矯正およびギプス固定を4週間行った後，足部外転装具へ移行した．尖足の残存に対して2ヵ月時にアキレス腱の皮下切腱および追加ギプス矯正を2週間行った．5歳の現在，変形矯正は維持され蹠行性も良好である．

> **ポイント** 神経筋疾患などの症候性内反足をあらかじめ鑑別しておくことは重要であるが，特発性・症候性のいずれにおいても内反足変形への対応は必須である．近年，Ponseti法による矯正法[2]が主流となっており，新生児期もしくは可及的早期からの治療開始が望ましい．

（落合達宏）

参考文献

1) Diméglio A, Bensahel H, Souchet P, et al.：Classification of clubfoot. J Pediatr Orthop B, 4（2）：129-136, 1995.
2) Staheli L：Clubfoot：Ponseti Management, 3th ed, p.27, Global HELP, 2009.（http://global-help.org/category/categories/clubfoot/）

3. 麻痺足（痙性麻痺と弛緩性麻痺）

» 痙性麻痺

問診（臨床経過）

12歳女児．出生後に脳性麻痺の診断を受け，他院で発達訓練や理学療法，装具療法などを行っていたが，足部痛と歩容異常を主訴に当院を受診した．

> **ポイント**
> 脳性麻痺は生後1ヵ月までに生じた進行性ではない脳病変による運動障害と定義されている．さまざまな病型があるが，痙性麻痺を呈するものが多く，痙性による筋力不均衡が足部変形を引き起こす．

視診

立位歩行は可能であるが，足部外側縁で接地し踵は床から浮いた状態であった（図1）．また，第5中足骨骨頭と第5中足骨基部の足底に疼痛を有する胼胝形成を認めた（図2）．

> **ポイント**
> 視診では必ず立位歩行の状態を診察する必要がある．また，荷重集中している部位に胼胝が形成されるため，足底胼胝を観察することで足部変形や歩行状況などの情報が得られる．

身体所見

足部は内反尖凹足を呈し，足関節背屈は膝伸展位で−15°，屈曲位で5°であった（図3）．

> **ポイント**
> 足部形態は前足部・中後足部に分けて変形の評価を行う．尖足を評価するための足関節背屈角度は膝伸展位と膝屈曲位に分けて計測する．膝伸展位では腓腹筋を含めたすべての底屈筋の異常が評価され，膝屈曲位では腓腹筋の影響が除外されるため，尖足に対する治療としてアキレス腱延長を行うのか，腓腹筋の腱膜切離のみでよいのかの判断をするときに有用な所見となる[1,2]．

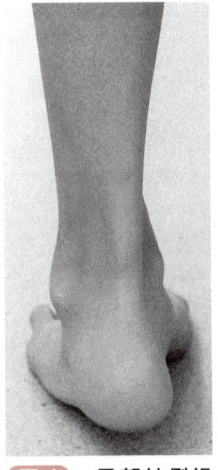

図1 足部外側縁で接地し踵は床から浮いている

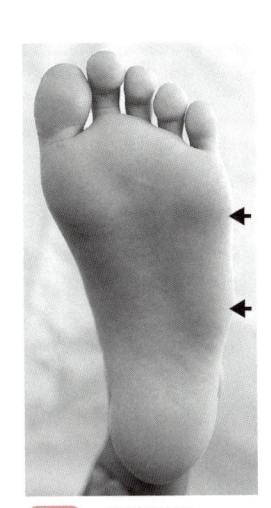

図2 足底胼胝

検査手順のプランニング

X線検査は，立位での足部正面・側面像を撮影し，足部側面像では最大背屈・底屈像も撮影した．

> **ポイント**
> 足部変形は立位での評価が重要であり，足部正面・側面像は必ず立位で撮影する．

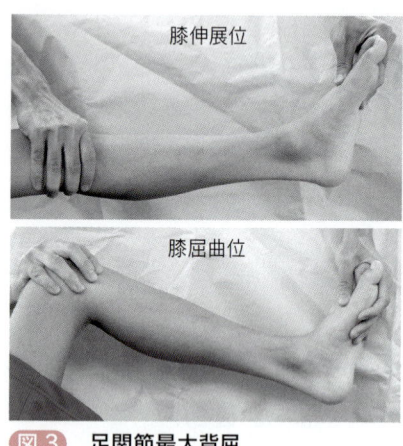

図3 足関節最大背屈

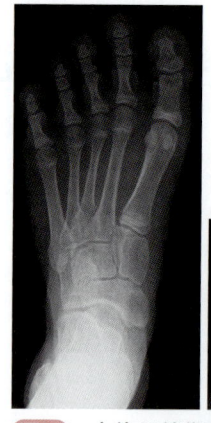

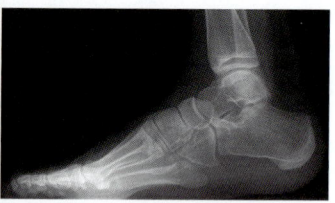

図4 立位X線像で内反尖凹足変形を認めた

🦶 本症例の確定診断

尖足と凹足変形ならびに後足部の内反を示した画像所見（図4）と臨床所見から脳性麻痺に伴う内反尖凹足と診断した．

ポイント 脳性麻痺に伴う足部変形は痙性という動的要素を伴うため，画像所見以上に臨床所見が重要である．

≫ 弛緩性麻痺

💬 問診（臨床経過）

8歳女児．出生時に脊髄髄膜瘤を認め閉鎖術を受けた．その後残存した麻痺に伴う足部変形と歩容異常を主訴に当院を受診した．

ポイント 脊髄髄膜瘤の足部変形は弛緩性麻痺による筋力不均衡により生じ，麻痺のレベルにより内反尖足，内反凹足，外反扁平足，踵足などさまざまな変形をきたす[3]．

👁 視 診

装具を使用せずに立位歩行は可能であるが不安定であり，主に踵部で荷重し前足部は床から浮き気味であった（図5）．

🔍 身体所見

足関節背屈50°，底屈15°と底屈制限を認め，踵部皮膚の角質の増殖がみられたが，発赤・熱感や褥瘡などは認めなかった（図6）．従手筋力検査における筋力は，大腿四頭筋5，前脛骨筋5，下腿三頭筋2であった．

ポイント 脊髄髄膜瘤では麻痺レベルに応じて移動能力が異なり，前脛骨筋の筋力が保たれ下腿三頭筋が麻痺しているレベルでは，歩行能力が比較的良好で独歩可能なものも多いが，筋力不均衡から踵足変形を呈する．脊髄髄膜瘤では知覚麻痺も生じるため疼痛を訴えることがほとんどなく，胼胝部に感染や褥瘡を併発することがあるので皮膚の状態のチェックは重要である．

3. 麻痺足（痙性麻痺と弛緩性麻痺）

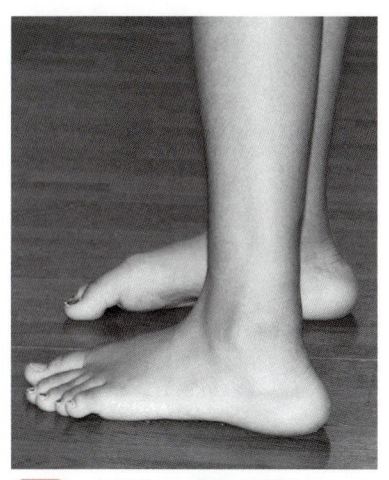

図5 立位は主に踵部で荷重している

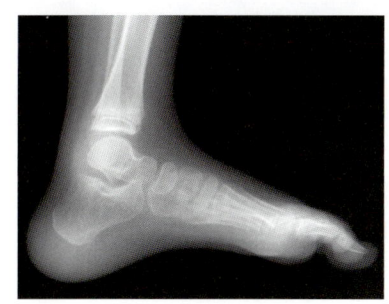

図7 X線像で踵足変形を認めた

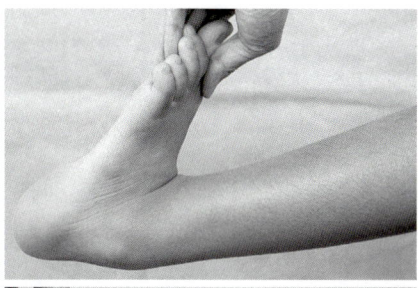

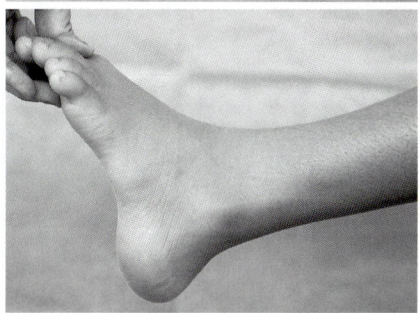

図6 足関節の底屈制限を認め, 踵部は腫大している

参考文献

1) 松尾　隆：脳性麻痺に伴う足部変形. 越智光夫, 高倉義典編：最新整形外科学大系　18下腿・足関節・足部, 第1版, p.177-182, 中山書店, 2007.
2) 松尾　隆：脳性麻痺の整形外科的治療. p.115-179, 創風社, 1998.
3) 亀ヶ谷真琴：脊髄髄膜瘤に伴う足部変形. 越智光夫, 高倉義典編, 最新整形外科学大系　18下腿・足関節・足部, 第1版, p.183-186, 中山書店, 2007.

本症例の確定診断

臨床所見ならびに画像所見（図7）から脊髄髄膜瘤に伴う踵足変形と診断した.

> **ポイント** 脊髄髄膜瘤のような弛緩性麻痺では残存筋力や移動能力に応じて治療法が異なるため, それらの評価が重要である.

（若林健二郎）

第3章 足関節・足部の臨床診断各論

4. 足趾の先天異常

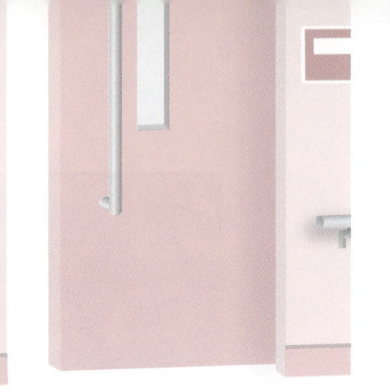

問診（臨床経過）

5ヵ月男児．生下時より足趾の数が多いことを指摘され受診した．家族歴および妊娠，出産経過に特記すべき異常はない．

> **ポイント** 足趾の先天異常のなかでは多趾症が最も多く，発生頻度は0.05％とされている[1]．病因は，胎生4週ごろに足趾の分裂が過剰に起こるためと考えられている．男女の発生頻度に差はないが，なかには遺伝性を示すものもあるため，問診では家族歴を聞いておく必要がある．

視診

足趾を6本認め，第5趾と第6趾は1つの趾となっており，第4趾と第5趾の趾間の前進を認めた（図1）．

> **ポイント** 先天性に足趾が正常より多いものが多趾症であり，2つ以上の趾が癒合したものを多合趾症という．多趾症は，過剰趾が第1趾にあるものを軸前性，第2趾にあるものを軸性，第2趾より外側にあるものを軸後性と分類されており，第5趾が1本多い軸後性多趾症の頻度が最も多い[2]．軸後性多趾症では合趾も認めることが多く，第5・6趾間に合趾のないもの，第5・6趾間に合趾があるが第4・5趾間に合趾のないもの，第4・5趾間と第5・6趾間のいずれにも合趾があるものとさまざまなタイプがある（図2）．また，骨性の連続がない浮遊趾の状態の多趾症（図3）もあり，視診では過剰趾の位置と合趾の有無について診る必要がある．

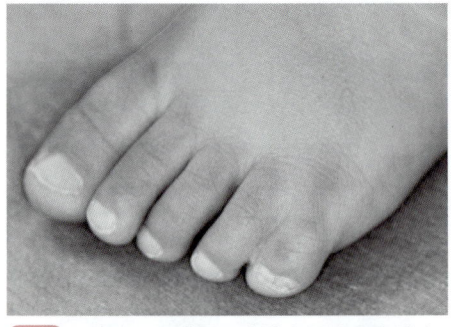

図1 第4・5趾間に合趾を認める多趾症

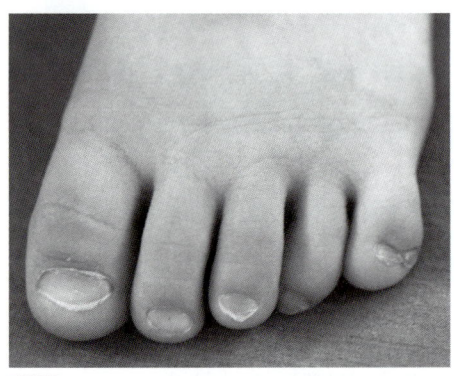

図2 第4・5趾間に合趾を認めない多趾症

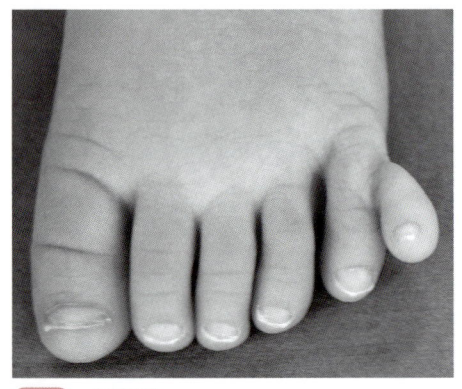

図3 浮遊趾

身体所見

第4趾と第5・6趾はそれぞれ独立した自動運動を認め，第5・6趾の趾尖部には他動的な可動性を認めた．足趾以外に明らかな異常所見は認めなかった．

> **ポイント** 合趾には皮膚と軟部組織のみで癒合している皮膚性合趾と骨まで癒合している骨性合趾がある．幼少期のX線像では軟骨成分が多いため骨性合趾の有無が判定困難であり，足趾の可動性を確認しておくことが重要である．また，多趾症には上肢の多指症を合併するものや先天性疾患の部分症状として生ずるものもあり[3]，全身の診察をすることが必要である．

検査手順のプランニング

両足正斜2方向のX線撮影を行った．X線像では，第5・6趾は中節骨から分岐しており，アライメント不良を認めた（図4）．

> **ポイント** 多趾症は末節骨のみが分岐しているものから，中足骨から完全に分かれているものまでさまざまである．X線像では趾節骨のアライメントや骨の発育状況ならびに中足骨の形態などのチェックを行う．また，片側性の多趾症であっても，健側趾との比較を行うために必ず両足2方向のX線撮影を行う．

本症例の確定診断

臨床所見ならびにX線像から第4・5趾間に皮膚性合趾を有する軸後性の多合趾症と診断した．

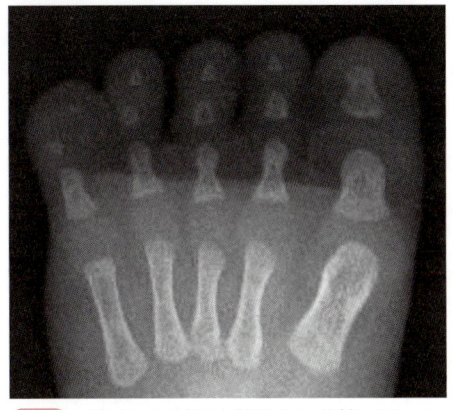

図4 第5・6趾は中節骨から分岐している

> **ポイント** 多趾症はその外観から診断自体は容易である．家族の希望があれば1歳ごろに手術的治療を行うことが多く，合趾症の有無や分岐レベルの状況などにより治療法が異なるため，それらの所見をしっかりと把握しておくことが重要である．

（若林健二郎）

参考文献

1) 山本晴康：多趾症，合趾症．藤井敏男，中村耕三編：最新整形外科学大系 24 小児の運動器疾患，第1版，p.211-213，中山書店，2008．
2) 横田和典：多趾症，合趾症．越智光夫，高倉義典編：最新整形外科学大系 18 下腿・足関節・足部，第1版，p.135-140，中山書店，2007．
3) 田中康仁：多趾症，合趾症．高倉義典（監），田中康仁，北田 力編：図説 足の臨床，第3版，p.84-87，メジカルビュー社，2010．

第3章　足関節・足部の臨床診断各論

5. 足の骨端症

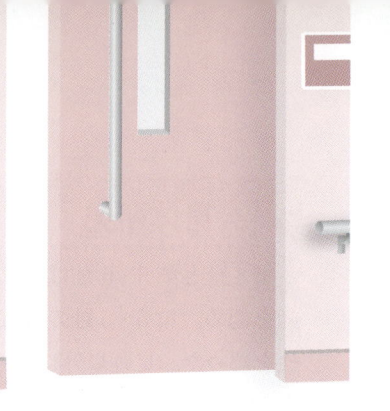

問診（臨床経過）

症例①：4歳女児．1週間前に誘因なく右足痛を訴えた．跛行も出現したため来院した．

症例②：13歳男性．野球部所属．1ヵ月前から歩行時，特に蹴りだし動作時の右足痛が出現し持続するため来院した．

> **ポイント**
> 骨端症は成長期の骨端核に発生する阻血性壊死である．舟状骨の骨端症をKöhler病，中足骨骨頭部のものをFreiberg病（または第2 Köhler病），踵骨ではSever病と呼ぶ．好発年齢はKöhler病では3～7歳ごろ，Freiberg病では思春期，Sever病は学童期である．活動性の高い例に多いといわれているが，特に誘因のない場合もあるので注意が必要である．

視診

症例①：歩行させると跛行があり，右足接地時は内がえし位で足外側を地面についた．

症例②：右第3 MTP関節を中心に軽度の腫脹を認めた．

> **ポイント**
> 局所の痛みのほかに，跛行や局所の熱感・腫脹を呈することもある．Köhler病では舟状骨への負荷を避けるために足外側を接地する歩行をすることがあるので，ベッド上のみでの診察だけでなく，診察室に入ってくる様子を観察することや実際に歩かせてみることも有用である．

身体所見

症例①：右足内側の舟状骨に一致して圧痛を認めた．

症例②：右第3MTP関節部を中心に圧痛を認めた．足趾屈曲力の低下を認め，特に第4,5趾で顕著であった．

> **ポイント**
> 触診により圧痛の存在する解剖学的位置を把握する．腫脹や熱感の有無もチェックする．Freiberg病で活動性が高い割に足趾の機能が低下している例を経験することがある．趾屈曲力の低下やそれに伴うつま先立ち時の不安定性は，骨頭部への力学的負荷増加の要因となる．

診察室での検査

症例①，②：角度計にて関節可動域を測定したが，可動域制限や左右差は認めなかった．

> **ポイント**
> 可動域の評価では角度計を用いる．長期経過例では筋委縮を呈することがあるので，巻尺で下肢周囲径を測定する．足骨端症の場合，診察室では圧痛や足機能評価などの理学的検査が重要となる．

検査手順のプランニング

症例①：X線検査は両足の背底像，斜位像のほか，立位での側面像を撮影した（図1）．

症例②：右足の背底像，斜位像を撮影した（図2）．

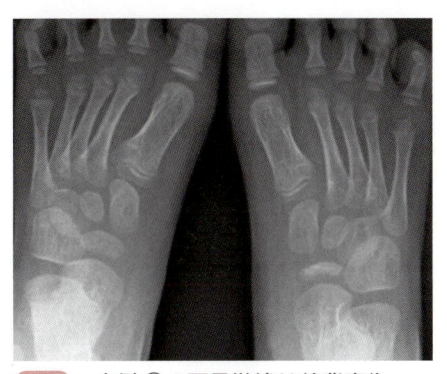

図1 症例①の両足単純X線背底像
右舟状骨の扁平化,骨硬化を認める.

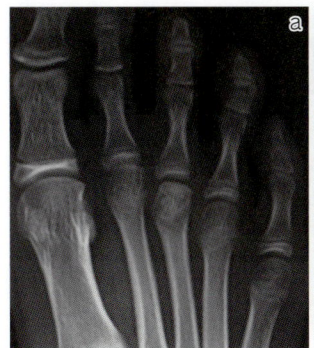

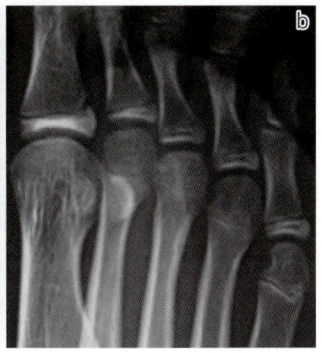

図2 症例②の右足背底像(a),斜位像(b)
第3中足骨頭に骨透瞭像と硬化像が混在し,先端の扁平化を認める.

> **ポイント**
> 単純X線検査は必須である.両側を撮影し,比較することは有用である.立位の視診で扁平足があるようなら,立位側面像でも評価する.Köhler病では舟状骨の扁平化,骨硬化,骨梁構造の消失,辺縁の不整像などを認める.Freiberg病では,骨頭背側中央の透過性亢進,扁平化,辺縁不整像を認める.末期には遊離骨片や骨頭圧潰をきたす.MRIは壊死の範囲やその継時的回復程度を知るのに有用である.またFreiberg病の初期にはX線像では変化がみられないが,MRIで初期における変化を捉えられる可能性がある.

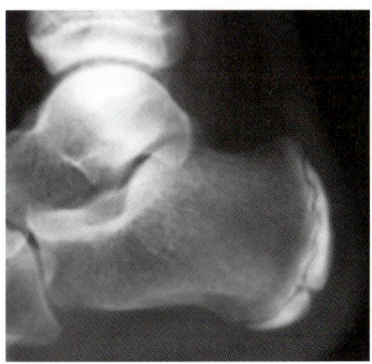

図3 12歳 男児.Sever病
踵骨骨端核に分節化,骨硬化を認める.

本症例の確定診断

発症年齢と圧痛部位,画像所見で圧痛部位に一致する骨の典型的変化から,症例①はKöhler病,症例②はFreiberg病と診断した.症例①ではアーチサポートと活動性制限により早期に痛みは低下した.症例②ではメタタルザルパット付足底挿板と足趾機能の改善を含むリハビリテーションによる治療を行った.

> **ポイント**
> Sever病におけるX線所見でも骨端核の硬化や分節化,扁平化がみられるが,これらの所見は正常足でも認められることがあるので注意が必要である(図3).鑑別診断としては疲労骨折や関節炎のほか,Sever病ではアキレス腱付着部炎,足底腱膜炎などが挙げられる.

(渡邉耕太)

6. 足根骨癒合症

💬 問診（臨床経過）

症例①：12歳女性．半年前から運動時の左足痛が出現し，症状が持続するため来院した．

症例②：11歳男性．1ヵ月前に高所から飛び降りてから右足内側に痛みが出現し，以後持続するため来院した．

> 💡 **ポイント** 疼痛の出現時期は10歳前後が多い．捻挫などの外傷を契機に発症することもある．日常生活では問題ないが，運動によって痛みが出現する例も多い．足根骨の癒合は単一の関節のみのものからほとんどの足根骨にわたるものまで存在する．発生部位は海外の報告では距・踵骨間，踵・舟状骨間が多いが，わが国の報告では舟・楔状骨間癒合の報告も多い[1]．

図1 両足関節を正面から見たところ
左足内側に突出を認める（矢印）．

👁 視 診

症例①：左足内側（内果の遠位部）に突出を認めた（**図1**）．

症例②：右足に軽度の扁平足を認めた．

> 💡 **ポイント** 距・踵骨癒合症で骨性隆起が大きい場合には，内側部に突出を認める．扁平足を呈することもあり，特に腓骨筋の痙性亢進による扁平足がみられることもある．必ず左右差を比較する．ベッド上に臥位でリラックスさせると，足の肢位の左右差を確認することができる．立位でも視診し，アライメントや変形の有無をチェックする．

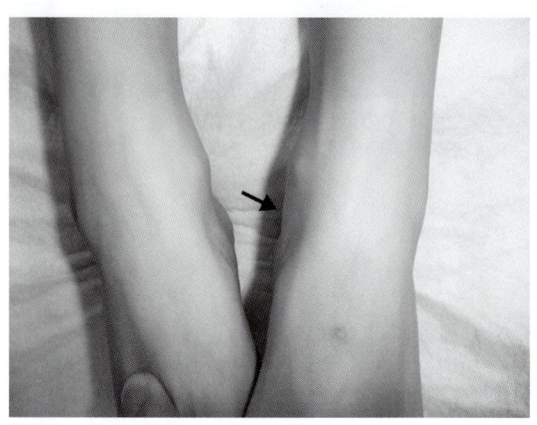

🔍 身体所見

症例①：左足内側の突出部に圧痛を認めた．また，底屈と内がえしの制限を認めた．

症例②：楔舟関節内側に圧痛を認めた．

> 💡 **ポイント** 触診により圧痛の存在する解剖学的位置を把握する．癒合部の関節では可動域制限があるため，各関節の多方向の可動域をチェックする．可動域は健側と比較することも重要である．ただし両側例も存在するので注意が必要である．腓骨筋痙性扁平足の場合は内がえし方向の制限があり，それを強制すると疼痛が下腿外側に誘発される．

診察室での検査

症例①：角度計にて測定すると底屈は患側で10°の制限を認めた．知覚異常は認めなかった．

症例②：足部の可動域に明らかな左右差を認めなかった．

> **ポイント**
> 可動域の評価では角度計を用いる．距・踵骨癒合症では，骨性隆起やガングリオンにより足根管症候群を呈することがあるので，Tinel 様徴候や足底の知覚異常のチェックを行う．ただし，足根骨癒合症では問診と視診，触診，身体所見でかなり診断を絞ることができるので，これらをおろそかにしないこと．

検査手順のプランニング

症例①：X線検査は通常の2方向撮影に加え斜位での撮影も行った．また右側の2方向撮影も行った．後に癒合部の範囲を評価するためにCT撮影を行った．

症例②：両側足の背底像と立位での側面像をオーダーした．

> **ポイント**
> 単純X線検査は必須である．癒合部の組織像により骨性，軟骨性，線維性に分けられ，骨性のものは完全型，それ以外は不完全型と呼ばれる．距・踵骨癒合症では，側面像で後距踵関節の不明瞭化，不整，骨棘のほかC signが認められる（図2）．舟・楔状骨間癒合では足部背底像と側面像の2方向で診断可能である（図3）．踵・舟状骨癒合では足部斜位像が有用である．癒合部の詳細な範囲や関節面の状態などの把握にはCTが有用である．MRIは不完全型の評価に有用であるため，手術を考える場合にはこれらの検査を行う．

本症例の確定診断

圧痛部位と可動域制限，画像所見で圧痛部位に一致する関節不整像やC signから症例①は距踵骨癒合症，症例②は舟・楔状骨癒合症と診断した．

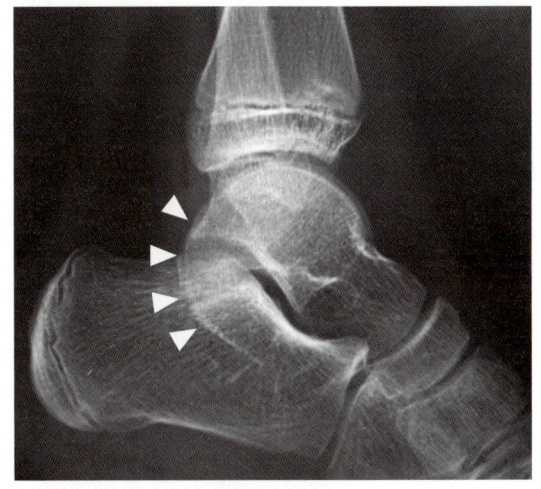

図2 症例①の左足関節側面像
C signを認める（矢頭）．

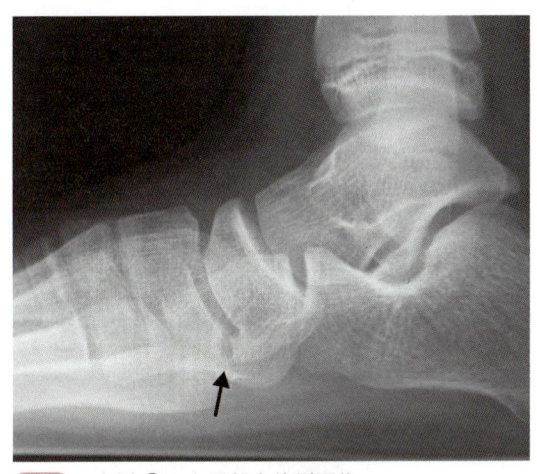

図3 症例②の右足部立位側面像
楔舟関節に不整像を認める（矢印）．

> **ポイント**
> 鑑別診断としては疲労骨折のほか，関節面の不整像から関節炎（若年性特発性関節炎，感染性関節炎など），外傷を伴えば靱帯損傷や骨折などが挙げられる．

（渡邉耕太）

参考文献

1) Kumai T, et al.：Isolated first naviculocuneiform coalition. Foot Ankle Int, 17：635-640, 1996.

第3章 足関節・足部の臨床診断各論

思春期・青年期
（スポーツ障害・外傷含む）

1. 足の疲労骨折

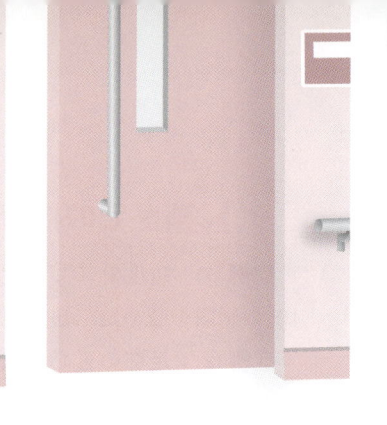

問診（臨床経過）

13歳男性．中学のサッカー部に所属．昨日，部活動の練習で走行中に左足関節の腫脹と歩行時痛が出現．翌朝になっても症状が軽減しないため受診した．

> **ポイント** アスリートが明確な受傷機転なく足関節・足部の疼痛を訴えた場合，その原因としては疲労骨折，腱症などのスポーツ障害が考えられる．

視診

足関節に腫脹があり，軽度の跛行が認められた．

> **ポイント** アスリートは，スポーツ活動を続けたいがために，疼痛があっても我慢して歩行し軽症を装う場合もある．跛行が軽度であるからといって軽微な障害だと判断してはならない．

身体所見

足関節足部の可動域は疼痛のために背屈15°，底屈約30°と制限されていた．内果に圧痛を認めた．

> **ポイント** 足関節・足部において疲労骨折が生じやすい部位は，内果，舟状骨，踵骨，第5中足骨基部，第2〜4中足骨骨幹部，第1MTP種子骨，母趾基節骨が挙げられる．圧痛点は損傷部位の同定に最も重要な情報となる．

診察室での検査

超音波検査において内果の基部前面に皮質骨の長軸方向の不連続性を認めた（図1）．カラードプラでは，新生血管の増生を認めた．

> **ポイント** 超音波検査は，外来において骨組織や軟部組織の傷害をただちに動的に診断することができるツールである．疲労骨折では通常の超音波検査で骨折線を認めなくても，カラードプラで新生血管の増生をみることで診断できる．一方，新生血管は受傷後1年経っても残存している例もあるため治癒の指標とはならない．

検査手順と次回受診のプランニング

X線検査は通常の2方向撮影を行った．内果基部から近位に向かい斜骨折を認めた（図2）．ギプスシーネ固定を行った後，保存療法，手術療法の利点欠点を説明し，翌日の再診を指示した．

> **ポイント** 足関節内果疲労骨折は，X線撮影像で骨折線が近位に向かい斜骨折像を呈するのが特徴である[1]．X線撮影で骨折線が判別できない場合には，MRI STIRが有効である[2]．

本症例の確定診断

身体所見とX線撮影の結果から足関節内果疲労骨折と診断した．患者が早期の確実な治癒を希望したため手術予定とし，術前検査を行った．

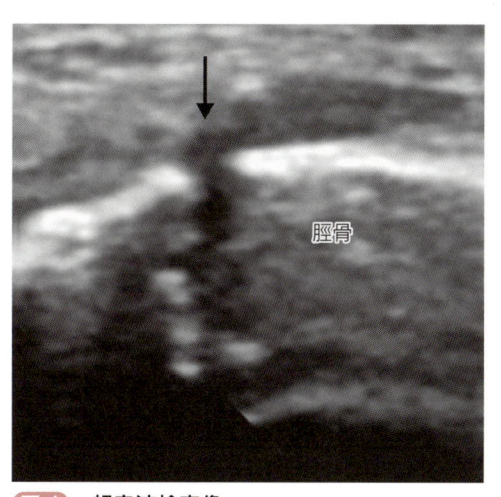

図1　超音波検査像
黒矢印は骨折線を示す．

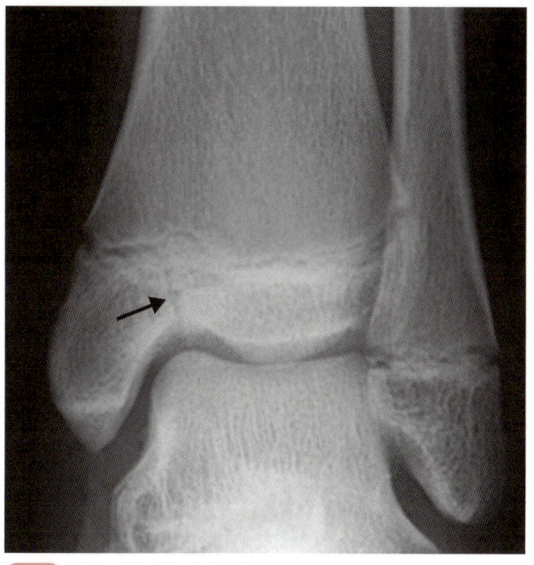

図2　X線撮影前後面像
黒矢印は骨折線を示す．

> **ポイント**
> 著者らの考える足関節足部の疲労骨折に対する手術適応は以下のとおりである[3]．
> 1. 骨折部が大きく転位している，または骨硬化像などの慢性変化を認める例．
> 2. 保存療法を行うも遷延治癒または骨癒合不全に至った例．
> 3. 活動性の高いアスリートで早期のスポーツ復帰を強く希望する例．
>
> スポーツ復帰までの期間は，保存療法を行った場合4〜5ヵ月，手術療法では2〜3ヵ月とされる[4]．手術を行った場合は再発を防ぐために内固定材はスポーツ活動を続ける限り抜釘しないのが原則である．

（高尾昌人）

参考文献

1) Sherbourne KD, Fisher DA, Rettig AC, et al.：Stress fractures of the medial malleolus. Am J Sports Med, 16：60-63, 1988.
2) Boden BP, Osbahr DC：High-risk stress fractures：evaluation and treatment. J Am Acad Orthop Surg, 8：344-353, 2000.
3) 高尾昌人：整形外科臨床パサージュ9　足の痛みクリニカルプラクティス，第1版, p.258-268, 中山書店, 2011.
4) Reider B, Falconiero R, Yurkofsky J：Nonunion of a malleolus stress fracture：a case report. Am J Sports Med, 21：478-481, 1993.

第3章 足関節・足部の臨床診断各論

2. 足・足関節新鮮靱帯損傷

問診（臨床経過）

32歳男性．2日前，サッカー中に右足首を捻挫した．近位を受診し包帯固定を受けるも，疼痛が軽減しないため受診した．

ポイント
「足首の捻挫」で外来を受診した場合，足関節の靱帯損傷だけでなく，足関節果部骨折，二分靱帯損傷（踵骨前方突起骨折），第5中足骨茎状突起骨折，腓骨筋腱脱臼などが単独または合併して発生している可能性がある．受傷時の肢位は損傷されている組織を同定する有力な情報となる．

内がえし捻挫では，前距腓靱帯損傷，三角靱帯深層断裂，二分靱帯損傷，第5中足骨茎状突起骨折が生じやすく，外がえし捻挫では足関節果部骨折，前下脛腓靱帯損傷や三角靱帯浅層断裂が発症しやすい．

視 診

足関節に腫脹があり，外果および内果遠位に斑状出血を認めた（図1）．疼痛は伴うものの荷重歩行は可能であった．

ポイント
斑状出血がみられた場合は，靱帯損傷や骨折などの重篤な組織損傷が生じている可能性が高い．靱帯損傷では歩行状態と重症度の関連性は低く，完全断裂であっても荷重歩行が可能な例も多い．

身体所見

足関節足部の可動域は疼痛のために底屈約30°と制限されていた．外果遠位端の前方および底側，内果遠位端の後方に圧痛を認めた．足関節前方引き出しテストは陽性で，足関節外側に疼痛が誘発された．

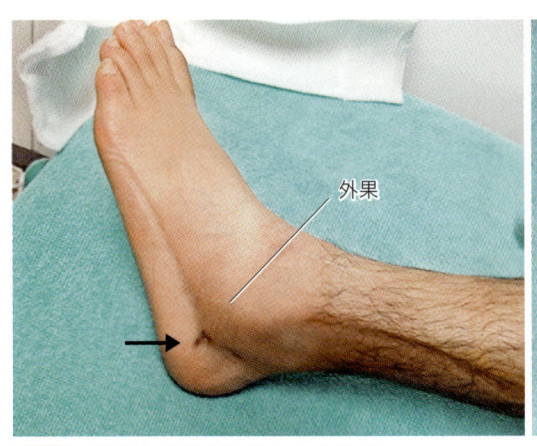

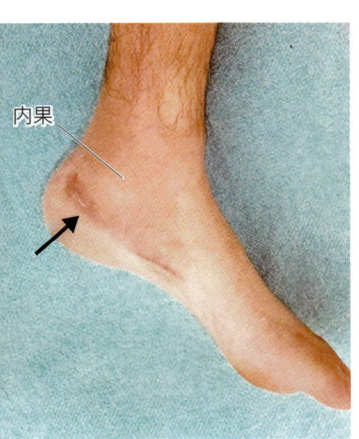

図1 外果および内果遠位の斑状出血
黒矢印は斑状出血を示す．

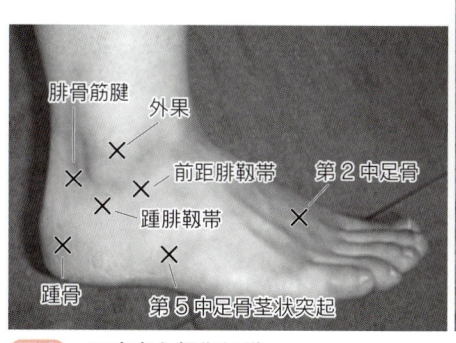

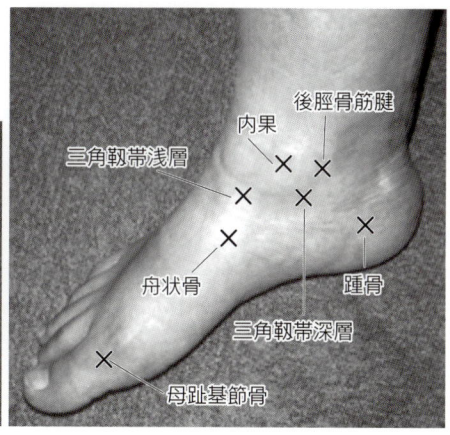

図2 圧痛点と損傷組織

圧痛点は損傷組織の同定に最も重要な情報となる（図2）．外果，内果といった体表から触れることのできるメルクマールを頼りに組織の存在部位を確認し，圧痛の有無で損傷組織を同定する．たとえば，前距腓靱帯は外果遠位から前方に向かい約1.5cmの範囲に，距踵靱帯は同部位から遠位に向かい約3cmの範囲に存在する．

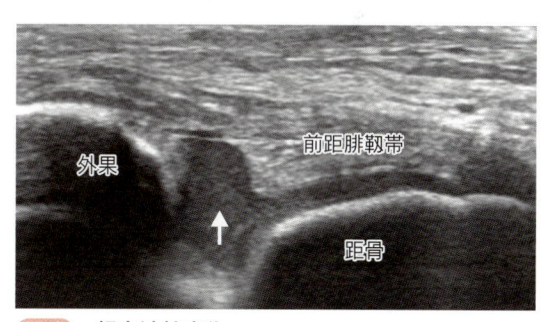

図3 超音波検査像
前距腓靱帯は外果付着から約5mm遠位において連続性を失っている（白矢印）．

診察室での検査

超音波検査において，前距腓靱帯は外果付着から約5mm遠位において連続性を失い，足関節底屈で緊張しなかった（図3）．

超音波検査は，外来において骨組織や軟部組織の傷害をただちに動的に診断することができるツールである．前距腓靱帯は足関節底屈位で緊張するため，プローブを前距腓靱帯の走向に沿って置き足関節を底屈させることで正確に診断することができる[1]．

検査手順と次回受診のプランニング

X線検査は通常の2方向撮影を行った．骨損傷を認めなかったため，荷重制限は行わず，足関節を軟性装具で固定した上で1週間後の受診を指示した．

足関節靱帯損傷はその約90％が保存療法で速やかに治癒に至る[2]．通常は，受傷後1週で症状は軽減し，足関節前方引き出しテストは陰性となる．受傷後1週経過時点で軽快傾向が認められない例では，靱帯の癒合不全や距骨骨軟骨損傷の合併が高率に存在するため[3]，MRIなどの精査が必要となる．

本症例の確定診断

受傷機転と身体所見，超音波検査の結果から足関節外側靱帯損傷および三角靱帯損傷と診断した．1週間後の再診時，疼痛・腫脹・圧痛は残存するものの軽快しており，前方引き出しテストは陰性であった．受傷後3週時点の超音波検査で靱帯の連続性と足関節底屈で緊張することを確認できたため，外固定を除去した上でジョギングを許可した．

> **ポイント**
> 足関節靱帯損傷では，軟性装具などの緩やかな固定を行い，ある程度は損傷靱帯に負荷のかかる状態にすることで治癒が促される[4]．荷重は治癒過程に関係しないとされるため，疼痛の自制内で歩行を許可する．治癒過程の評価には超音波検査が有用である．順調な治癒過程を確認できれば，通常は受傷後2～3週で競技特異的なトレーニングを開始し，4～6週で競技復帰が可能となる[5]．
> 一方，靱帯の癒合不全や距骨骨軟骨損傷が合併する例に対しては，保存療法では治癒が期待できないため手術が必要となる．

（高尾昌人）

参考文献

1) Oae K, Takao M, Uchio Y, et al.：Evaluation of anterior talofibular ligament injury with stress radiography, ultrasonography and MR imaging. Skeletal Radiol, 39：41-47, 2010.
2) Takao M, Miyamoto W, Matsui K, et al.：Functional treatment after surgical repair for acute lateral ligament disruption of the ankle in athletes. Am J Sports Med, 40：447-451, 2010.
3) Takao M, Ochi M, Uchio Y, et al.：Osteochondral lesions of the talar dome associated with trauma. Arthroscopy, 19：1061-1067, 2003.
4) Bring DK, Reno C, Renstrom P, et al.：Joint immobilization reduces the expression of sensory neuropeptide receptors and impairs healing after tendon rupture in a rat model. J Orthop Res, 27：274-280, 2009.
5) Ivins D：Acute ankle sprain：an update. Am Fam Physician, 74：1714-1720, 2006.

3. 距骨骨軟骨障害

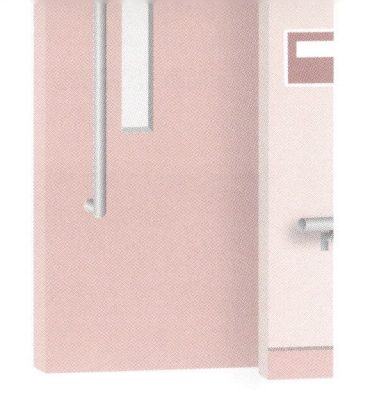

問診（臨床経過）

17歳女性．約1年前にバレーボール練習中ブロックに飛び着地した際，左足関節が内がえしとなり，疼痛出現したため，近医を受診した．左足関節外側靱帯損傷の診断にて，膝下ギプスにて3週間固定後，ブレースを装着し，受傷後約2ヵ月ごろよりバレーボールへ復帰した．受傷後半年ごろより，特に誘引なく，左足関節内側の疼痛を自覚するようになり，徐々に運動時および運動後に疼痛が増強してきたため受診した．

> **ポイント**
> 足関節の疼痛は，距腿関節だけでなく，距骨下関節，踵骨やアキレス腱周囲の慢性疾患でもみられるため，その局在や運動前後での変化，あるいは不安定感の有無など，詳細な問診が必要である．思春期・青年期の距腿関節痛において，本例の場合，まず陳旧性足関節外側靱帯損傷と距骨骨軟骨障害 osteo-chondral lesion of the talus（OCL）の鑑別が必要である．靱帯損傷については治療後にスポーツ復帰しており，その後特に不安定感は訴えていない．
> 一方，OCLの発症には，内がえし損傷との関連性が高く[1]，距骨滑車の前外側と後内側に好発する．陳旧性足関節外側靱帯損傷では約40％に[2]，さらに果部骨折では約70％に[3]，OCLが合併するとの報告もあり，外傷を契機として起きることが多い．しかしながら，これらの外傷の急性期にはOCL自体の症状を鑑別することは困難であるため，看過されやすい．足関節外傷の既往については詳細な問診が必要である．
> また，まったく外傷の既往がなくOCLを発症する症例も存在する．その多くは女性で両側性の内側病変という特徴があり，関節弛緩性との関与も示唆されている．この場合，疼痛は軽微で，安静により軽快することも多い．外傷の有無に加え，両足関節の痛みについても聞いておく必要がある．

身体所見

左足関節には軽度腫脹はみられるものの，明らかな発赤や皮下出血などはみられなかった．また，可動域制限はなく，圧痛を足関節底屈位で距骨内側に認めた．徒手検査上明らかな前方および内反不安性は認めなかった．

> **ポイント**
> OCLの症状は，主に疼痛であるが，初期には軽微で，安静により軽快することも多いため，視診，触診上も異常がみられないことも多い．OCLを念頭に置いて診察することが大切である．

画像検査

X線所見：臥位X線像では，足関節底屈位前後像にて距骨内縁に軟骨下骨の分離像がみられる（**図1a**）．内反ストレス撮影では，距骨傾斜角の患健差はごくわずかである（**図1b**）．

CT所見（**図1c〜e**）：距骨後内縁の軟骨下骨から離断した小骨片が明らかである．嚢腫形成はみられない．

MRI所見（**図1f, g**）：T2強調像では，病変部の骨軟骨片と母床との分界層に線状の高信号領域がみられていた．

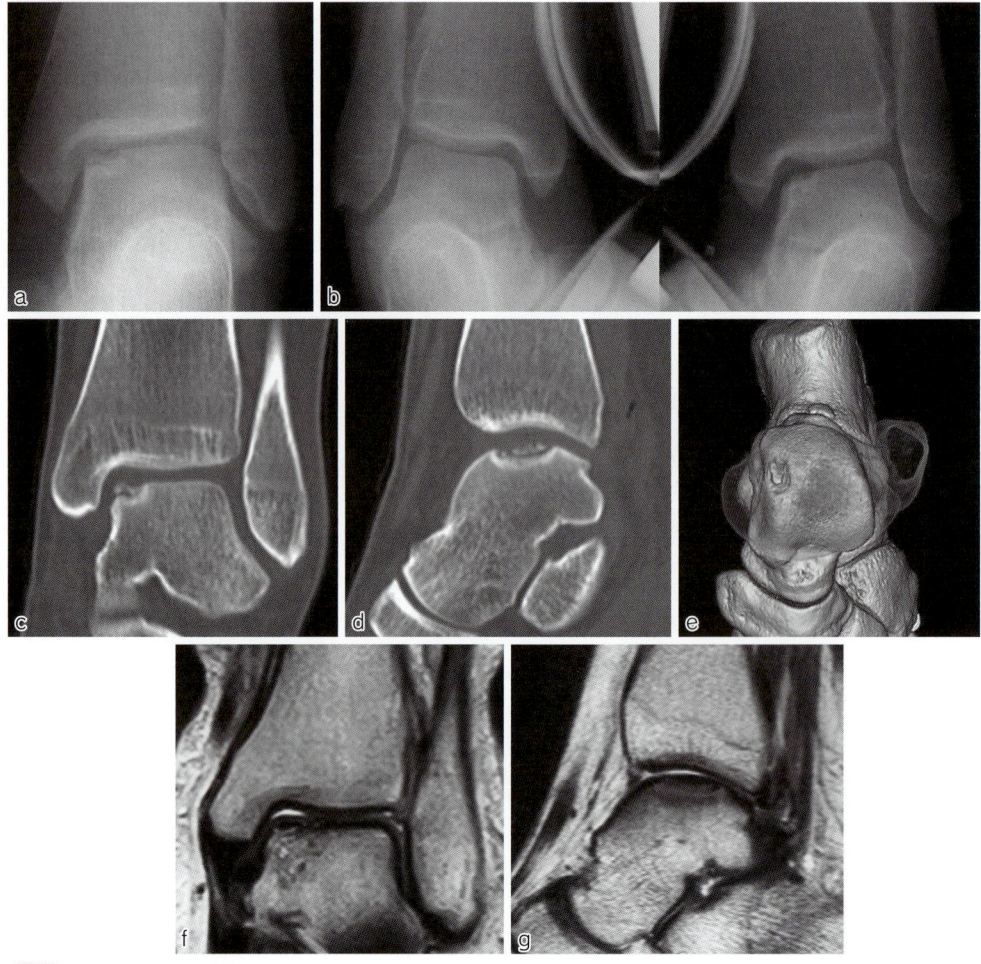

図1 OCL の画像所見
a：X 線前後像（臥位，底屈位）
b：内反ストレス X 線像
c：CT 冠状断像
d：CT 矢状断像
e：3D-CT 像
f：MRI T2 強調冠状断像
g：MRI T2 強調矢状断像

通常，単純 X 線検査では，足関節前後正面，側面の 2 方向を撮影する．外側病変は距骨滑車の前方に多くみられるため，中間位で検出されやすい．一方，内側病変は，滑車後方に存在するため，底屈位以外では描出されにくく，OCL を鑑別する場合には，底屈位での正面像も撮影する．また，足関節ストレス撮影による不安定性の評価も必要である．

CT 検査では，矢状断像，冠状断像の評価が可能で，病変の局在，大きさ，嚢腫の形状など有用な情報が得られる．2 重造影 CT 撮影（造影剤と空気を同時に足関節内に注入後撮影）では，関節軟骨の亀裂などの詳細は評価も同時に行うことが可能である．

また，MRI 検査では，骨軟骨病変と母床部との間に形成される分界層が，T2 強調像にて低信号像であれば安定病変を，高信号像であれば不安定病変を示すとされ[4]，治療方針の決定に有用であるため，OCL では，これらの画像検査は必須と言える．

本症例の確定診断

臨床経過と身体所見，X 線および CT 画像で，靱帯不安定性は軽度で，また，距骨内縁の軟骨下骨から離断した小骨片が認められたこと，MRI T2 強調像で骨軟骨片と母床との分界層に線状の高信号領域がみられたことより，OCL 内側の不安定性病変と考えられ，骨接合術の適応と判断した．骨接合術にて骨癒合が得られ，疼痛が消失したためスポーツへ復帰した．

> **ポイント**
>
> OCL の約 50～60％は内側病変と言われており，そのほとんどは，距骨ドーム荷重部の中央から後方にみられる．治療開始時期の遅れは予後に大きく影響するため，早期に診断し，治療することが重要である．保存的治療の有効率は 40～50％程度と報告されており，骨端線閉鎖後では手術が行われる場合が多い[5]．
> 病態の多様性により，単独の手術術式ですべての症例に対応することは不可能であり，現時点では各術式が単独あるいは組み合わせて用いられている．

（中村英一）

参考文献

1) Berndt AL, Harty M：Transchondral fractures (osteochondritis dissecans) of the talus. J Bone Joint Surg Am, 41-A：988-1020, 1959.
2) Takao M, Uchio Y, Naito K, et al.：Arthroscopic assessment for intra-articular disorders in residual ankle disability after sprain. Am J Sports Med, 33：686-692, 2005.
3) O'Loughlin PF, Heyworth BE, Kennedy JG：Current concepts in the diagnosis and treatment of osteochondral lesions of the ankle. Am J Sports Med, 38：392-404, 2010.
4) 熊井　司，高倉義典，中山正一郎他：距骨滑車骨軟骨損傷の MR 画像について．整形外科，45：1334-1340，1994.
5) Zengerink M, Struijs PA, Tol JL：Treatment of osteochondral lesions of the talus：a systematic review. Knee Surg Sports Traumatol Arthrosc, 18：238-246, 2010.

第3章 足関節・足部の臨床診断各論

4. 足の種子骨・過剰骨障害

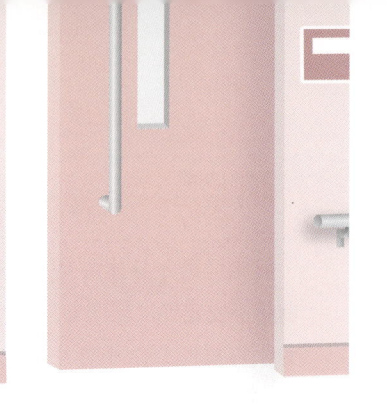

種子骨障害の診かた

問診（臨床経過）

20歳男性．実業団陸上部に所属する長距離ランナーである．約半年前より，走行時に右母趾中足趾節間関節（MTP関節）の痛みを自覚するようになり，疼痛が徐々に増強してきたため，受診した．

ポイント
思春期，青年期の前足部痛を呈する疾患のうち，急性外傷以外に代表的なものとして，外反母趾などの変形，関節リウマチ（RA）などの基礎疾患，Morton病などの神経絞扼性障害，疲労骨折，種子骨・過剰骨障害が挙げられる．種子骨・過剰骨障害では，急性的または慢性的外力が加わることにより，骨折や壊死，上記の結合部やその周囲に炎症などを生じて症候性となる．前足部の疼痛を訴える患者では常に本障害の可能性を念頭に置きながら診療を行う．
問診では，疼痛の増強する状況（時間帯，動作等），外傷の有無，スポーツ歴の有無とその程度，また，既往歴・治療歴として，上記基礎疾患以外にも糖尿病などについても聞いておく．

身体所見

右足部には明らかな変形などはみられなかった．右母趾MTP関節には足底部を中心に腫脹および軽度発赤がみられた．圧痛は母趾種子骨のうち，特に内側種子骨部に強く認め，母趾の強制背屈で，同部の疼痛は増強した．

ポイント
まず脚長差や足部の変形やアライメント異常の有無を立位，臥位ともに確認することが重要で，扁平足，凹足，外反母趾などを確認する．その後，腫脹の局在や発赤，胼胝の有無などを確認する．また足部では皮膚表面から骨標点や腱レリーフが触知しやすく，触診では，これらを指標に，圧痛点の正確な解剖学的部位を知ることがきわめて重要である．また，ある特定の他動運動での疼痛増強の有無を確認することも大事である．

検査手順のプランニング

血液検査では，白血球数・分画，CRP，尿酸値やRA関連マーカーを測定した．また，母趾種子骨部の異常をみるために，単純X線検査では，荷重位での足部正面背底像（**図1a**），側面像，斜位像（**図1b**），ならびに母趾種子骨軸射像（**図1c**）を撮影した．さらにCT検査（**図1d**）やMRI検査（**図2**）も追加した．

ポイント
疑われる基礎疾患や炎症について，必要な血液検査を行う．X線像（**図1**）では，母趾MTP関節の状態（変形や関節裂隙の狭小化，erosionや周囲の石灰化など）に加え，母趾種子骨の骨折や分離，硬化像などを読影できるが，骨折と分裂種子骨の鑑別は困難である．そのほかCT検査では，種子骨骨折の部位，方向，骨関節症の状態などを読影できる（**図1d**）．
また，MRI検査では，種子骨病変部骨髄の低信号化を読影でき（**図2**），特に骨壊死や骨軟骨炎の診断に有用である．以上の検査で陽性所見が認め

4. 足の種子骨・過剰骨障害

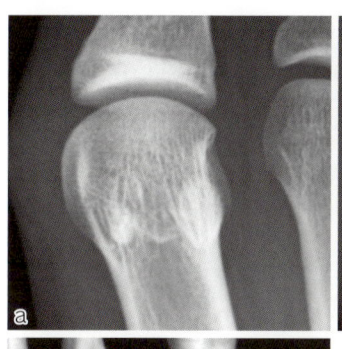

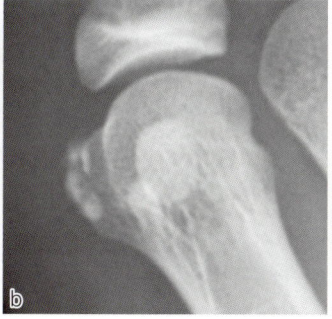

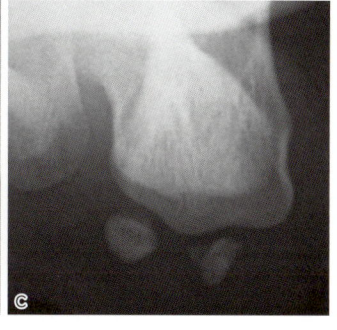

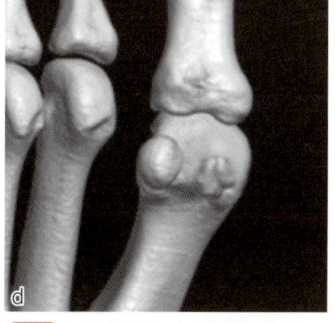

X線 荷重位 正面背底像	臥位 斜位像	荷重位 軸射像
3D-CT像		

図1　X線像およびCT像
　a：X線正面背底像（荷重位）
　b：X線斜位像（臥位）
　c：X線軸射像（荷重位）
　d：3D-CT像

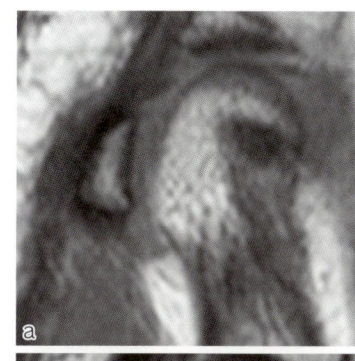

外側種子骨 T1強調 矢状断像		
内側種子骨 T1強調 矢状断像	T1強調 冠状断像	T2強調 冠状断像

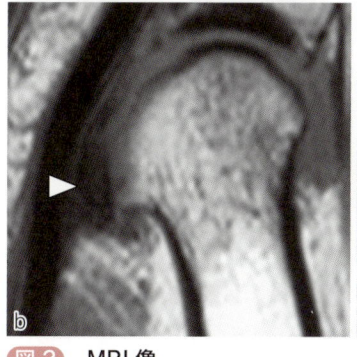

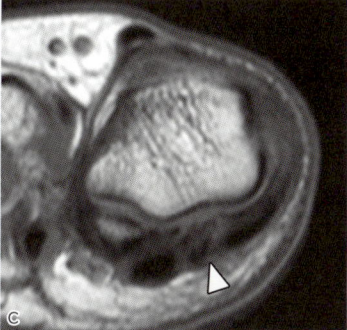

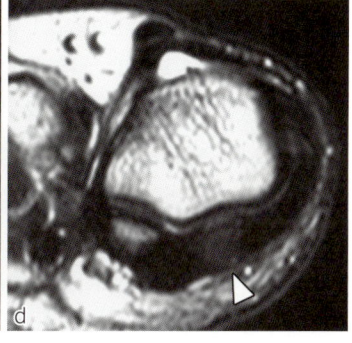

図2　MRI像
　a：外側種子骨　T1強調矢状断像
　b：内側種子骨　T1強調矢状断像
　c：内側種子骨　T1強調冠状断像
　d：内側種子骨　T2強調冠状断像

第3章 足関節・足部の臨床診断各論

られない場合でも，種子骨炎を疑うときには，骨シンチグラフィ検査が有用となることもある．

本症例の確定診断

臨床経過，身体所見，血液検査正常，X線像およびCT像で母趾内側種子骨の分裂がみられ，さらに分裂骨片はMRI T1およびT2強調像ともに低信号領域として描出されたことより，母趾種子骨障害，特に骨壊死と診断し，スポーツを中止し，足底挿板による保存的治療を行った．治療4ヵ月後には疼痛は消失し，スポーツへ復帰している．

ポイント
種子骨とは腱内に存在し，筋腱の運動効果を高める小骨である（図3）[1]．母趾種子骨は母趾中足骨頭部足底部に存する小骨であり，内側（脛側），外側（腓側）の2個がある．母趾種子骨障害の病因としては，急性骨折以外に，疲労骨折，種子骨炎，壊死や骨軟骨炎，外反母趾などに伴う骨関節症，骨髄炎などが報告されている．本障害は前足部痛を呈する疾患としてまれなものではなく，診療にあたっては念頭に置き，詳細な問診と触診，単純X線像の慎重な読影により正確に診断することが重要である．

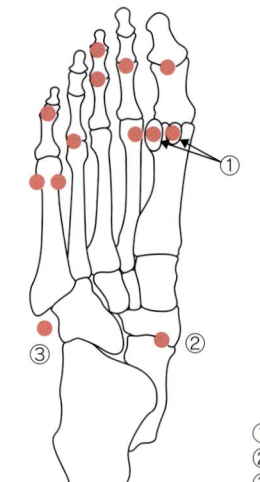

① 短母趾屈筋腱
② 後脛骨筋腱
③ 長腓骨筋腱

図3 足部の種子骨の部位（足底面より）
(Inge GAL, et al.：Surgery of the Foot, 5th ed, 1986)

過剰骨障害の診かた

一方，過剰骨（副骨）とは発生学的に遺残あるいは余剰となる小骨で，足関節および足部を構成するおのおのの骨の一部と線維性，軟骨性，または一部骨性に癒合している小骨をいう．さらにその小骨の一部に靱帯や腱が結合しているものもあり，腱内に存在する場合には種子骨と呼ばれる（図4）[2]．その成因については先天性，または骨の末端が外傷による癒合不全により生じたものなどが考えられている．この副骨に急性的または慢性的外力が加わることにより症候性となることは種子骨障害と同じである．以下に代表的な過剰骨（副骨）障害であるOs tibiale externum（外脛骨）障害，Os trigonum（三角骨）障害，その他の過剰骨障害（Os peroneum，Os intermetatarserum，Os subfibulare，Os subtibiale）について述べる．診断は，いずれも詳細な問診と触診，特に圧痛点の解剖学的位置，単純X線像により容易である．

Os tibiale externum（外脛骨）障害（図4-①）

Os tibiale externumは，舟状骨内側部に位置し，後脛骨筋がその後方に付着している過剰骨もしくは種子骨である．捻挫や打撲などの外傷やスポーツなどのoveruseにより，運動時に後脛骨筋が収縮することにより，舟状骨との間に微小外傷が生じ疼痛が発生する．好発年齢は10～15歳くらいの成長期で，骨端線閉鎖後に自然治癒することが多いが，遺残した場合成人例でもみられることがある．

▶身体所見

舟状骨内側の腫脹，発赤や熱感，同部の骨性隆起と著明な圧痛が特徴的な所見である．

①	os tibiale externum	21.2 (%)
②	os trigonum	12.7
③	os peroneum	9.0
④	os intermetatarseum	2.6
⑤	os subfibulare	2.1
⑥	os supranaviculare	1.0
⑦	os subtibiale	0.9
⑧	os supratalare	0.7
⑨	calcaneus secundarius	0.6
⑩	os talotibiale	0.5
⑪	os sustentaculi	0.3

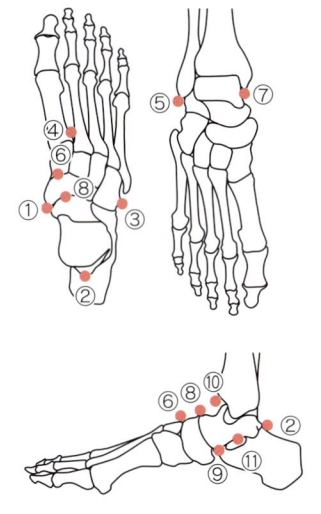

図4 過剰骨の部位と発生頻度
（鶴田登代志他：日整会誌，55：357-370，1981）

▶画像検査

足部2方向に加えて，足部を背側から斜めに撮影する外脛骨撮影（背底斜入撮影）が有用で，X線像を基にしたVeitchの病期分類[3]が一般的に用いられる．CTでは詳細な骨形態の評価が可能であるが，MRIでは明らかな異常所見はみられないことも多い．

Os trigonum（三角骨）障害（図4-②）

足関節後方インピンジメント症候群の原因のひとつとなるOs trigonumは，距骨後方で距骨後外側結節に接し，後距腓靱帯が付着している．尖足動作を多く取るスポーツ（特にサッカー）やクラシックバレエでは，Os trigonumが脛骨と踵骨にてインピンジされて症候性となり，長母趾屈筋腱の腱鞘炎も併発している場合も多い．外傷による距骨後突起骨折（Shephard's骨折）の陳旧化したものも，Os trigonumとの鑑別は困難である．

▶身体所見

外果後方でアキレス腱前方の運動時痛，圧痛がみられるが，腫脹，発赤や熱感などの炎症所見は乏しい．足関節の強制底屈にて，同部の疼痛が誘発されることが特徴的である．

▶画像検査

足部2方向に加えて，足関節底屈時の側面像にてOs trigonumが脛骨と踵骨の間に挟まれる像がみられる．CTでは詳細な骨形態の評価が可能であり，またMRI像ではT2強調像にて周囲の炎症を示す高信号領域がみられ，また，長母趾屈筋腱腱鞘炎の像もみられることがある．

Os peroneum障害（図4-③）

Os peroneumは長腓骨筋腱内に存在する過剰骨もしくは種子骨で，通常は立方骨の長腓骨筋腱溝に位置し，疼痛などの症状を呈する例はまれである．外傷例以外には，スポーツによるoveruse症例や糖尿病合併例などが報告されている．

Os intermetatarseum障害（図4-④）

この過剰骨は比較的まれで第1，2中足骨間基部背側に認められる．第2中足骨基部と骨性または線維性にて結合している．足背部に向かって隆起するので，靴の内面との間で同部の皮膚や皮下組織が圧迫されて疼痛が発生する．

Os subfibulare 障害（図4-⑤）

　Os subfibulare は外果の下端に位置し，各外側靱帯線維束と結合しているが，最も結合している靱帯線維は前距腓靱帯（深層線維）であり，足関節内反位で同靱帯が緊張することにより，この過剰骨が腓骨下端との間で牽引され症候性となる．このような外傷を繰り返すと同靱帯は徐々に弛緩し，不安定性が大きくなるため，治療上足関節内反不安定性の評価も必要となる[4]．

Os subtibiale 障害（図4-⑦）

　この過剰骨は内果下端に三角靱帯の深層線維内に存在する．足関節外反位で三角靱帯が緊張することにより，この過剰骨が脛骨下端との間で牽引され疼痛が発生する．

　　　　　　　　　　　　　　　　（中村英一）

参考文献

1) Inge GAL, Ferguson AE, Pfeffinger L, et al.：Sesamoid and accessory bones. Mann RA：Surgery of the Foot, 5th ed, p.209-239, Mosby, 1986.
2) 鶴田登代志，塩川靖夫，加藤　明他．：足部過剰骨のX線学的研究．日整会誌，55：357-370，1981.
3) Veitch JM：Evaluation of the Kidner procedure in treatment of symptomatic accessory tarsal scaphoid. Clin Orthop Relat Res, 131：210-213, 1978.
4) Hasegawa A, et al.：Separated ossicles of the lateral malleolus. Clin Orthop Relat Res, 330：157-165, 1996.

5. 足関節インピンジメント症候群

足関節前方インピンジメント症候群

問診（臨床経過）

20歳男性．半年前に足関節を捻挫し某医で加療（サポーター固定）を受けた．その後も疼痛が継続しダッシュをする際の走り出しの瞬間，床に落ちた物をとるとき，和式便所を使用する際に足関節前方の疼痛と足関節の可動域制限を自覚する．スポーツ活動や日常生活にも支障があるため受診した．

> **ポイント**
> 具体的に疼痛が出現するときを尋ねる．どんな姿勢（足関節の肢位）になると疼痛が出るのか，安静時痛にもあるのかを尋ねておく．

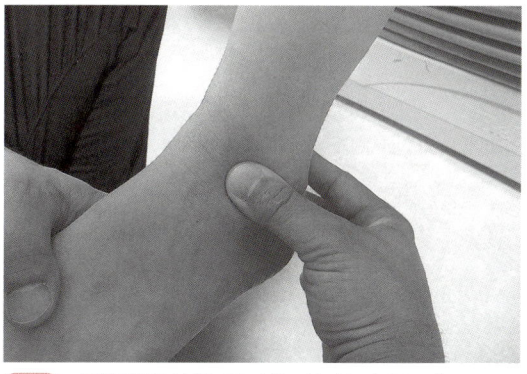

図1 足関節前外側インピンジメントテスト

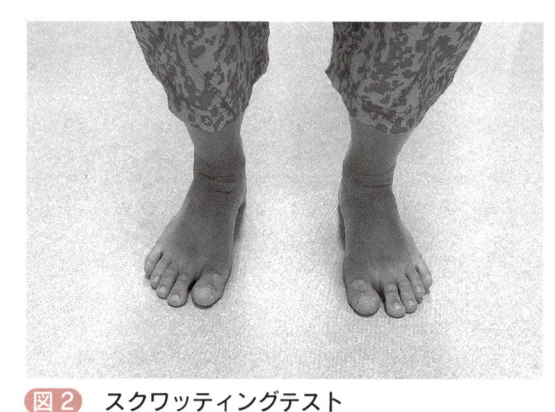

図2 スクワッティングテスト
疼痛のため，左足関節の可動域がわずかに制限されている．

身体所見

歩容異常は認めない．足関節には軽度腫脹があるが，熱感はない．下腿三頭筋のtightnessは認めないが足関節背屈がわずかに制限されており，背屈強制により足関節前方に疼痛出現した．足関節前外側に圧痛を軽度に認め，圧痛部位を押さえながら背屈させると疼痛が増強した（**図1**）．足関節の明らかな不安定を徒手的には認めなかった．スクワッティングにて足関節前方に疼痛が誘発された（**図2**）．

検査手順のプランニング

単純X線2方向の撮影を行った．単純X線検査にて明らかな骨棘（脛骨遠位，距骨滑車前方）が認められなかったためCT撮影を行わず，MRI撮影し滑膜炎，骨軟骨損傷などの有無をチェックした．MRIにおいても明らかな異常を認めず診断と治療を兼ねて足関節内へ関節内注射（局所麻酔＋ステロイド）を行った．注射直後に足関節前方の疼痛が消失しスクワッティングが可能となった（足関節背屈強制，スクワッティング）．

> **ポイント** 注射直後において症状が消失していれば関節内の病変による前方インピンジメントが示唆される．さらに1～2週間後に再度受診し注射の効果持続時間を尋ねることを伝える．除痛効果が短い場合（数時間）はfibrous bandや軟骨片などによるインピンジメントによる疼痛が疑われる．効果が継続した場合は滑膜炎による疼痛が主と推察される．

本症例の確定診断

足関節背屈強制（他動的背屈，スクワッティング）において疼痛が誘発されていること，画像上明らかな異常を認めないこと，足関節内への注射が一時的に効果を得られたことから足関節前方インピンジメントと考える．

足関節前方インピンジメントの原因は大別すると骨性と軟部の2種類である．本例の場合は骨棘などの骨性要素の存在が画像上明らかではないので軟部のインピンジメントが最も疑われる．軟部のインピンジメントの原因としてはfibrous band，滑膜組織，メニスコイド，Bassett靱帯などが挙げられる．NSAIDsの投与，関節内への注射などによって症状が軽快しない場合は足関節鏡視下手術の適応である．

足関節鏡は動的に前方インピンジメント（挟まる，衝突する）する組織の存在を確認および治療も同時に可能であるので非常に有用である．

足関節後方インピンジメント症候群

問診（臨床経過）

15歳女性．バレエダンサー．幼少のころからバレエをしている．

最近，足関節後方の疼痛により満足に踊れない．

普段の生活において支障はないが，トゥシューズを履いて踊ることができない．ポアント（つま先で立った状態）で立つことができない．

> **ポイント** 具体的にどのような肢位で疼痛が出現するかを尋ねる．どんな姿勢（足関節の肢位）になると疼痛が出るのか，安静時痛もあるのかを尋ねておく．

身体所見

足関節の腫脹，熱感はない．足関節外果とアキレス腱の間に圧痛がある．足関節の底屈が健側と比較してわずかに制限されている．他動的に足関節底屈強制を素早く行うと，足関節後方に強い疼痛が誘発される（図3）．また底屈位で母趾を屈曲させ抵抗を加えると足関節後方に疼痛が誘発される．

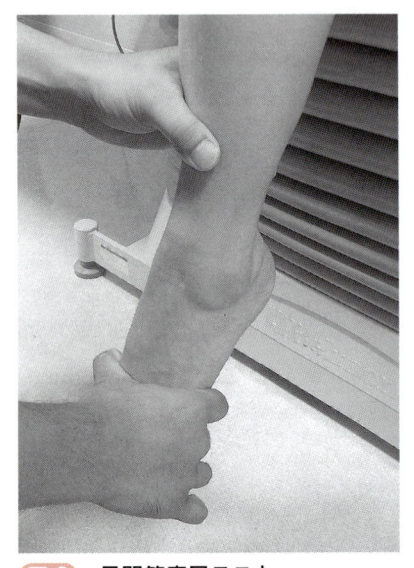

図3 足関節底屈テスト
素早く底屈させて疼痛の再現性をみる．

> **ポイント** 足関節底屈強制テストは素早く行う．ゆっくり行うと疼痛が再現されない可能性がある．底屈位は外旋，中間，内旋位の各肢位で行う．また長母趾屈筋腱（FHL）の病変が合併している例が多いのでFHLの症状の有無を確認する．

検査手順と次回受診のプランニング

単純X線2方向と最大底屈位足関節側面の撮影を行う（図4）．三角骨やStieda processの存在の有無を確認する．最大底屈位ではインピンジメントしている骨性要素の確認を行う．CTにおいては病変の骨形態やサイズを把握する（図5）．MRIは必須の検査ではないが，FHLの症状がある場合には積極的に撮影してよいと思われる．診断と治療を兼ねて足関節後方へ注射（局所麻酔＋ステロイド）を行う．注射後に症状の変化をチェックする（足関節底屈強制，つま先立ち）．さらに1～2週間後に再度受診し，注射の効果を尋ねることを伝える．

> **ポイント** 三角骨の周囲に小骨片が存在する例などがあるので，CT撮影から得られる情報は多い．

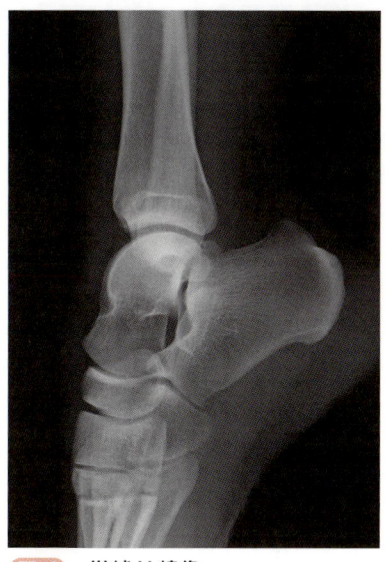

図4 単純X線像
足関節最大底屈位

本症例の確定診断

①足関節底屈位を繰り返し行うバレエダンサーである，②バレエ特有のポアント肢位が困難である，③足関節底屈強制テストにて疼痛が誘発される，④画像検査で三角骨が存在する，以上より足関節後方インピンジメント症候群と診断した．足関節後方インピンジメント症候群に対する保存療法は約60％において有効とされる．まずは安静，NSAIDs，注射などの保存療法を行う．

しかし，バレエやサッカーなどのスポーツは症状がいったん消失しても再燃する可能性があるので，患者と相談のうえ，早期に手術を行ってもよいと思われる．

（吉村一朗）

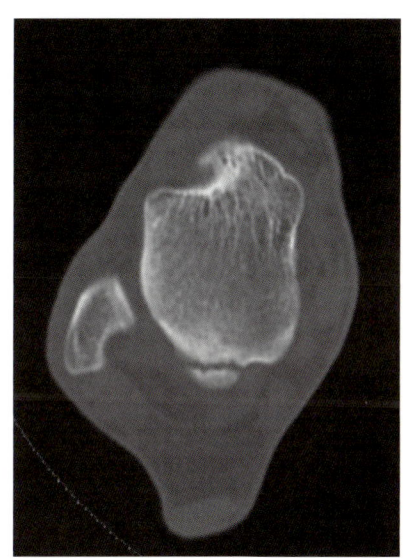

図5 CT像
三角骨の形態，サイズの確認を行う．

参考文献

1) Talusan PG, Toy J, Perez JL, Milewski MD, Reach JS Jr：Anterior ankle impingement：diagnosis and treatment. J Am Acad Orthop Surg, 22：333-339, 2014.
2) Maquirriain J：Posterior ankle impingement syndrome. J Am Acad Orthop Surg, 13：365-371, 2005.

第3章 足関節・足部の臨床診断各論

6. 足関節陳旧性外側靱帯損傷とその合併症

問診（臨床経過）

23歳女性．中学生のときにバスケットプレー中に初回捻挫．医療機関を受診することなく放置．その後，バスケットプレー中に繰り返し捻挫していた．最近は社会人となりスポーツをしていないが，ハイヒールを普段から履いており，通常の歩行において容易に捻りやすい．階段を降りるときに捻りやすい．また長時間の歩行や立位で疼痛が生じる．

> **ポイント**
> どのようなときに足関節の不安定感を感じるか，捻りやすいか，疼痛を生じるかを尋ねる．またそれによりスポーツ活動や日常生活において不都合を感じるか否かが重要である．具体的にはスポーツ選手の場合は患側で踏ん張るときに不安定感を感じたり，捻りやすくないかを尋ねる．また非スポーツ選手の場合は，階段を降りるとき，路面が凸凹した場所の歩行に支障がないか，また長時間の歩行で違和感や疼痛が生じないかを尋ねる．

> **ポイント**
> 足を十分に触診して圧痛部位を明らかにしておく．繰り返し捻挫をすることで合併損傷を起こすことが少なくない．距骨骨軟骨障害，足根洞症候群，腓骨筋腱損傷，足関節前方インピンジメントなどが挙げられる．足関節不安定性を徒手的に確認する場合は膝を屈曲させて，必ず左右ともに動揺性を確認比較する．

検査手順のプランニング

X線検査は，通常の足関節2方向撮影とストレス撮影（内反，前方引き出し）を行った．単純X線において骨棘形成などの明らかな異常は認めない．ストレス撮影では足関節の不安定性を認めた（図2a，b）．MRI T2強調像において前距腓靱帯の弛緩と腓骨側に iso～high intensity area を認め損傷が示唆された（図3）．

視診

歩容は正常であり，下肢および足関節/足部にアライメント異常は認めない．

身体所見

足関節には軽度腫脹があるが，熱感はない．足関節の可動域は正常である．圧痛は距骨滑車内側，脛骨天蓋内側，足根洞に足関節前外側に圧痛を軽度に認めた．足関節の前方動揺性を徒手的に認めた（図1）．片足でのつま先立ちは可能である．

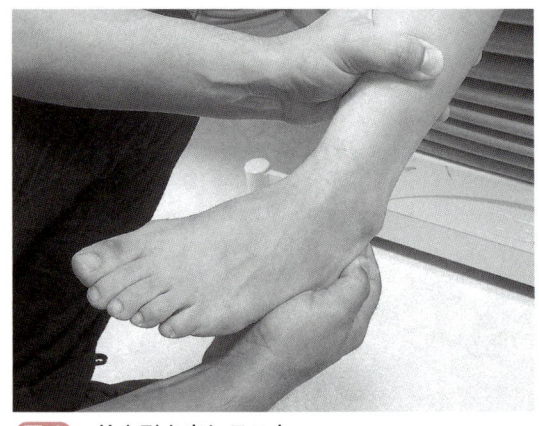

図1 前方引き出しテスト

6. 足関節陳旧性外側靱帯損傷とその合併症

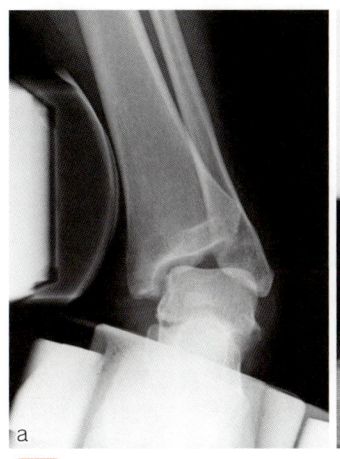

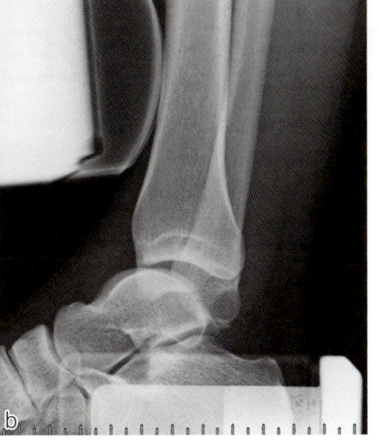

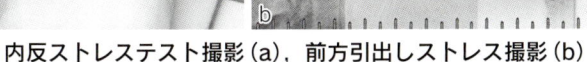

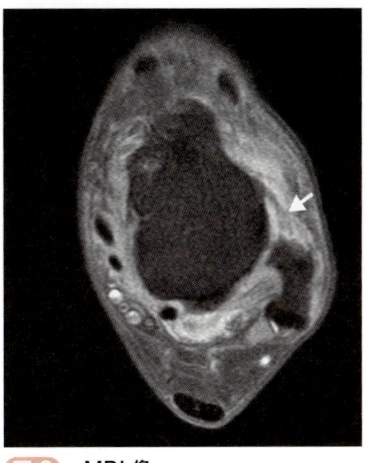

図2 内反ストレステスト撮影(a), 前方引出しストレス撮影(b)

図3 MRI像
前距腓靱帯の弛緩と腓骨側での信号変化.

> **ポイント**
> 通常の単純X線において明らかな骨棘形成を認めた場合は, 立位での足関節2方向撮影を追加する. 症例によっては関節裂隙の狭小化を認めることもある.

距骨滑車に圧痛を認めた際は距骨骨軟骨損傷を疑い, 足関節軽度底屈位で撮影を行うと病変が明らかとなる場合もある. 陳旧性足関節外側靱帯損傷の場合は新鮮例と異なり, ストレス撮影は有用とされるが false negative の例もなかには存在するので絶対的な判断基準とならない. また足根洞に圧痛を認めた場合は距骨下関節の不安定性の存在を疑い, 距骨下関節のストレス撮影を行う. 足関節外側靱帯の評価と合併症の有無の確認にMRI (冠状断, 前額断, 矢状断) が有用である.

本症例の確定診断

繰り返し捻挫の既往があり, 日常生活においても容易に足関節を捻る. ストレスX線撮影で不安定性を認める. MRIで前距腓靱帯損傷が疑われたことから足関節陳旧性外側靱帯損傷と診断される. まずは足趾足関節周囲の筋力アップ, 消炎鎮痛 (内服, 外用, 理学療法など) で治療を行う. 疼痛が主訴の場合, 関節内の疼痛かあるいは関節外の疼痛かを確認するために足関節のブロック注射を行う. 保存療法の後に症状が改善しない場合は手術的治療を考慮する. 距骨骨軟骨損傷の合併を認めた場合は靱帯の処置と併せて治療を行う.

> **ポイント**
> 診断および治療方針の決定は症状, 身体所見, 画像所見から総合的に判断する.

(吉村一朗)

参考文献

1) Guillo S, et al.: Consensus in chronic ankle instability: aetiology, assessment, surgical indications and place for arthroscopy. Orthop Traumatol Surg Res, 99 (8 Suppl): S411-419, 2013.

第3章 足関節・足部の臨床診断各論

7. 足の腱損傷ならびに脱臼

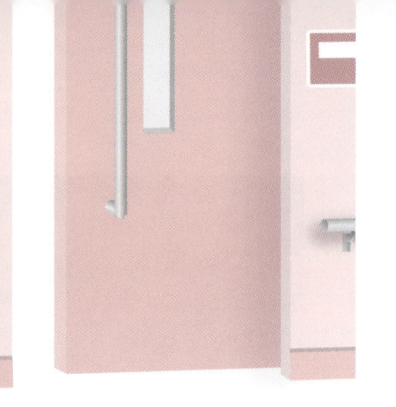

≫ アキレス腱断裂

問診（臨床経過）

35歳男性．昨日，テニス中に受傷した．ダッシュをしたとき，大きな音と同時にふくらはぎを蹴られたような衝撃があった．

> **ポイント** 上記のような典型例では，問診のみでほぼ診断が可能だが，腓腹筋内側頭筋腱移行部の断裂も，同様の断裂音を伴うため，鑑別を要する．まれに足関節捻挫だと思って放置されたり，陳旧例となってから受診する例もあるため，注意する．陳旧例での症状は，底屈筋力の低下による「歩行時に力が入らない」などである．なお，受傷時の痛みは軽度のこともある．

視診

独歩にて来院した．下腿遠位後面に腫脹を認めた．

> **ポイント** アキレス腱が断裂していても，1/3の例では歩行可能である．受傷から数日後に受診した例では，足関節全体に腫脹が広がり，足関節捻挫と見誤ることがあるので注意する．

身体所見

アキレス腱の中央部で陥凹を触知した．腹臥位，膝関節90°屈曲位で，健側の足関節は底屈位だったが，患側では中間位だった（**図1a**）．この姿位で下腿を把握した際に，患側では足関節が底屈しなかった（**図1b**）．

> **ポイント** 典型例では診断は容易だが，断裂部の陥没は，腫脹が強い例では判別しにくい．また，陳旧例では Thompson テストが陰性となることもある．特に受傷機転が非典型的な例や陳旧例では，複数のテストを行うことにより診断精度が上がる[1]．なお，後脛骨筋や足趾屈筋などの働きにより，足関節の自動底屈は可能である．

検査手順のプランニング

超音波検査にて，断裂を確認した．

> **ポイント** 問診と身体所見で診断が明らかな場合は，画像診断は必須ではない．しかし高

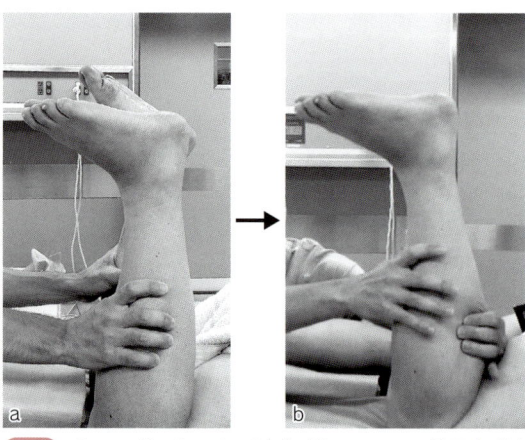

図1 knee flexion test（a），Thompson テスト（b）
a：腹臥位，膝関節90°屈曲位で，健側（奥）では足関節は底屈位となるが，患側（手前）では足関節が中間位となる．
b：下腿を把握しても，足関節が底屈しない（Thompson テスト陽性）．

齢者では，腱内の骨化の有無や，踵骨付着部の裂離骨折との鑑別のために単純 X 線撮影を行う．理学所見で診断が確定しない場合は，超音波検査は簡便に行える検査として有用である．また陳旧性断裂を疑う場合は，腱の全体像を描出できる MRI が有用である．

本症例の確定診断

受傷機転と身体所見より，アキレス腱断裂と診断した．さらに超音波検査を行い，断裂部位を確認した．

> **ポイント** アキレス腱断裂の診断で最も重要なことは，断裂を見逃さないことである．アキレス腱断裂の 25％は初診時に見逃されているとの報告もある[2]．

腓骨筋腱脱臼

問診（臨床経過）

20 歳男性．3 ヵ月前，サッカー中に足首を捻った．その後，ターンの際などに足首の外側に痛みを伴う弾発症状が生じるようになり，プレーに支障があるため受診した．

> **ポイント** 医療機関を受診する腓骨筋腱脱臼の多くは，陳旧例である．新鮮例では，足を捻ったとの訴えで来院することが多いため，足関節外側靱帯損傷との鑑別を要するが，問診のみでの鑑別は難しいことが多い．

視診

外見上，特記すべき異常はなかった．

> **ポイント** 陳旧例では，脱臼していないときには特記すべき所見はない．新鮮例では，足関節外果に腫脹や皮下出血がみられる．

身体所見

抵抗下に足部を回内させ，腓骨筋を収縮させることにより，腓骨筋が外果に乗り上げ脱臼が誘発された．足関節前方引き出しテストは陰性だった．

> **ポイント** 陳旧例では，診察室で脱臼が再現されれば，診断が確定する[3]．まれに先天性脱臼が存在するため，注意が必要である．新鮮例では，外果後方に圧痛を認め，前距腓靱帯には圧痛が少ない．痛みのため誘発テストが難しいこともある．

検査手順のプランニング

単純 X 線足関節 4 方向を撮像したが，異常所見を認めなかった．

> **ポイント** 画像検査は診断に必須ではないが，陳旧例で脱臼がうまく再現できない場合や，新鮮例で痛みのため誘発テストが行えない場合に行う[3]．足関節内旋斜位像で，外果後方に上腓骨筋支帯付着部の裂離骨折があれば，脱臼を示唆する．超音波検査や MRI では，上腓骨筋支帯の外果付着部での剥離と仮性嚢が確認できる（図 2）．

本症例の確定診断

繰り返す脱臼の病歴と，診察室での脱臼の再現により，腓骨筋腱脱臼と診断した．

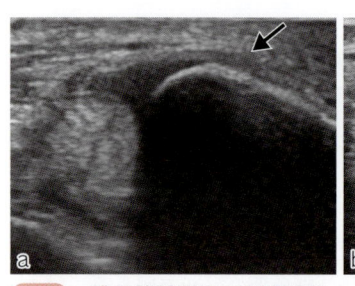

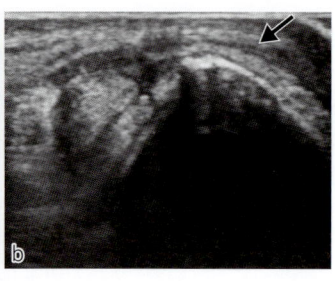

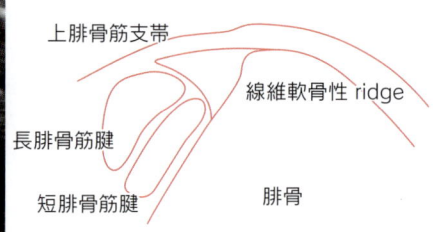

図2 腓骨筋腱脱臼の超音波像
a：健側，b：患側．患側では上腓骨筋支帯（矢印）が腓骨より剥離している．

> **ポイント**
> 陳旧例では，特徴的な病歴と身体所見により，診断は困難ではない．新鮮例では，足関節外側靱帯損傷との鑑別が問題となる．捻挫の診察の際には，外側靱帯だけでなく腓骨筋腱の触診も習慣としたい．

（山口智志）

参考文献

1) 日本整形外科学会診療ガイドライン委員会，アキレス腱断裂ガイドライン策定委員会（編）：アキレス腱断裂診療ガイドライン．南江堂，2007.
2) Ballas MT, et al.：Commonly missed orthopedic problems. Am Fam Physician, 57(2)：267-274, 1998.
3) Ogawa BK, et al.：Current concepts review：peroneal tendon subluxation and dislocation. Foot Ankle Int, 28(9)：1034-1040, 2007.

中・高齢期

1. 外反母趾

問診（臨床経過）

65歳女性．20歳頃から仕事上ハイヒールをよく履いており，長時間の歩行で右第1中足趾節間関節（MTP関節）内側に発赤を認めた．50歳頃から安静時にも右第1MTP関節内側の疼痛と発赤を認め，母趾の外反変形を生じてきた．2年前から右母趾の変形が増悪し，第2趾の上に乗り上げてきた．第2趾足底部にも疼痛が生じてきたため受診した．

> **ポイント**
> 外反母趾の患者には，変形がいつ出現し，進行したのか，疼痛はいつ出現したのか，歩行により疼痛が増悪するのか，を聴取すべきである．また，母趾の変形と第1MTP関節の内側部痛が主症状であることが多いが，足底に胼胝形成を伴う中足部痛を生じることが少なくない．付随する症状も聴取すべきである．また，生活習慣について，日常よく履いている靴の種類と形状，靴を履いて生活する時間，学校および職場で靴の指定があるかを聴取すべきである．

視診

右第1MTP関節内側に発赤を認め，荷重位で母趾は第1MTP関節で外反し，内側に骨性隆起を認めた．また，母趾は回内を認め，第2趾背側に乗り上げていた（**図1**）．足底部では母趾内底側および第2MTP関節底側に胼胝を認めた（**図2**）．他足趾の変形は認めなかった．

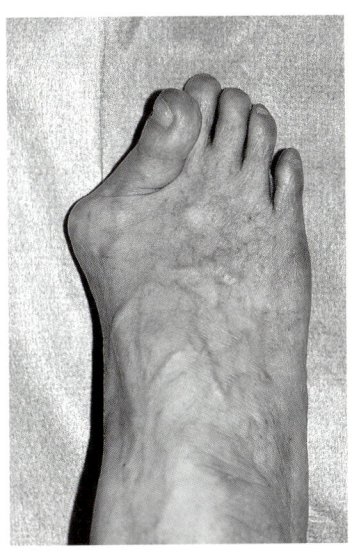

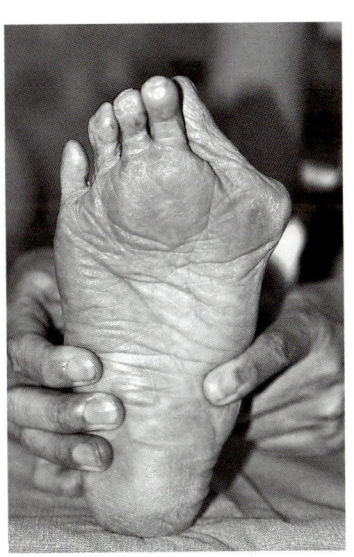

図1 外反母趾の外観

図2 足底の中足骨頭部に形成された有痛性胼胝

233

ポイント

母趾が第1MTP関節で外反していることが重要である。強剛母趾，痛風では第1MTP関節で発赤や腫脹を認めるが，母趾の外反は認めない。足底部では胼胝形成の有無および有痛性かどうかを確認する。母趾以外の足趾変形（槌趾，趾節間外反母趾，内反小趾）を確認し，これによる症状がないかを確認する。

身体所見

右第1MTP関節には可動域制限を認めなかった。右母趾内背側に感覚低下を認め，内側近位部でTinel様徴候を認めた。徒手的に外反変形は矯正可能であった。

ポイント

第1MTP関節の発赤，腫脹，熱感，圧痛の有無とその部位を確認する。内側隆起部に認めれば同部に滑液包炎が生じている。第1MTP関節の可動域は正常あるいは増大していることが多いが，外反変形の高度な例では制限されていることがある。可動域制限を認める症例は外反母趾ではなく，痛風もしくは強剛母趾である可能性が高い。

検査手順

X線検査は通常の2方向と荷重位での足部背底像と側面像および種子骨軸位像を撮影した。外反母趾角（HVA）は45°，第1第2中足骨間角（IMA1-2）は20°，母趾の内側種子骨はHardy分類でⅦであった（図3左）。第1中足骨の外側縁は，round徴候で円型であった（図3右）。

ポイント

通常の非荷重位での足部X線像では変形の程度が荷重位と比較して過小に評価される。荷重位での撮影は必須である。第1MTP関節の変形や母趾以外の足趾の異常（第2MTP関節亜脱臼または脱臼，Lisfranc関節症，内反小趾）の有無を確認する。HVAは正常値が10～16°であり，30°未満を軽度，30～40°を中等度，40°以上を重度変形に分類する[1]。IMA1-2の正常値は9～10°である。母趾種子骨の外側偏位の程度はHardyらの方法によりⅠ～Ⅶ度に分けられる（図4）[2]。正常では90%がⅢ度以下で，外反母趾では大部分がⅣ度以上である。第1中足骨頭外側縁の形状は角型，円型または中間型に分類される。健常成人では82%が角型であり，外反母趾では78%が円型である[3]。第1中足骨回内の指標となる。

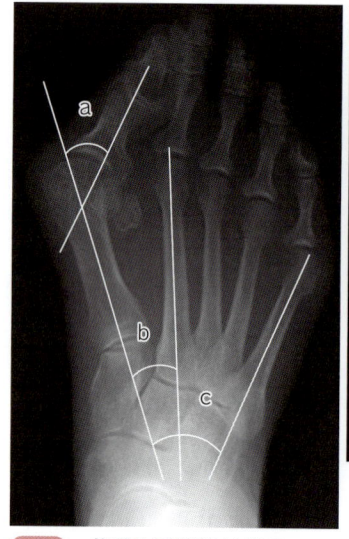

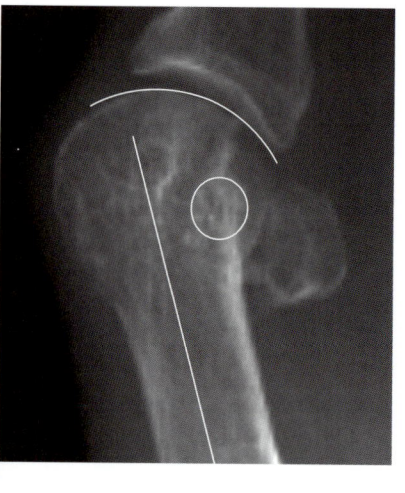

図3 荷重位足背底X線像
a：外反母趾角，b：第1第2中足骨間角，c：第1第5中足骨間角

1. 外反母趾

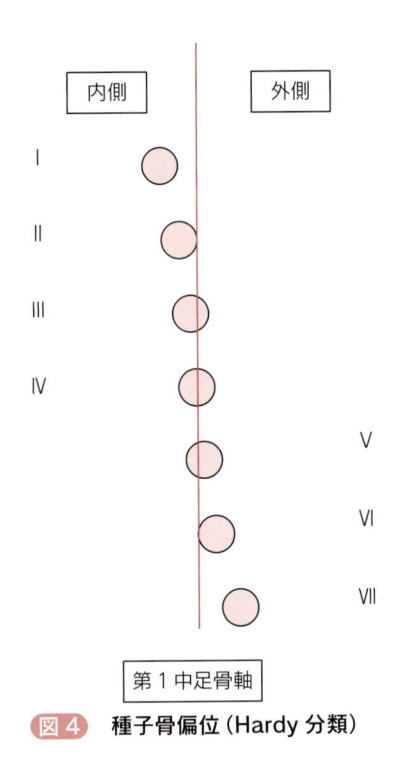

図4 種子骨偏位（Hardy 分類）

本症例の確定診断

臨床所見と身体所見，X線像で関節症性変化を認めず，HVAが20°より大きかったことから外反母趾と診断した．足趾体操の指導，靴の指導，NSAIDs処方を行った．2週間後の再診時に疼痛の改善を認めないため，足底挿板を含む装具療法を選択した．3ヵ月後の再診時に母趾の疼痛が継続していたため，手術療法（Mann法）を選択した．

> **ポイント**
> 外反母趾による症状発現のメカニズムを患者によく説明してから治療を開始する．まずは保存療法を第1選択として試みる．保存療法は薬物療法，靴の指導，運動療法，装具療法が選択される．保存療法で症状の改善を認めなければ手術療法が選択される．
> 手術療法は軽度〜中等度であれば遠位骨切り術（Mitchell法，chevron法，Wilson法など）が，中等度〜重度であれば遠位外側軟部組織解離と近位骨切り術の併用（Mann法，Ludolff法，Scarf法など），第1TMT関節固定術（Lapidus法），第1MTP関節固定術が選択される．

（生駒和也）

参考文献

1) 日本整形外科学会ガイドライン委員会，外反母趾策定委員会：外反母趾診療ガイドライン．p.28-29, 南江堂，2008.
2) Hardy RH, Clapham JC：Observations on hallux valgus；based on a controlled series. J Bone Joint Surg Br, 33：376-391, 1951.
3) Okuda R, et al.：The shape of the lateral edge of the first metatarsal head as a risk factor for recurrence of hallux valgus. J Bone Joint Surg Am, 89：2163-2172, 2007.

2. 強剛母趾

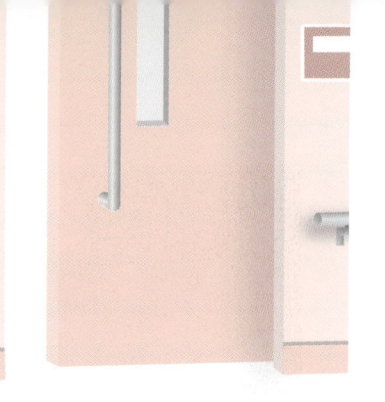

問診（臨床経過）

65歳女性．主訴は右母趾痛である．以前から社交ダンスをしていた．3年前から長距離歩行時に右母趾痛を認めた．徐々に歩行時だけではなく，立ち上がり動作で疼痛が出現するため受診した．

> **ポイント** 主訴を確認することが重要である．ほとんどは母趾痛が主訴であるが，初期には疼痛ではなく，歩きにくいなどの歩行障害を訴えることがある．外傷の既往，職業，趣味，スポーツ歴を聴取する．特に社交ダンスなど母趾の伸展を強制する動作が多いスポーツで生じる．疼痛の出現する動作を確認する．歩行時，正座やしゃがみ込み，立ち上がり動作，つま先立ちで疼痛が出現することが多い．

視診

右第1MTP関節に腫脹を認める．発赤は認めず，足底部に胼胝を認めなかった．

> **ポイント** 腫脹，発赤を確認する．母趾の外反変形，足底胼胝の有無，扁平足，凹足など形態をチェックする．

身体所見

第1MTP関節背側に骨性隆起を触知した．圧痛は関節背側に認めた．第1MTP関節の可動域は伸展40°，屈曲10°と可動域に制限を認め，伸展最終可動域で疼痛が誘発された．

> **ポイント** 第1MTP関節背側に骨性隆起があるか触知する．圧痛部位を確認する．第1中足骨頭背側に圧痛を認めることが多い．病期の進行とともに底側の種子骨中足骨関節に関節症が生じるため，内底側にも圧痛が生じる．第1MTP関節の可動域も計測する．伸展，屈曲何度で疼痛が出現するか診察する．

検査手順

X線検査は通常の2方向と荷重位での足部背底像と側面像を撮影した．正面像で第1MTP関節の狭小化，内外側の骨棘を認めた．側面像では中足骨頭背側の骨棘と母趾基節骨基部背側の骨棘形成を認めた．骨頭部には骨硬化像を認めた（図1）．さらに痛風，関節リウマチ（RA）を除外するために血液検査で尿酸値，RA関連検査（抗CCP抗体，RF，MMP-3）を含めて検査した．

> **ポイント** 単純X線背底像（荷重位）で外反母趾角 hallux valgus angle（HVA），第1第2中足骨間角 intermetatarsal angle 1-2（IMA 1-2）を計測する．鑑別診断には外反母趾，痛風，RAが挙げられる．血液検査で痛風とRAは否定すべきである．外反母趾はX線検査で否定できる．

次回受診のプランニング

血液検査の結果とCT検査を確認するために1週間後の来院を指示した．CT検査では3D-CTで基節骨および中足骨の骨棘を確認した（図2）．再構築矢状断像で関節裂隙の狭小化を確認した（図3）．

図1 荷重位 X 線像
a：背底像，b：側面像
第1MTP 関節において関節裂隙の狭小化，骨棘形成，第1中足骨頭および基節骨基部の骨硬化像を認める．Hattrup 分類で Grade Ⅱ である[1]．

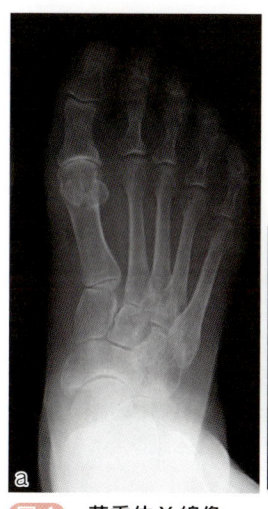

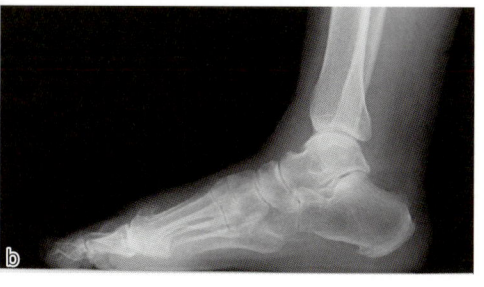

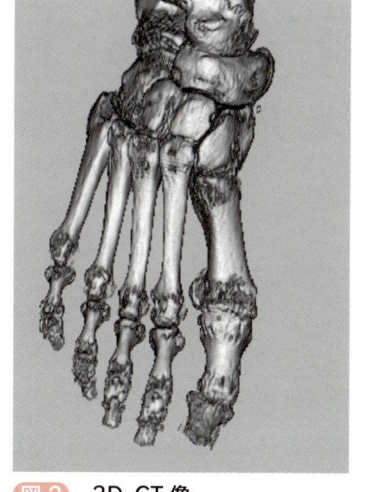

図2 3D-CT 像
第1中足骨の骨棘がよくわかる．

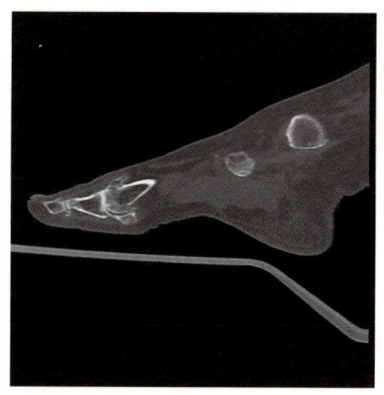

図3 矢状断 MPR 像
関節裂隙の狭小化，軟骨下骨骨嚢腫，中足骨種子骨間の関節裂隙の狭小化，骨棘形成がよくわかる．

ポイント　3D-CT では骨棘を立体的に把握できる．冠状断像や矢状断像で関節裂隙の狭小化を正確に把握できる．

本症例の確定診断

臨床経過と身体所見，X線像で関節裂隙の狭小化を認めたこと，血液検査で尿酸値，CRP，RF，抗CCP抗体が正常範囲内であったため強剛母趾と診断した．靴の指導，NSAIDs の処方を行った．2週間後の再診時に疼痛の改善を認めないため，足底挿板を含む装具療法を選択した．3ヵ月後の再診時に母趾の疼痛が継続していたため関節唇切除術 cheilectomy を選択した[2]．

ポイント　強剛母趾による症状発現のメカニズムを患者によく説明する．まずは保存療法を第1選択として試みる．保存療法は薬物療法，靴の指導，装具療法が選択される．保存療法で症状の改善を認めなければ手術療法が選択される．残念ながら室内で靴を脱ぐ習慣のある日本人には保存療法に限界がある．手術療法は関節唇切除術 cheilectomy，切除関節形成術 resection arthroplasty，関節包挿入関節形成術 capsular interposition arthroplasty，半関節形成術 hemiarthroplasty，骨切り術 osteotomy，関節固定術 arthrodesis が選択される．

（生駒和也）

参考文献

1) Hattrup SJ, Johnson KA：Subject results of hallux rigidus following treatment with cheilectomy. Clin Orthop Relat Res, 226：182-191, 1988.
2) 野口昌彦：強剛母趾の治療．MB Orthopaedics, 21：49-56, 2008.

第3章 足関節・足部の臨床診断各論

3. lesser toe 障害

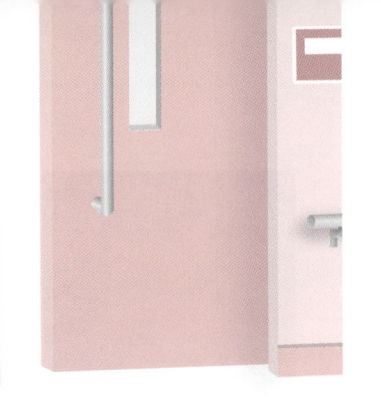

問診（臨床経過）

60歳女性．40歳代から母趾の変形に気づき，徐々に変形が目立つようになっていた．さらに母趾痛と第2中足骨頭部痛も自覚するようになり，近医を受診した．外反母趾と診断され，足底挿板にて治療を受けていたが，1年前から第2,3趾と第5趾の変形に気づき，疼痛も増強してきたため，紹介受診した．

> **ポイント** 外反母趾は経年的に変形が進行し，高度となれば種々の併発症が出現するようになる．特にlesser toeに生じるものとして槌趾，MTP関節背側脱臼，crossover toeおよび内反小趾が挙げられる．問診では外反母趾変形の出現時期と進行状況，lesser toe変形の出現時期と進行状況，さらに疼痛の局在を聞き，変形と疼痛との関連性を把握する．槌趾ではPIP関節背側部痛または趾尖部痛，MTP関節背側脱臼ではMTP関節部痛または中足骨頭部痛，crossover toeではPIP関節背側痛または趾間部痛，内反小趾では第5中足骨頭背外側部痛を訴える．履物により疼痛が増強されることがあるためその種類を聞いておく．

> **ポイント** 足部の視診は原則として立位にて行う．非荷重位では足部変形が隠されることがあり，荷重位の状態を把握することが，診断や病態解明につながる．また足部変形は三次元（冠状面，矢状面，水平面）で捉えると理解しやすく，診断にも役立つ．

身体所見

母趾MTP関節には熱感や圧痛はなく，関節可動域も正常であり，運動時痛もなかった．第2,3趾のMTP関節は背底方向に不安定性を認め，屈曲が制限されていた．またPIP関節の屈曲は正常であったが，伸展は-50°と制限されていた．第5 MTP関節には熱感や圧痛はなく，可動域も正常であった．

足底では第2,3中足骨頭部に胼胝が形成され，圧痛を認めた．

> **ポイント** 外反母趾や内反小趾では，ときにMTP関節部の滑液包炎により発赤，熱感およ

視 診

立位にて母趾は高度に外反し，第2趾の底側に軽度重なり，回内変形も認めた．第2,3趾はMTP関節伸展位，PIP関節屈曲位，DIP関節屈曲位となり，第2,3趾のPIP関節背側に胼胝を認めた（図1a）．第5趾はMTP関節にて内反していた．臥位にて足底の第2,3中足骨頭部に胼胝が形成されていた（図1b）．

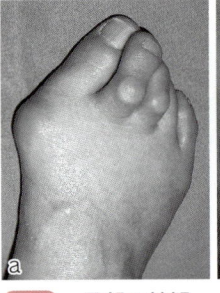

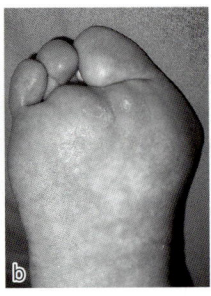

図1 足部の外観
a：高度の外反母趾変形，第2,3趾の槌趾とPIP関節背側の胼胝および内反小趾を認める．
b：足底の第2,3中足骨頭部に胼胝が形成されている．

び圧痛を認めることがあるが，一般にはないことから炎症所見があれば，痛風，感染，強剛母趾および関節リウマチなどとの鑑別を要する．MTP関節背側脱臼では背底方向に不安定性を認め，MTP関節は伸展位となり，屈曲制限を認める．槌趾変形は可撓性と不撓性があり，これを鑑別することは治療法の選択に重要である．

ポイント 外反母趾および内反小趾ではそれぞれ外反母趾角（正常平均値：11°），M1-M2角（正常平均値：10°）[1]と内反小趾角（正常平均値：10°）[2]，M4-M5角（正常平均値：6°）[3]により行われる．CT検査，特に3DCTにより第2または3 MTP関節背側脱臼が容易に把握でき，詳細な情報が得られる．

診察室での検査

立位での足底圧検査を行うと健側に比して母趾部の圧が低下し，第2, 3中足骨頭部の圧が上昇していた．

ポイント 外反母趾では健常足の足底圧と異なり，一般に母趾部の足底圧は低下し，第2, 3中足骨頭部の圧が上昇している．

検査手順のプランニング

荷重位足背底および側面X線検査を行った（図2）．X線検査にて第2または3 MTP関節背側脱臼の所見があれば，脱臼の程度や骨頭や関節窩の状態を明らかにするためCT検査を行う．

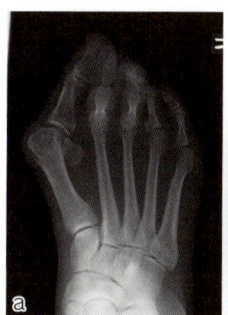

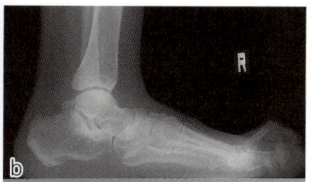

本症例の確定診断

臨床経過，身体所見，足底圧およびX線所見から外反母趾に伴った第2, 3 MTP関節背側脱臼，第2, 3槌趾および内反小趾と診断した．

ポイント 足底挿板などの保存療法に抵抗し，lesser toe障害も伴う高度外反母趾である．外反母趾に伴う第2または3 MTP関節背側脱臼は保存的に整復することは困難であり，槌趾変形も不撓性であることから本症例は手術の適応があると考えられる．

（奥田龍三）

参考文献

1) Okuda R, Kinoshita M, Yasuda T, et al.：The Shape of the lateral edge of the first metatarsal head as a risk factor for recurrence of hallux valgus. J Bone Joint Surg, 89-A：2163-2172, 2007.
2) Nestor BJ, Kitaoka HB, Ilstrup DM, et al.：Radiologic anatomy of the painful bunionette. Foot Ankle, 11：6-11, 1990.
3) Fallat LM, Buckholz J：An analysis of the tailor's bunion by radiographic and anatomical display. J Am Podiatr Assoc, 70：597-603, 1980.

図2 荷重位足X線像
a：正面像．高度の外反母趾変形（外反母趾角：46°，M1-M2角：17°）と内反小趾変形（内反小趾角：20°，M4-M5角10°）を認め，第2, 3 MTP関節にて基節骨が中足骨頭と重なっている．
b：側面像．第2 MTP関節の背側脱臼を認める．

4. 足の絞扼性神経障害

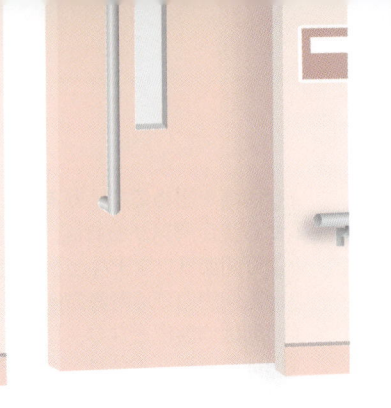

問診（臨床経過）

50歳男性．6ヵ月前から足関節内側の腫脹に気づいていた．徐々に腫脹が増強し，足関節内側部痛と足底のしびれ感も出現し，走行が困難となったため受診した．

既往歴：特記すべきことなし．

スポーツ歴：5年前からジョギング（5 km／日）をしている．

> **ポイント**　外傷歴のない足関節内側の腫脹や腫瘤を主訴としたとき，最も考えられるのは変形性足関節症，後脛骨筋腱機能不全，足根骨癒合症（距骨─踵骨間）および軟部腫瘍（特に足根管内に発生したガングリオン）である．変形性足関節症，後脛骨筋腱機能不全，足根骨癒合症および足根管症候群を合併したガングリオンは，走行などの運動により疼痛が誘発または増強しやすいことから，スポーツ歴を聞いておく必要がある．

視診

立位にて足関節および足部にアライメント異常を認めなかった．歩行は疼痛回避性であった．

> **ポイント**　変形性足関節症では足関節の内反，後脛骨筋腱機能不全では足アーチの低下を認めることが多い．しかし，足根骨癒合症や軟部腫瘍では一般に足関節や足部のアライメント異常をきたすことはない．

身体所見

足関節内側の足根管部に腫脹を認め，その中央部には弾性硬の腫瘤を触知し，圧痛と足底内側に放散する Tinel 徴候を認めたが，発赤や熱感はなかった（図1）．足関節と足部の関節可動域は正常であり，運動時痛もなかった．足関節および足部の MMT は5であったが，足底内側に感覚低下を認めた．dorsiflexion-eversion test[1]（足関節と足部を最大背屈かつ最大外がえし，足趾の MTP 関節を最大伸展させた状態を5～10秒間保持する．Tinel 徴候の増強または疼痛やしびれ感が再現されれば陽性，されなければ陰性とする）は陽性であった．single-limb heel-rise test（片脚起立からつま先立ちができるかどうかテストし，できれば陰性，できなければ陽性となる）は陰性であった．

> **ポイント**　変形性足関節症や後脛骨筋機能不全では足関節内側にびまん性の腫脹と圧痛を認めるが，腫瘤を触知したり，Tinel 徴候が陽性となったりすることはない．足根骨癒合症ではこれにより足根管症候群を合併すれば Tinel 徴候は陽性となるが，内果の後下方に軟部腫瘍と異なり骨性硬の腫瘤として触知される．足根管症候群では dorsiflexion-eversion test の陽性率が高い．single-limb heel-rise test は後脛骨筋腱機能不全にて陽性率が高く，変形性足関節症，足根骨癒合症および軟部腫瘍では陰性である．

診察室での検査

足根管部の腫脹や腫瘤に対しての診察室での穿刺は控える．

4. 足の絞扼性神経障害

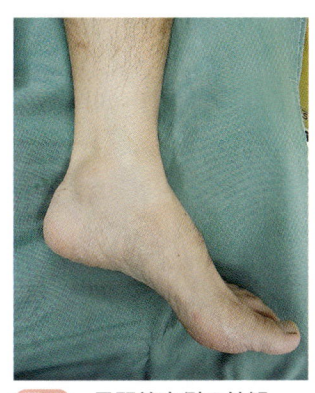

図1 足関節内側の外観
足根管部に沿った腫脹を認める.

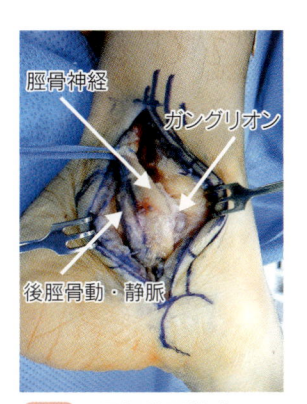

図2 足根管開放時の術中写真
足根管内に生じたガングリオンの直上を神経・血管束が走行している.

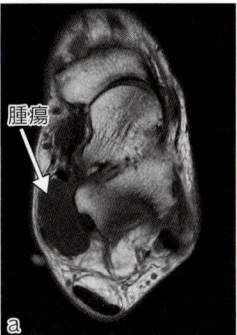

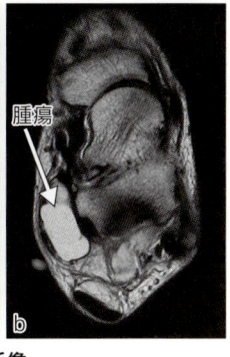

図3 足関節MRI横断像
a：T1強調像にて足根管部内に低輝度の腫瘍を認める.
b：T2強調像では高輝度を呈している.

> **ポイント**
> ガングリオンが疑われれば一般に穿刺を行うことがある．しかし，足根管部に発生したガングリオンはその直上に神経・血管束が走行していることがあり，穿刺による神経・血管損傷の危険性が高いことからすすめられない（図2）．

検査手順のプランニング

荷重位足背底および側面と足関節荷重位正面X線像を撮影した．さらにCT検査とMRI検査（図3）を行った．

> **ポイント**
> 変形性足関節症ではX線検査にて骨棘形成，骨硬化，骨嚢包または関節裂隙の狭小化の所見を，足根骨癒合症では距骨下関節の後関節面後方に不正像を認め，CTやMRI検査にて癒合部が明瞭に描出される．後脛骨筋腱機能不全では足側面X線像にて足縦アーチの低下を認める．軟部腫瘍であればX線やCT検査にて異常所見を認めることはまれであるが，MRIにて占拠病変として腫瘍が描出される．

本症例の確定診断

臨床経過と身体所見およびX線像とCT像にて異常所見を認めなかったこと，MRIにて足根管部内にT1強調像にて低輝度，T2強調像にて高輝度の占拠病変を認めたことから，ガングリオンによる足根管症候群と診断した．

> **ポイント**
> 足根管症候群の病因には特発性，足根骨癒合症，軟部腫瘍および破格筋などがあり，これらを明らかにすることが病態解明に重要である[2,3]．一般に占拠病変により生じた足根管症候群では保存療法に抵抗するため手術の適応となることが多い．また手術時期は神経障害が重度になる前に施行することが望ましい．

（奥田龍三）

参考文献

1) Kinoshita M, Okuda R, Morikawa J, et al.：The dorsiflexion-eversion test for diagnosis of tarsal tunnel syndrome. J Bone Joint Surg Am, 83：1835-1839, 2001.
2) Takakura Y, Kitada C, Sugimoto K, et al.：Tarsal tunnel syndrome. causes and results of operative treatment. J Bone Joint Surg Br, 73：125-128, 1991.
3) Kinoshita M, Okuda R, Morikawa J, et al.：Tarsal tunnel syndrome associated with an accessory muscle. Foot Ankle Int, 24：132-136, 2003.

第3章 足関節・足部の臨床診断各論

5. 踵部痛症候群

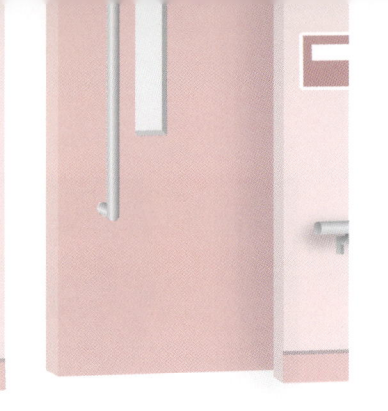

問診（臨床経過）

50歳男性．介護職．身長165 cm，体重80 kg．3ヵ月前より誘因なく踵部痛が出現し，徐々に増悪した．階段昇降時に痛みがあり，また長時間の歩行や仕事で増悪する．

> **ポイント** 中・高齢者の踵部痛で最も多い疾患は，足底腱膜炎，アキレス腱症，アキレス腱付着部症の3つである．これらの疾患はともに，加齢に伴う腱の変性や過負荷を基盤とする[1〜3]．症状も類似しており，誘因がなく緩徐に発症する．起床時や動き始めの痛みがあり，長時間の歩行で増悪する．問診では，過負荷の原因となる職業やスポーツ歴の聴取が必須である．普段履いている靴も確認する．また肥満は共通するリスク因子である．既往歴では，痛風，関節リウマチなどの炎症性疾患，高脂血症，糖尿病などの代謝性疾患，ステロイドやキノロン系抗菌薬の使用歴で腱の変性を合併することがあるため[4]，確認する．
> 鑑別疾患は，踵骨疲労骨折などの外傷性疾患，足根管症候群などの神経障害，前述の炎症性疾患のほか，いわゆるfat pad syndromeなどがある[4]．

視診

アキレス腱付着部と，その内外側の踵骨腱滑液包の腫脹を認めた．下腿踵骨角は外反5°であった（図1）．

> **ポイント** アキレス腱付着部症では，腱付着部を中心に，腱が肥厚する．アキレス腱症では，実質部を中心に腱が肥厚し，特に腱周囲炎を伴う例では腫脹が顕著である．足底腱膜炎では，外見上明らかな変化はない．扁平足や凹足は足底腱膜炎やアキレス腱付着部症と関連するため[2,3]，立位で足部アライメントを評価する．

身体所見

アキレス腱付着部中央に圧痛を認めた．また腱付着部の内側にも圧痛を認めた．足関節の背屈角度は5°だった．

> **ポイント** 丁寧な触診による圧痛部位の同定が，診断に最も重要である（図2）．アキレス腱付着部症では，しばしば踵骨腱滑液包炎を伴い，その場合腱付着部に加えて腱の内外側にも圧痛がある．足底腱膜炎では，典型例では腱膜の踵骨付着部内側縁に圧痛点がある．その他，踵の底側中央の圧痛はfat pad syndromeを疑う．踵骨疲労骨折では，踵骨隆起全体の把握時痛がある．
> 足関節の背屈制限は足底腱膜炎，アキレス腱付着部症のリスク因子であるので[2,3]，評価する．膝伸展位で足関節背屈が0°以下の場合，背屈制限ありとしてよい．

検査手順と次回受診のプランニング

単純X線立位足部2方向を撮影した．側面像でアキレス腱付着部の骨棘を認めた．さらに，次回診察時にMRIを予定した．

> **ポイント** 単純X線は，アライメントが評価できる立位で撮影する[4]．アキレス腱症，付着部症では，側面像で腱付着部の骨棘や腱内の骨化の有無を確認する．足底腱膜炎では，踵骨棘の有無を確認するが，痛みとは関連がないとされ

242

5. 踵部痛症候群

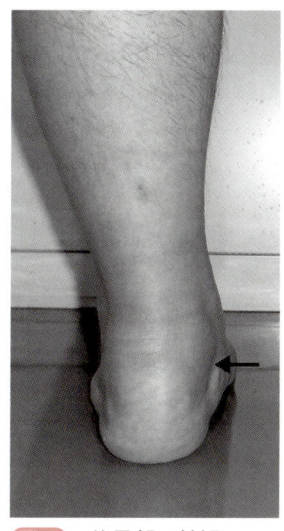

図1 後足部の外観
アキレス腱付着部と，その内外側の踵骨腱滑液包（矢印）に腫脹を認めた．

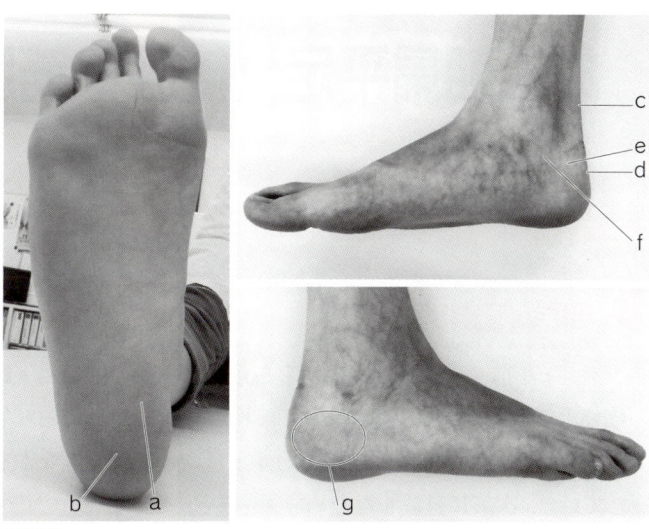

図2 踵部痛を生じる疾患の圧痛点
a：足底腱膜炎，b：fat pad syndrome，
c：アキレス腱症，アキレス腱周囲炎，d：アキレス腱付着部症，
e：踵骨腱滑液包炎，f：足根管症候群，g：踵骨疲労骨折

る．MRIは診断に必須ではないが，詳細な病態の把握には有用である．アキレス腱や足底腱膜の肥厚，腱内の信号変化に加え，踵骨腱滑液包炎や腱付着部の骨髄内信号変化がみられる．超音波検査でも，腱の肥厚や腱内の層状配列の消失がわかる．

本症例の確定診断

病歴と身体所見より，アキレス腱付着部症と診断した．MRIでは腱付着部の肥厚と腱内の高信号域，踵骨腱滑液包炎を認め（図3），診断と矛盾しない所見だった．

> **ポイント**
> 主要な3疾患は，的確な病歴の聴取と圧痛点の触診のみで診断が可能である[1〜4]．他疾患が疑われる場合などには，適宜画像検査を行う．

（山口智志）

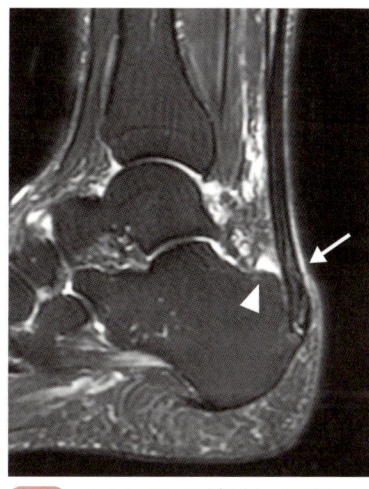

図3 MRI T2 脂肪抑制 矢状断像
アキレス腱付着部の肥厚と腱内の高信号域を認める（矢印）．また，踵骨腱滑液包炎も認める（矢頭）．

参考文献

1) Courville XF, et al.：Current concepts review：non-insertional Achilles tendinopathy. Foot Ankle Int, 30(11)：1132-1142, 2009.
2) Goff JD, et al.：Diagnosis and treatment of plantar fasciitis. Am Fam Physician, 84(6)：676-682, 2011.
3) Irwin TA：Current concepts review：insertional achilles tendinopathy. Foot Ankle Int, 31(10)：933-939, 2010.
4) Thomas JL, et al.：The diagnosis and treatment of heel pain：a clinical practice guideline-revision 2010. J Foot Ankle Surg, 49(3 Suppl)：S1-19, 2010.

7. 関節リウマチの足変形

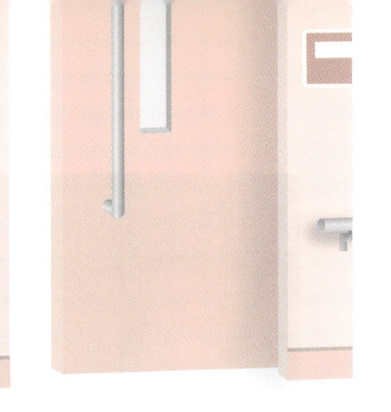

問診（臨床経過）

55歳女性．5年前に関節リウマチと診断され，近医で加療を受け，臨床的寛解と判断されていた．半年前から右足関節の疼痛を自覚し，その後徐々に症状が増強し，腫脹も出現してきたため受診した．

> **ポイント** 関節リウマチの加療中で，外傷歴がなく，緩徐に足関節の疼痛と腫脹が出現したとき，考えられるのは関節リウマチの足関節病変である．他の関節の腫脹や疼痛の評価，薬物療法の内容，血液検査の結果について聞いておく．関節リウマチの滑膜炎の再燃なのか，骨破壊による変形に起因した症状なのか，病変が足関節にのみ限局するのか，を評価していく．

視診

右足関節は全周性に腫脹し（**図1**），疼痛のため歩行障害が認められた．

> **ポイント** 必ず両側を比較する．裸足にさせ，坐位や立位で，前方，側方，後方から観察する．踵外反や足アーチの低下を評価する．関節リウマチの場合，足関節のみでなく，距骨下関節，距舟関節，Lisfranc関節の病変の可能性を念頭に置く．また足趾変形や足底胼胝の有無も観察する．

身体所見

圧痛は足関節全周性に認められた．足関節底背屈時の運動時痛があり，背屈5°，底屈30°と制限されていた．さらに圧痛は，足根洞から外果後方にかけて認められた．運動時痛は足部回内外の際にも強く訴え，回内5°，回外10°と可動域は著明に制限されていた．

> **ポイント** 足関節の底背屈のみでなく，前足部を回内外させてChopart関節を介した距骨下関節の可動域制限と運動時痛の有無を観察する．足関節病変のみであれば足関節底背屈時の運動時痛や可動域制限が主だが，距骨下関節にも病変が及ぶ場合は回内外の可動域制限と運動時痛を認める．

診察室での検査

足関節穿刺を行うも，関節液は吸引できなかった．

> **ポイント** 関節リウマチで活動性が高く，高度の関節炎を呈する時期の関節液は混濁する．骨破壊を呈するようになると関節液の採取はできないことが多い．

検査手順と次回受診のプランニング

X線検査は，足関節正側2方向に加え，荷重時足部3方向撮影（背底像，側面像，Cobey後足部撮影）および荷重時足関節正面像撮影を行った．血液検査では関節リウマチに関連する項目を調べた．MRIおよびCT検査を予約し，検査結果に合わせて，次回外来受診を指示した．

> **ポイント** 非荷重時と荷重時X線像で関節裂隙の様子を比較する．さらに荷重時撮影でアライメント異常を評価する．足関節以外に距骨下関節，距舟関節，Lisfranc関節の病変の有無を評

7. 関節リウマチの足変形

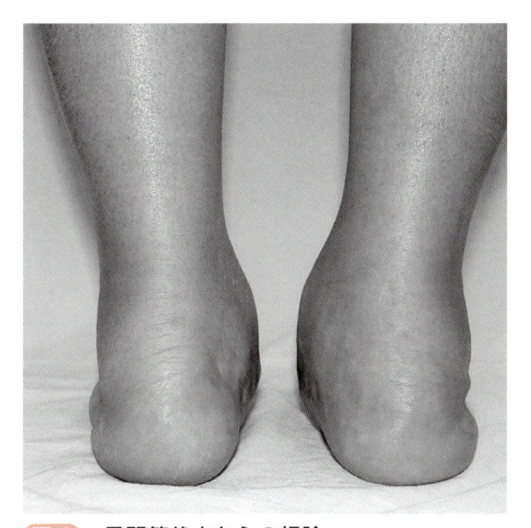

図1 足関節後方からの視診
右アキレス腱のレリーフは消失し，腫脹は足関節全周性に認められた．

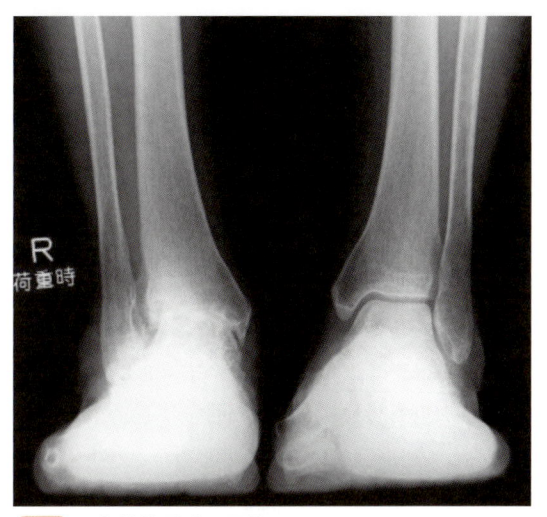

図2 立位荷重時正面像
右の足関節の関節裂隙は消失し，軽度の外反を呈している．

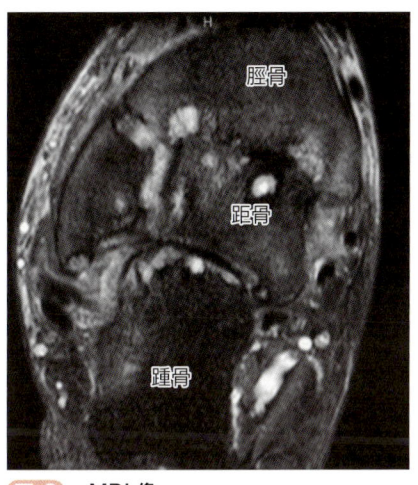

価するために，MRIやCT検査は有用である．MRIでは軟骨や滑膜の変化のみでなく，髄内信号の変化の有無とその範囲も参考になる．CTでは骨破壊，関節裂隙の評価に有用である．

図3 MRI像
髄内信号の上昇は，脛骨，距骨，踵骨にみられる．

本症例の確定診断

既往歴と臨床経過，X線像では足関節の関節裂隙の狭小化と外反変形を認めたこと（図2），さらに身体所見から関節リウマチ病変は足関節のみでなく距骨下関節にも及ぶものと推察し，疼痛軽減，安静目的にて短下肢装具を採型した．1週間後の再診時，MRI（図3）とCT所見より，足関節から距骨下関節に及ぶ広範囲病変と診断した．

> **ポイント**
> 後足部の関節リウマチ病変では，足関節のみでなく距骨下関節，距舟関節の病変の有無も評価する．手術の際，滑膜切除のみで対応可能か，関節固定の適応と判断された場合の固定範囲の参考にもなる．関節固定が広範囲になれば歩容に大きく影響するので，病変の範囲とその程度を評価することは治療方針の決定に重要である．

参考文献

1) 仁木久照：リウマチ足部変形の治療戦略．日本整形外科学会雑誌，86：35-48，2012．

（仁木久照）

第3章 足関節・足部の臨床診断各論

8. 変形性足関節症

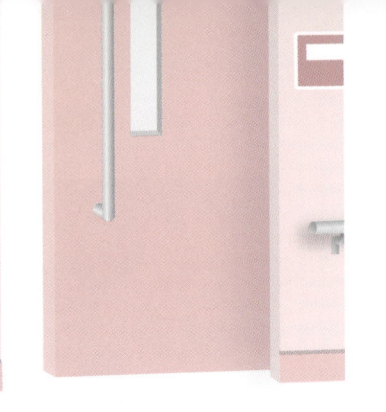

問診（臨床経過）

68歳女性．学生時代にバレーボールをしており，その当時頻回に足関節を捻っていたという．40歳頃からは日常生活の中でも捻挫を受傷することが増えてきたが，整形外科を受診することなく自宅で経過をみていたという．65歳頃からは足関節内側に疼痛が増強し，最近では外出も困難となっていた．

> **ポイント**
> 高齢者が明らかな外傷を伴わず足関節の疼痛を訴えてきた場合，まず念頭に置くべき疾患は変形性足関節症である．疼痛の部位や歩行によって増強するかを慎重に聴取する．過去の捻挫歴を聴取し慢性的な足関節不安定症が存在したかを確認する．
> 鑑別すべき疾患としては関節リウマチ，痛風，または偽痛風，感染性足関節炎などが挙げられる．

視診

足関節の腫脹を認め，立位で足関節を正面および後方から観察すると後足部で内反しているのが確認された（図1）．明らかな発赤は認めなかった．

> **ポイント**
> 進行期の変形性足関節症では足関節の腫脹を認めることが多い[1]．わが国における変形性足関節症は内反型が多く[2]視診で明らかな内反を示す症例も多い．しかし初期の症例では足関節の内反は距骨下関節の外反により代償される[3]ので，必ずしも外観上著明な内反を示さない症例も存在するので，注意を要する．関節炎を伴う症例では発赤を認めることがあるので，鑑別の参考にする．

身体所見

関節可動域は背屈5°底屈40°と軽度背屈制限を認めた．後足部の内反に制限はなかったが，外反は中間位を越えて外反することはできなかった．局所に熱感は認めなかった．

> **ポイント**
> 足関節前方に骨棘を認める症例では背屈制限を示すことがある．また外果関節面に骨軟骨腫を認める場合や外果周辺に大きな骨棘が存在する症例，あるいは内反変形が著明な症例では後足部の外反に制限を認めることがある．関節炎を伴う症例では足関節周辺に熱感を認めるので鑑別の参考にする．

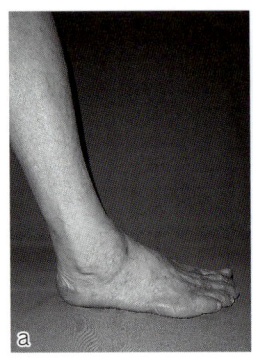

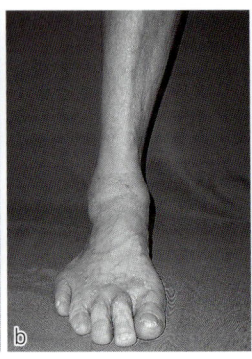

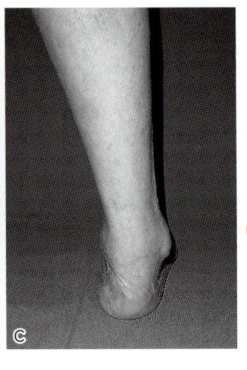

図1　外観像
足関節前方から外側にかけて腫脹を認める（a）．足関節前方（b）および後方（c）から観察すると下腿遠位での内反を認める．

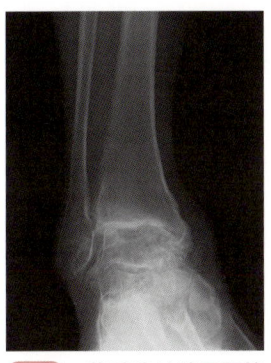

図2 荷重時X線足関節正面像
関節裂隙が消失している.

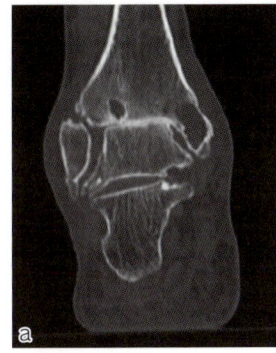

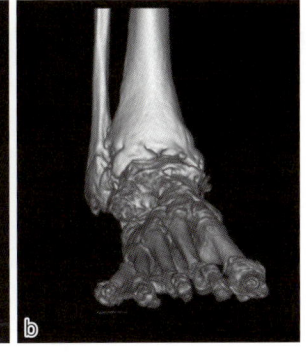

図3 CT像
脛骨に囊胞性変化を認める(a). 3D-CTでは変形の程度や骨棘の位置および大きさを確認でき,手術計画にも有用となる.

診察室での検査

足関節の内反および前方引き出し検査にて動揺性を認めた.足関節底背屈筋力に異常は認めなかった.

> **ポイント**
> 内反型変形性足関節症の原因として慢性的な足関節不安定症が挙げられる.初期の変形性足関節症では足関節の不安定性を解消するだけで症状の改善を見せる症例もあるため,病歴聴取だけでなく実際に不安定性が存在するかを確認する.進行期の症例では底背屈動作に際して軋音を聴取することもある.

検査手順のプランニング

X線検査は荷重時足関節2方向撮影を行った.関節裂隙が消失していたため,関節破壊の程度や骨内の囊胞性変化を評価するためにCT撮影を行った.一方感染や炎症性疾患の鑑別を目的に血液検査を行い,CRPや白血球数・分画の測定を行った.

> **ポイント**
> X線検査は速やかに検査結果を評価できる有用な検査であるが,特に荷重時での評価が歩行時の状態を再現することになり望ましい(図2).CTは変形の程度や骨内病変を評価する目的できわめて有効で,3D処理を行うことにより手術を行う際の術前評価としても有用である(図3).

本症例の確定診断

歩行時に増強する足関節内側の疼痛と単純X線荷重時撮影における関節裂隙の狭小化から変形性足関節症と診断した.CTにおける関節裂隙の消失や骨囊腫の存在からも診断は確認された.

> **ポイント**
> 本疾患では進行期の症例において視診や触診,身体所見などで診断できることが少なくない.診断に近づいた状態でX線やCT検査を行えばより詳細に病態を把握することができる.また初期の症例において身体所見を丁寧に調査することは,感染性関節炎や全身性の炎症性疾患などを鑑別する重要な情報となる.

(谷口 晃)

参考文献

1) 高倉義典:変型性足関節.高倉義典他編:図説足の臨床,第3版,p.110-116,メジカルビュー社,2010.
2) 田中康仁他:変形性足関節症の病態.MB Orthop, 13:42-50, 2000.
3) Hayashi, et al.:Correlation of compensatory alignment of the subtalar joint to the progression of primary osteoarthritis of the ankle. Foot Ankle Int, 29:400-406, 2008.

第3章 足関節・足部の臨床診断各論

9. 糖尿病性足部障害（神経病性足関節症）

問診（臨床経過）

57歳女性．糖尿病にて近医内科でインスリンによるコントロールを受けていた．約3ヵ月前に左足関節を捻ったという．疼痛は自制内であったため自宅にて療養していたが，受傷後1ヵ月を経過しても腫脹が軽減しないため受診した．

> **ポイント** 糖尿病にて加療中の患者が足関節の腫脹を訴えて受診した場合には，神経病性関節症（Charcot関節）を念頭に置いて診察を進める．外傷の既往を認識していないこともあるので，症状が出現し始めた時期の記憶を丁寧に辿っていただく．足部に「ふわふわした感じ」と表現する知覚障害が存在することもあるので，足部の知覚に関して問診する．

視診

足背，足関節および下腿に浮腫性の腫脹を認め，足関節で内反していた（図1）．足部は全体に乾燥していたが発赤は認めなかった．

> **ポイント** 足関節に発症したCharcot関節では初期には炎症を示す所見として腫脹や熱感，時には発赤を認めることもある．進行期では関節破壊に伴い外観上の変形も明らかになってくる．

身体所見

関節可動域は背屈0°底屈60°と背屈制限を認めた．内外反は可能であったが，健常側に比べて著明に低下していた．足関節周辺に軽い熱感を認めた．

> **ポイント** 関節破壊が進行した症例では可動域に制限をきたす．距骨が圧壊した場合には足関節の背屈が困難になる．炎症の急性期ではしばしば熱感を伴った腫脹を認める．

診察室での検査

足底の知覚はSemmes-Weinstein monofilamentで6.10 mmのテスターをかろうじて触知する程度であった．音叉を用いた振動覚検査でも足関節周辺の深部知覚は低下しており，アキレス腱反射の低下も認めた．足関節の内反および前方引き出し検査にて動揺性を認めた．足関節底背屈筋力に異常は認めなかった．

> **ポイント** 神経病性関節症患者では糖尿病性多発ニューロパチーを併発していることが多い．診断には糖尿病性神経障害を考える会の簡易

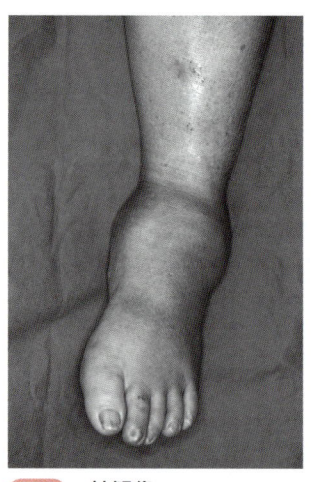

図1 外観像
足関節は内反しており，下腿から足部にかけて浮腫を認める．

9. 糖尿病性足部障害（神経病性足関節症）

表1 糖尿病性多発ニューロパチーの簡易診断基準

[必須項目] 以下の2項目を満たす．
1. 糖尿病が存在する．
2. 糖尿病性多発神経障害以外の末梢神経障害を否定しうる．

[条件項目] 以下の3項目のうち2項目以上を満たす場合を"神経障害あり"とする．
1. 糖尿病性多発神経障害に基づくと思われる自覚症状
2. 両側アキレス腱反射の低下あるいは消失
3. 両側内果の振動覚低下

[注意事項]
1. 糖尿病性多発神経障害に基づくと思われる自覚症状とは，
    1) 両側性
    2) 足趾先および足底の"しびれ""疼痛""異常感覚"のうちいずれかの症状を訴える．
   上記の2項目を満たす．
   上肢の症状のみの場合，および"冷感"のみの場合は含まれない．
2. アキレス腱反射の検査は膝立位で確認する．
3. 振動覚低下とは C128 音叉にて 10 秒以下を目安とする．
4. 高齢者については老化による影響を十分考慮する．

[参考項目] 以下の参考項目のいずれかを満たす場合は，条件項目を満たさなくても"神経障害あり"とする．
1. 神経伝導速度で2つ以上の神経でそれぞれ1項目以上の検査項目(伝導速度，振幅，潜入時)の明らかな異常を認める．
2. 臨床症候上，明らかな糖尿病性自立神経障害がある．しかし，自律神経機能検査で異常を確認することが望ましい．

（「糖尿病性神経障害を考える会」2002年1月18日改訂）

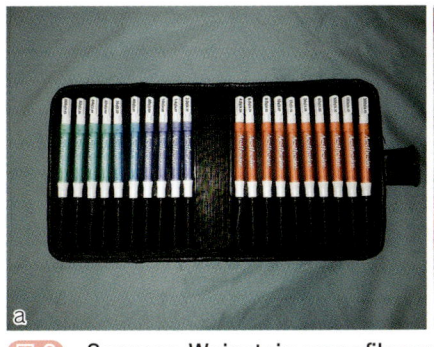

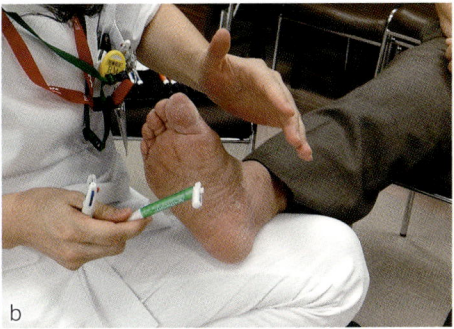

図2 Semmes-Weinstein monofilament
a：テスターの太さは径 1.65～6.65 mm まで存在する．
b：テスター先がたわむまで先端を押しつける．テスターの太さを変え触知できる閾値を検査する．5.07 mm テスターが触知できなければ知覚異常と判断する．

診断基準[1]（表1）が簡便で用いやすい．振動角は音叉を用いて評価する．知覚障害は Semmes-Weinstein monofilament（図2）を用いて評価する．テスター先がたわむまで先端を押しつけ，テスターの太さを変え触知できる閾値を検査する（図2）．5.07 mm テスターが触知できなければ知覚異常と判断する．神経障害を適切に評価したうえで，治療経過中に潰瘍などの皮膚障害をきたさないように注意する．

検査手順や次回受診のプランニング

X線検査として足関節2方向撮影を行った（図3）．関節破壊が著明であり詳細に評価するためCTを撮影した．許容範囲のアライメントを維持しながら急性期を乗り切る目的で total contact cast[2] を用いて治療を開始した（図4）．2週間ごとにギプスを更新しながら炎症所見が消退すれば，短下肢装具または観血的治療を計画する．

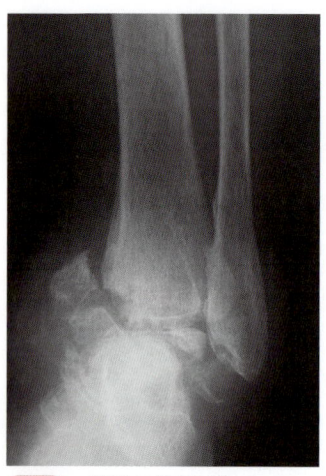

図3 単純X線正面像
内果骨折は転位を伴っており，距骨は圧壊されている．

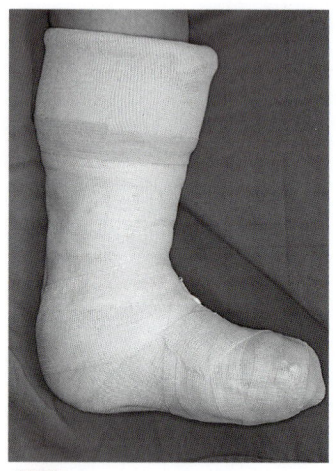

図4 total contact cast
足底の形状に合わせてモールディングされており，趾尖部まで覆うようにしてギプス固定されている．

> **ポイント**
> X線検査は足関節2方向で評価するが，関節破壊が著明な場合はCTを撮影する．Charcot関節治療の目標はアライメントを維持しつつ足底接地歩行能力を維持することなので，2週ごとにギプスを巻き替え，X線によるアライメント評価を行う．

> **ポイント**
> Charcot関節の診断は足関節周辺の急性炎症所見に画像検査を併用して行う．神経障害の評価も病態を把握し，治療方針を決めるうえで有用である．

（谷口　晃）

本症例の確定診断

糖尿病の既往と足関節周辺の腫脹，熱感および神経障害，X線による画像評価などから足関節に発症したCharcot関節と診断した．

参考文献

1) 糖尿病性神経障害を考える会：糖尿病性多発神経障害（distal symmetric polyneuropathy）の簡易診断基準（小改訂版）．Peripheral Nerve，12：225-227，2001．
2) 谷口　晃他：日本におけるフットケア・下肢救済医療　整形外科医の役割—糖尿病性神経障害によるCharcot関節に対するtotal contact castを用いた下肢救済の試み—．PEPARS，48：31-36，2010．

日本語索引

ページ数の太字は主要解説箇所を示す.

あ

アキレス腱　91, 170
アキレス腱滑液包炎　180
アキレス腱症　242
アキレス腱断裂　193, **230**
アキレス腱付着部症　242
足首の捻挫　214
足の縦アーチ　170
足の横アーチ　168
圧痛点, 足部の　183, 215
あひる歩行　10
アルコール　74
鞍状関節　169
安静時痛, 股関節の　18

い

一過性大腿骨萎縮症　67
インピンジメントサイン, 股関節の
　　13, 57
陰部大腿神経　5

う

内がえし　183, 217
内がえし筋　170
内がえしストレステスト　177
内がえし捻挫　214
うちわ歩行　126, 175

え

遠位趾節間関節　192
円板状半月板損傷　**132**

お

横骨折　83
横靱帯　3
凹足　188
横足根関節　166
オスグッド・シュラッター病　**128**
音叉　250

か

外寛骨筋　5
外脛骨　180
外脛骨障害　222
外側円板状半月板障害　101
外側下膝動脈　91
外側コンパートメント　92
外側踵骨動脈　167
外側上膝動脈　91
外側足底神経　167
外側足底動脈　167
外側側副靱帯損傷　118

外側大腿回旋動脈　5
外側ハムストリング腱　90
外側半月板損傷　162, **144**
介達外力　66
介達牽引　41
外腸骨動脈　5
開張足　175
開排制限　12
外反ストレステスト　107
外反扁平足　204
外反母趾　188, **233**
外反母趾角　236
踵歩行　175
顆間窩撮影　144
鉤爪趾　175
下後腸骨棘　4
仮骨形成　152
下肢 SLR 抵抗テスト　62
下肢伸展挙上試験　30
下肢長　12
下肢内転ストレステスト　63
過剰骨障害　222
下垂足　119, 179
仮性麻痺　38
下前腸骨棘　54
下前腸骨棘裂離骨折　56, 63
鵞足炎　119
下腿三頭筋　170
下腿三頭筋拘縮　184
滑液包炎　18, 195
滑膜血管腫　102
滑膜骨軟骨腫症　67
滑膜肉腫　159
下殿神経　5
可撓性扁平足　198
過動性扁平足　198
化膿性関節炎　160
化膿性筋炎　39
化膿性股関節炎　43
　――, 小児の　**38**
　――, 中・高齢者の　**84**
　――の鑑別　42
化膿性骨髄炎　39
化膿性膝関節炎　118, 160
果部骨折　217
カラードプラ　212
感覚異常性大腿痛　18
ガングリオン　195, 240
間欠性跛行　70, 188
寛骨　3
寛骨臼　2
　――の構造　2
寛骨臼窩　2

寛骨臼形成不全　27, 51, 78
寛骨臼骨切り術　7
寛骨臼骨折　73
関節液貯留　40
関節合力　6
関節弛緩性の評価　21
関節唇　2
関節唇損傷　19, 48
関節唇断裂　57, 60
関節水腫　60
関節穿刺
　――, 小児股関節の　14, 39
　――, 小児膝関節の　102
　――, 中・高齢者股関節の　32
関節内骨折　102
関節包
　――, 股関節の　2
　――, 膝関節の　92
関節リウマチ　67, 246
　――, 股関節の　**86**
　――による足変形　**246**
　――の分類基準　88
感染性関節炎　102
嵌頓　98, 105

き

キシロカインテスト　58, 61, 185, 195
偽性軟骨無形成症　126
基節骨　166
偽痛風　118, **160**
機能解剖
　――, 股関節の　6
　――, 足関節の　168
　――, 膝関節の　92
キノロン系抗菌薬　242
基本解剖
　――, 股関節の　2
　――, 足関節の　166
　――, 膝関節の　90
脚長差　31
臼蓋形成不全　37, 59
急性発症関節炎　160
強剛性扁平足　198
強剛母趾　234, **236**
棘果長　20
距骨　167
距骨下関節　167, 169, 246
距骨下関節症　190
距骨骨軟骨障害　217
距骨後突起骨折　223
距舟関節　169
距踵関節　167
距踵間癒合症　180

日本語索引

距腿関節 167
ギランバレー症候群 191
近位趾節間関節 192
筋萎縮 40
筋柔軟性の評価 21

く

屈曲拘縮 101
くる病 126

け

脛骨 90, 95, 167
脛骨神経 90, 91, 167
脛骨粗面 90
　──の隆起 128
脛骨疲労骨折 152
痙性歩行 179
痙性麻痺 179, 203
痙直性跛行 175
鶏歩 175, 179
血液検査
　──, 関節リウマチの 86
　──, 小児股関節の 44
結核性股関節炎 67
血行性感染 38
結晶性滑膜炎 116
結晶性関節炎 122
結晶誘発性関節炎 84
血友病 102

こ

抗 CCP 抗体 44
高エネルギー外傷 72
後外側支持機構損傷 107
後距腓靱帯 171
後脛骨筋 170
後脛骨筋腱機能不全 193, 240
後脛骨筋腱機能不全症 244
後脛骨動脈 167, 193
後脛骨反回動脈 91
後脛腓靱帯 171
膠原病 188
好酸球性肉芽腫 67
高脂血症 242
後十字靱帯損傷 109, 118, 142
硬性墜下性跛行 10, 27, 78, 175
後仙腸靱帯 4
後足部 167
後大腿皮神経 5, 91
後方コンパートメント 92
後方引き出しテスト 101, 109, 142
絞扼性神経障害 18, 192, 240
抗リウマチ薬 88
高齢者の歩行不能 80
股関節 2
　──, 思春期・成人の診かた 16
　──, 小児の診かた 10

　──, 中・高齢者の診かた 27
　──の構造 2
　──の内旋制限 57
股関節外転筋力 29
股関節可動域 31, 40
股関節後方脱臼 72
股関節脱臼 72
股関節(部)痛 16, 19
　──, 発熱を伴う 84
腰野分類 155
骨壊死 119
骨間距踵靱帯 167
骨間仙腸靱帯 4
骨吸収抑制剤 83
骨棘形成 229
骨巨細胞腫 67
骨形成促進剤 83
骨系統疾患 46
骨腫瘍 43
骨シンチグラフィ 44
骨性合趾 207
骨(性)隆起 57, 180, 210, 236
骨粗鬆症治療薬 82
骨端症 208
骨端軟骨 54
骨頭圧潰 44, 74
骨軟骨腫症 67, 69
骨軟部腫瘍(原発) 67
骨軟部腫瘍(転移性) 76
骨肉腫 68
骨囊腫 249
骨盤 3
　──の解剖 4
　──の靱帯 5
骨盤開放骨折 72
骨盤骨折 72
骨盤脆弱性骨折 27
骨盤部筋損傷 65
骨盤輪 3
骨盤輪骨折 4
骨盤裂離骨折 63
股内障 48
ゴニオメータ 44
孤立性骨嚢腫 67

さ

臍帯炎 38
坐骨 3
坐骨棘 4
坐骨結節 4, 54
坐骨結節裂離骨折 63
坐骨後縁下端 4
坐骨神経 6, 167
坐骨神経痛 30, 70
坐骨神経ブロック 70
坐骨大腿靱帯 3
三角骨障害 222

三角靱帯 171
三角靱帯深層断裂 214
三角靱帯浅層断裂 214

し

弛緩性麻痺 204
色素性絨毛結節性滑膜炎
　　　　　　　67, 102, 112, 163
軸後性多趾症 206
趾節間関節 166
膝蓋下枝 91
膝蓋下脂肪体 138
膝蓋下脂肪体炎 119
膝蓋腱 90
膝蓋腱炎 136
膝蓋骨 90, 111
膝蓋骨異常可動性テスト 149
膝蓋骨脱臼 149
膝蓋骨軟骨骨折 150
膝蓋骨疲労骨折 135
膝蓋大腿関節 111
膝蓋大腿関節障害 101
膝蓋跳動 92, 100, 140
膝窩筋腱炎 119
膝窩動脈 91, 167
膝窩部 90
膝前部痛 118, 138
疾走型脛骨疲労骨折 152
脂肪滴 23, 102, 150
若年性特発性関節炎 43, 44, 102
斜視膝蓋骨 99
ジャンパー膝 119, 136
種子骨 222
種子骨障害 185, 220
循環動態 73
踵骨 167
踵骨腱滑液包炎 242
踵骨骨折 190
踵骨枝 167
踵骨疲労骨折 242
踵骨前方突起骨折 214
踵骨疲労骨折 242
踵骨付着部内側縁 242
踵骨隆起 167
小坐骨切痕 4
上前腸骨棘 4, 12, 44, 54, 100
踵足 204
上体起こしストレステスト 63
小転子 3, 54
上殿神経 5
踵殿部間距離 134
小児膝変形 126
踵腓靱帯 167, 171
小伏在静脈 167
踵部痛症候群 242
正面天蓋角 170
尻上がり現象 101, 128
神経病性足関節症 250

人工股関節置換術　79
真正鼠径ヘルニア　62
伸展不全　101
振動覚検査　250
深腓骨神経　167

す

髄内釘　83
スクワッティングテスト　225
ステロイド　19, 74, 242
スナッピング　20

せ

成人期扁平足　193
脊髄髄膜瘤　204
脊柱側弯症　17
線維性骨異形成症　67
線維肉腫　67
前下脛腓靱帯損傷　214
仙棘靱帯　4
前距腓靱帯　171
前距腓靱帯損傷　214
前脛骨筋　90, 170
前脛骨動脈　167
前脛骨反回動脈　91
前脛腓靱帯　171
仙結節靱帯　4
仙骨　3
仙骨骨折　73
仙骨神経叢　5
仙骨翼　4
穿刺関節液　112
前十字靱帯損傷　106, 109, **140**
前仙腸靱帯　4
尖足　203
前足根管症候群　192
前足部　166
前足部痛　220
仙腸関節　4
仙腸関節脱臼　73
先天異常，足趾の　206
先天性股関節脱臼　11
先天性内反足　200
潜函病　74
浅腓骨神経　167, 183
前方インピンジメント　226
前方コンパートメント　92
前方引き出しテスト　101, 109, 185, 191

そ

総足底趾神経　183
爪白癬　190
総腓骨神経　91
足関節　167
　――，思春期・成人の診かた　179
　――，小児の診かた　174
　――，中・高齢者の診かた　187

　――の可動域　183
　――の靱帯損傷　**214**
足関節果部骨折　214
足関節後方インピンジメント症候群　**226**
足関節穿刺　195
足関節前方インピンジメント症候群　**225**
足関節内果疲労骨折　212
足白癬　169
足根管症候群　190, 192
足根骨癒合症　**210**, 240
足根中足関節　166
足底筋膜炎　194
足底腱膜炎　180, 242
足底挿板　222
足背趾神経　183
足背動脈　167, 193
足部の圧痛点　183, 215
側方動揺　104
鼠径靱帯　2
鼠径輪　11
鼠径部痛
　――，思春期・成人の　18
　――，中・高齢者の　28
鼠径部痛症候群　**62**
外がえし　183
外がえし筋　170
外がえし捻挫　214
そとわ歩行　10, 175

た

第5中足骨基部　166
第5中足骨茎状突起骨折　214
第5腰椎横突起骨折　73
ダイアルテスト　108
第1第2中足骨間角　236
大坐骨切痕　4
大腿外側皮神経　5
大腿後面部痛　18
大腿骨　2, 90
大腿骨外側上顆　90
大腿骨寛骨臼インピンジメント　19, 27, **57**
大腿骨近位部骨折　27, 43, **80**
大腿骨頚部疲労骨折　63
大腿骨頚部不全骨折　80
大腿骨骨折　72
大腿骨大転子　100
大腿骨転子部骨折　29
大腿骨頭　2
大腿骨頭壊死症　19, 28, 74
大腿骨頭窩　2
大腿骨頭靱帯　2, 3
大腿骨頭靱帯断裂　60
大腿骨頭すべり症　46, **48**
大腿四頭筋腱　90
大腿周囲径　40
大腿神経　5, 91
大腿轢　11

大腿前外側部痛　18
大腿前面部痛　18
大腿動脈　5
大腿二頭筋腱　90
大殿筋　60
大殿筋萎縮　5
大転子　3, 54, 60
大転子滑液包炎　29
大転子骨折　81
第2 Köhler 病　208
大伏在静脈　91, 167
多合趾症　206
多趾症　206
タナ障害　117
多発性骨端異形成症　47
タリウムシンチグラフィ　68
単純性股関節炎　**40**, 43
弾発現象　20, 118, 132
弾発股　29, **60**
短腓骨筋腱　170

ち

恥骨　3
恥骨下枝　4
恥骨下肢疲労骨折　63
恥骨結合　3, 54
恥骨結合離開　73
恥骨骨髄炎　28
恥骨上枝　4
恥骨大腿靱帯　2, 3
恥骨疲労骨折　51
恥骨稜　4
恥坐骨骨折　81
中耳炎　38
中膝動脈　91
中節骨　166
中足趾節間関節　166, 192, 233
中足部　167
超音波検査，小児股関節の　13
腸脛靱帯　60, 90
腸骨　3
腸骨下腹神経　5
腸骨骨折　73
腸骨鼠径神経　5
腸骨大腿靱帯　2, 3
腸骨翼　73
腸骨稜　4
長趾伸筋　91
腸恥滑液包炎　29
腸恥隆起　4, 60
蝶番関節　168
長内転筋　2
長腓骨筋腱　170
跳躍型脛骨疲労骨折　152
腸腰筋腱　60
陳旧性外側靱帯損傷，足関節の　217, **228**
陳旧性腓骨筋腱脱臼　194

255

日本語索引

つ
墜下性跛行　17
槌趾　238
痛風　234, 242

て
底屈筋　169
テクネシウムシンチグラフィ　68
テリパラチド　83
転移性骨腫瘍　77
殿筋挫傷　65
転子窩　3
転子間線　3
転子間稜　3
殿部痛　65

と
動作時痛，股関節の　18
疼痛回避歩行　116, 175
疼痛性跛行　10, 17, 104
　──，小児股関節の　43
糖尿病　84, 242, 250
糖尿病性足部障害　250
糖尿病性多発ニューロパチー　251
特発性骨壊死　154
特発性大腿骨頭壊死症　67, 74
　──の診断基準　75
特発性内反尖足　202
特発性膝関節血症　162
徒手的前方引き出しテスト　191
鳶座り　17

な
内外旋可動域，股関節の　65
内外側腓腹筋　90
内果疲労骨折　244
内寛骨筋　5
内旋位歩行　17, 104
内側下膝動脈　91
内側膝蓋大腿靱帯　150
内側上膝動脈　91
内側足底神経　167
内側足底動脈　167
内側側副靱帯損傷　107, 146
内側大腿回旋動脈　5
内側ハムストリング腱　90
内腸骨動脈　5
内反凹足　204
内反膝　126, 156
内反小趾　238
内反ストレステスト　108, 191
内反尖足　204
軟骨下骨　154
軟骨下骨骨折像　45
軟骨芽細胞腫　67
軟骨肉腫　67

軟骨無形成症　11, 126
軟性墜下性跛行　10, 27, 78
軟部腫瘍，膝関節部の　158

に
二分靱帯損傷　214

の
脳性麻痺　11, 203
伸び上がり歩行　179

は
肺炎　38
背屈筋　169
バケツ柄状半月板損傷　105
発育性股関節形成不全　12, 36
発育性股関節脱臼　22, 36
白血病　43
半月板損傷　110, 118, 144
斑状出血　214
斑状石灰化像　69
パンヌス　87

ひ
尾骨　3
腓骨　167
腓骨筋腱脱臼　214, 231
腓骨神経　167
腓骨神経麻痺　80, 179
腓骨動脈　167
膝関節　90
　──，思春期・成人の診かた　104
　──，小児の診かた　98
　──，中・高齢者の診かた　117
　──の圧痛部位　119
　──の疼痛部位　117
膝くずれ　117
膝前部痛　118, 138
皮質骨欠損　76
皮質骨肥厚　83
ビスホスホネート　82
非定型大腿骨骨折　82
ピドスコープ　177
腓腹筋　91, 170
腓腹筋内側頭筋腱　230
腓腹神経　167
皮膚性合趾　207
病的骨折　76
表面解剖
　──，股関節の　2
　──，足関節の　166
　──，膝関節の　90
ヒラメ筋　170
疲労骨折
　──，股関節周囲の　51
　──，足関節の　212

ふ
不安定型骨盤輪骨折　72
腹臥位　43
伏在神経　91, 167
浮遊趾　206
ブラウント病　126
プレガバリン　139
プロカルシトニン　84
分裂膝蓋骨　135

へ
閉鎖神経　5
ペルテス病　43
片脚起立つま先立ち　193
変形性股関節症　22, 27, 28, 67, 78
変形性足関節症　240, 248
変形性膝関節症　156
胼胝　182, 233
扁平足　180, 188
　──，小児期　198
　──，成人期　244

ほ
縫工筋　2, 91
母趾種子骨複合体　169
母趾痛　236
ホップテスト　51

ま
巻き上げ機現象　168
末節骨　166
麻痺足　188, 203
マルゲーニュの圧痛点　100

む
向き癖　36

め
メニスコイド　226

や
夜間痛，膝の　154

ゆ
有痛性分裂膝蓋骨　134

よ
腰神経叢　5
腰椎前弯　17
腰椎椎間板ヘルニア　70, 118
腰殿部痛　18
腰部脊柱管狭窄症　70
横ぶれ，膝関節の　116

ら
ランナー膝　119

り

リウマトイド因子　87
梨状筋症候群　18, **70**
離断性骨軟骨炎　60, 102, **130**

る

類骨骨腫　67

れ

礫音　60, 119, 132
裂離骨折　51, **54**

外国語索引

A

acetabular rim sign　23
ACL 損傷　**140**
alkaline phosphatase（ALP）　68
Allis 徴候　12, 37
antalgic gait　78, 175
anterior drawer test　109, 140
anterior impingement test　51
anterior knee pain　118
Apley テスト　110
apprehension test　101, 140
ascending branch of lateral femoral circumflex　5
ascending cervical artery　5
ASLR テスト　30

B

ball joint　166
Bassett's sign　151
Bassett 靱帯　226
Beatty 徴候　71
Bernese periacetabular osteotomy　7
Blount 病　102, **126**
Bragard テスト　70

C

cam type FAI　58
cartilage oligomeric matrix protein（COMP）　47
Charcot 関節　250
Chopart 関節　166
contact injury　140
cookie-bite appearance　76
crepitus　132
crescent sign　45
cross table lateral　44
crossover toe　238

D

dashboad injury　142
developmental dysplasia of the hip（DDH）　36
dial test　108

DIP 関節　166, 192
dorsiflexion-eversion test　240
Drehmann 徴候　12, 46, 48, 57
Duchenne 現象　17, 28

E

epiphyseal height　47
Ewing 肉腫　67
extracapsular arterial ring　5

F

FABER テスト　13, 51
FAIR テスト　30
false profile 像　24, 55, 78
fat pad syndrome　242
femoroacetabular impingement sign　23
femoroacetabular impingement（FAI）　19, 27, **57**
fibrous band　226
flexible flatfoot（FFF）　198
Freiberg 徴候　70
Freiberg 病　208

G

Gaenslen テスト　22
gliding test　185

H

hallux valgus angle（HVA）　236
Hardy 分類　234
heel gait　175
heel height difference（HHD）　101, 107, 144
herniation pit　57
Hilgenreiner 線　37
hip rotation test　44
hip-knee 症候群　18
hip-spine 症候群　17
hypermobile flatfoot with short tendo-Achilles（HFF-STA）　198

I

idiopathic talipes equinovarus（ITEV）　202

ilioischial line　73
iliopectineal line　73
intercondylar distance　118
intermalleolar distance　118
intermetatarsal angle 1-2（IMA 1-2）　236

J

Jacoby line　4

K

Köhler 病　208
knee flexion test　230
knee in gait　175
knee out gait　175

L

Lachman テスト　101, 109, 141
lateral femoral circumflex artery（LFCA）　5
lateral thrust　104
Lauenstein 像　33, 55
lesser toe　167
lesser toe 障害　**238**
Lisfranc 関節　166, 192
locking　118
Loder 分類　48

M

Malgaigne の圧痛点　100
manual anterior drawer test　191
Martin Pipkin 分類　55
MCL 損傷　**146**
McMurray テスト　110
medial femoral circumflex artery（MFCA）　5
medial glide test　134
medial patellofemoral ligament　150
medial pivot motion　94
meniscogenic recurrent spontaneous haemarthrosis（MRH）　162
metaphyseal-diaphyseal angle（MDA）　102
Mikulitz 線　94

外国語索引

Milgram の病期分類　69
MMP-3　44
moon face　74
Morel-Lavallée lesion　72
Morton 病　185, 194
MTP 関節　166, 192, 233
MTP 関節背側脱臼　238
Mulder テスト　185, 193
multiple epiphyseal dysplasia（MED）　47

N
non-contact injury　140

O
O 脚　126
Ombrédanne 線　37
Ortolani のクリックテスト　13
Os intermetatarserum　222
Os peroneum　222
Os subfibulare　222
Os subtibiale　222
Os tibiale externum　222
Os trigonum　222
Osgood-Schlatter 病　**128**, 135
osteo-chondral lesion of the talus（OCL）　217

P
Pace 徴候　71
passive patella tilt test　134
patella grinding test　101
Patrick テスト　22
Pauwels の理論　6
PCL 損傷　142
Perkins 線　37
Perthes 病　**43**
pigmented villo-nodular synovitis（PVS）　163

pincer type FAI　58
PIP 関節　166, 192
pivot shift test　101, 109, 141
Ponseti 法　202
posterior drawer test　109
posterior sag test　110
pulvinar　2

Q
Q 角（Q angle）　101, 111

R
radial view　44
resisted SLR テスト　30
retinacular artery　3
retropatellar crepitus　119
rib hump 計　144
rigid flatfoot　198
Rosenberg 撮影　114, 131

S
Saupe 分類　135
Scarpa 三角　2, 30, 40
Schmidt 型骨端軟骨異形成症　126
screw home movement　94
Segond 骨折　141
Semmes-Weinstein monofilament　250
Sever 病　208
Shenton 線　37
Shephard's 骨折　223
Sinding-Larsen-Johansson 病　135
single heel rising test　193
single-limb heel-rise test　240
snapping　118, 132
snapping hip　60
spastic gait　175
spina malleolar distance（SMD）　31
spontaneous recurrent spontaneous haemarthrosis（SRH）　162

squinting patella　99
steppage gait　175
straight leg raising（SLR）test　23, 70
subsynovial intracapsular arterial ring　5
sunny skin　190

T
thigh-foot angle　176
Thomas テスト　22
Thompson テスト　230
tibiotalar tilt　47
Tinel 様徴候　158
toe gait　175
toe out　10
toe-in gait　175
toe-out gait　175
too many toes sign　193, 244
trans malleolar axis　176
Trendelenburg 徴候　5, 17, 22, 28
trochanter malleolar distance（TMD）　31
turf toe　185

U
ultrasonic joint distance（UJD）　44
umbauzone　152

V
Veitch 病期分類　223

W
windlass mechanism　168

X
X 脚　175

Y
Y 軟骨　3

下肢臨床症候の診かた・考え方	© 2015

定価（本体 6,500 円＋税）

2015年11月1日　1版1刷

編者　吉矢　晋一（よしや しんいち）
　　　帖佐　悦男（ちょうさ えつお）
　　　田中　康仁（たなか やすひと）

発行者　株式会社　南山堂
　　　　代表者　鈴木　肇

〒113-0034　東京都文京区湯島4丁目1-11
TEL 編集(03)5689-7850・営業(03)5689-7855
振替口座　00110-5-6338

ISBN 978-4-525-32171-0　　　Printed in Japan

本書を無断で複写複製することは，著作者および出版社の権利の侵害となります．
<(社)出版者著作権管理機構 委託出版物>
本書の無断複写は著作権法上での例外を除き禁じられています．複写される場合は，そのつど事前に，(社)出版者著作権管理機構（電話 03-3513-6969，FAX 03-3513-6979，e-mail: info@jcopy.or.jp）の許諾を得てください．

スキャン，デジタルデータ化などの複製行為を無断で行うことは，著作権法上での限られた例外（私的使用のための複製など）を除き禁じられています．業務目的での複製行為は使用範囲が内部的であっても違法となり，また私的使用のためであっても代行業者等の第三者に依頼して複製行為を行うことは違法となります．